DAS ZWERCHFELL

IM GESUNDEN UND KRANKEN ZUSTAND

VON

PRIVATDOZENT DR. KARL HITZENBERGER

ASSISTENT DER I. MEDIZINISCHEN UNIVERSITÄTSKLINIK IN WIEN
(VORSTAND PROF. K. F. WENCKEBACH)

MIT 130 ABBILDUNGEN IM TEXT

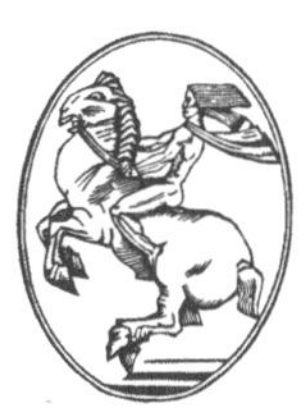

WIEN
VERLAG VON JULIUS SPRINGER
1927

ISBN-13: 978-3-7091-5805-0 e-ISBN-13: 978-3-7091-5814-2
DOI: 10.1007/978-3-7091-5814-2

SOFTCOVER REPRINT OF THE HARDCOVER 1ST EDITION 1927

HERRN PROFESSOR

DR. JULIUS WAGNER-JAUREGG

MEINEM ERSTEN KLINISCHEN LEHRER

IN DANKBARKEIT UND VEREHRUNG

GEWIDMET

Vorwort

Seit der Bearbeitung der Krankheiten des Zwerchfelles durch H. EPPINGER in NOTHNAGELS Handbuch sind 16 Jahre verflossen. In dieser Zeit haben sich die Kenntnisse über das Zwerchfell, sowohl im gesunden als auch im kranken Zustande, durch die Anwendung der Röntgenstrahlen weitgehend vermehrt. Es war daher meine Absicht, die Resultate der Röntgenuntersuchung besonders in den Vordergrund zu rücken. Pathologisch-anatomische und histologische Untersuchungen des Zwerchfells sind bisher kaum durchgeführt worden, von einer systematischen Bearbeitung dieser Frage war bisher keine Rede. Diese Lücke auszufüllen habe ich mich seit Jahren bemüht. Auch auf diesem Wege sind unsere Kenntnisse über das Diaphragma bereichert worden.

Die Hernia diaphragmatica hat in der Literatur eine besonders umfangreiche Bearbeitung erfahren. Dadurch, daß unzählige Autoren ihre Einzelfälle mit ihren jeweiligen Symptomen als Typus veröffentlichten, ist eine ungeheure, dabei unverläßliche Symptomatologie zustande gekommen. Diese auf das richtige und verläßliche Maß zurückzuführen, war mein Bestreben. Der subphrenische Abszeß wurde nur soweit in die Darstellung aufgenommen, als er Veränderungen am Diaphragma macht.

Wien, im Juni 1927

Dr. K. Hitzenberger

Inhaltsübersicht

Einleitung

Das Diaphragma ist infolge seiner versteckten Lage im Körper einer direkten Beobachtung nicht zugänglich; daher wird seiner Existenz bei der klinischen Untersuchung recht häufig keine Aufmerksamkeit geschenkt. Erst seit der Entdeckung der Röntgenstrahlen ist man über die Funktion dieses Organes in gesunden und krankhaften Zuständen genau unterrichtet. Auch bei der pathologisch-anatomischen Untersuchung wird das Diaphragma gewöhnlich recht weitgehend vernachlässigt oder überhaupt vollständig übergangen. Daher kommt es, daß histologische Studien über das Diaphragma ungemein spärlich sind, ja man kann sagen, überhaupt fehlen, abgesehen von einem Krankheitszustand, der wegen seiner Seltenheit größerem Interesse begegnete, von der Eventratio diaphragmatica.

Die Untersuchungsmethoden können wir in zwei Gruppen einteilen: die klinisch-physikalische und die röntgenologische. Es ist wohl jedem geläufig, daß die Ergebnisse der letzteren die der ersteren bei weitem, sowohl an Sicherheit als auch an Ausgiebigkeit, übertreffen und daher immer herangezogen werden sollen.

Die klinisch-physikalische Untersuchung bewegt sich im Rahmen der gewöhnlichen Methoden, wenn auch einige Zweige derselben hier keine besondere Rolle zu spielen imstande sind, z. B. die Auskultation.

Die Anamnese wird gewöhnlich bei Erkrankungen des Diaphragma sehr stiefmütterlich behandelt oder gänzlich außer acht gelassen. Dies wird uns verständlich, wenn wir bedenken, daß eine schwere Erkrankung dieses Organes dem subjektiven Empfinden vollständig entgehen kann. Ein Kranker, dem bei einer Operation am Halse in Lokalanästhesie der rechte Nervus phrenicus durchschnitten wurde, so daß eine vollständige, dauernde Lähmung des rechten Diaphragma zustande kam, bemerkte weder im Momente der Durchschneidung noch auch nachher den Funktionsausfall. Sehr groß ist die Zahl der Fälle, bei denen im Gefolge einer Erkrankung eines Mediastinalorganes (Aneurysma aortae, Tumor mediastini) eine Lähmung eines Diaphragma eintritt, die erst gelegentlich einer Röntgendurchleuchtung entdeckt wird, ohne daß der Kranke vorher irgend eine diesbezügliche Beschwerde äußerte. Was könnte man von der Anamnese erwarten? Störungen durch den Ausfall der Funktion, Symptome von seiten der Nachbarorgane (Herz, Lungen, Speiseröhre), Schmerzen, nervöse Störungen. Unsere anamnestischen Fragen müssen sich also in dieser Richtung bewegen.

Als Hauptfunktion des Zwerchfells können wir wohl seine Atemtätigkeit betrachten. Es wäre daher zu erwarten, daß seine Ausschaltung anamnestische Angaben über Atemnot hervorriefe. Dem ist aber nicht so; einseitige Lähmung des Diaphragma hat keine funktionelle Störung zur Folge, und wir hören daher dergleichen Klagen in der Anamnese solcher Kranker nicht. Ob nicht beiderseitige Lähmung doch ernstere Störungen hervorruft, läßt sich schwer entscheiden; Fälle dieser Art scheinen selten beobachtet worden zu sein, die Diagnose in solchen in der Literatur niedergelegten Fällen mangelhaft begründet; der Fall Sauerbruchs mit beiderseitiger Phrenikotomie scheint keine Störungen der Atemfunktion aufzuweisen. Wir können daher nicht erwarten, daß wir bei Aufhebung oder Einschränkung der Beweglichkeit des Diaphragma anamnestische Angaben über Atemnot bekommen werden. Exzessive Hochdrängung beider Hälften (Pneumoperitoneum, Ascites) kann Atemnot erzeugen. Die zweite Hauptfunktion des Diaphragma betrifft den Blutkreislauf. Auch auf diesem Gebiet stoßen wir nie auf anamnestische Angaben über Störungen der Zirkulation, die für eine Störung dieses Organes typisch wären.

Recht häufig hören wir bei Erkrankungen des Zwerchfells bzw. seiner serösen Häute Klagen über Schmerzen. Diese werden entweder in der Ruhe oder während forcierter Einatmung während aufrechter Körperhaltung oder in Rücken- oder Seitenlage gefühlt; sie werden entweder als Schmerzen in den abhängigen Thoraxpartien, dort wo das Diaphragma sich befindet, oder aber als Nacken- oder Schulterschmerzen empfunden. Eine sichere Verwertung dieser Schmerzphänomene ist aber nicht möglich, weil wir dieselben Erscheinungen bei Kranken sehen können, bei denen Organe erkrankt sind, die dem Zwerchfell nahe gelegen sind (z. B. Gallenblase usw.).

Der Gang einer geordneten Anamnese bringt uns dann auf die Frage nach Symptomen von seiten der Nachbarorgane; hier interessieren uns vor allem das Herz, die Speiseröhre und der Magen.

Hochstand des Diaphragma, besonders des linken, bringen recht häufig unangenehme Sensationen von seiten des Herzens hervor. Die Kranken klagen über einen Druck beim Herzen, über Beklemmungsgefühle, über Herzschmerzen. Auch ernstere Erscheinungen, anginöse Zustände können ausgelöst werden. Starke Adhäsionen vom Diaphragma zum Herzen und zur vorderen Thoraxwand rufen die Symptome und Klagen der Pericarditis adhaesiva hervor.

Schluckbeschwerden können durch Erkrankungen des Zwerchfelles ausgelöst werden, und zwar so, daß die Speiseröhre bei ihrem Durchtritt durch das Diaphragma in Mitleidenschaft gezogen wird. Bei Knickung des Ösophagus kann man das Symptom der Dysphagia paradoxa (Leichtenstern) angegeben finden.

Mancherlei Klagen hören wir bei linksseitigen Erkrankungen des Diaphragma von seiten des Magens. Angaben über Druck und Völlegefühl, wenn infolge Versagens der Muskulatur des Diaphragma die Entleerung der Luft aus der Magenblase erschwert oder unmöglich geworden ist. Unvermögen zu erbrechen, wenn das defekte oder gelähmte Diaphragma die Erhöhung des intraabdominellen Druckes unmöglich macht. Des weiteren kann durch Abnormitäten am Diaphragma ein Ulcus ventriculi hervorgerufen werden, so daß anamnestische Angaben über dieses den Schauplatz beherrschen.

Die Inspektion. Man hat darauf zu achten, ob die unteren Thoraxpartien während der Einatmung gehoben, ob sie beiderseits gleichmäßig erweitert werden; ob das obere Epigastrium beiderseits gleichmäßig einsinkt, oder ob eine Seite vorgewölbt, die andere eingezogen wird. Ferner sehen wir nach dem Littenschen Phänomen. Durch E. Weiß wurde eine weitere systematische Ausnützung der Inspektion eingeführt. Wir beobachten mit Nutzen die Erscheinungen am Thorax während ruhiger und forcierter Atmung während des „Hechelns" und Schnupfens und während des Sprechens verschiedener Worte (s. S. 28). Die Ergebnisse der Inspektion orientieren in den meisten Fällen über den Stand des Diaphragma.

Die Palpation leistet bei der Untersuchung des Diaphragma im Vergleiche mit den anderen Methoden nicht sehr viel. Sie kann jedoch zur Unterstützung der Inspektion herangezogen werden, um die Hebung der unteren Thoraxpartien zu kontrollieren. Des ferneren kann man durch die auf den Oberbauch aufgelegte Hand die Kraft feststellen, mit der die Bauchdecken vorgewölbt werden. Manchmal läßt sich ein durch einen großen pleuralen Erguß nach unten ausgebuchtetes Diaphragma palpieren.

Die Perkussion ist ein unerläßliches Mittel, mit Hilfe dessen Informationen über das Diaphragma erhalten werden. Nicht das Zwerchfell selbst ist der Perkussion zugänglich, sondern man muß sich mit der topographischen Perkussion der unteren Lungenränder gegen Leber, Magen und Milz begnügen. Die Perkussion hat eine ganz leise zu sein, um die oberflächliche Leberdämpfung zu finden; um die Zwerchfellkuppel zu erreichen, verwenden wir die tiefe laute Perkussion.

Die Auskultation ist praktisch für die Untersuchung des normalen Diaphragma ohne Bedeutung. In pathologischen Fällen ist häufig die Auskultation die erste Methode, mit der wir Auffälliges beobachten, z. B. Darmgeräusche im Thorax bei einer Hernia diaphragmatica.

Alles, was man sich bei der klinisch-physikalischen Untersuchung in zeitraubender Arbeit mühsam und nicht absolut sicherstellend zusammengesucht hat, zeigt einem eine Röntgendurchleuchtung in der Regel in wenigen Augenblicken. Die Durchleuchtung wird gewöhnlich in p. a.[1] Richtung begonnen, in mehreren schrägen Durchmessern fortgesetzt und in reiner Seitenstellung des Kranken beendet. Im folgenden werden die Ergebnisse der Röntgenuntersuchung meistens vorangestellt, da sie das krankhafte Geschehen in einfacher, klarer und erschöpfender Weise wiedergeben, während manchmal die übrigen Untersuchungsmethoden ein ungemein spärliches Material oder überhaupt gar nichts zutage fördern.

[1] p. a. = posteroanterior.

Anatomie des Zwerchfells

Das Zwerchfell ist eine Platte, die vom inneren Umfang der unteren Thoraxapertur entspringt und sich noch über einen großen Teil der Lendenwirbelsäule erstreckt. Es besteht aus einem Centrum tendineum und einer Pars muscularis. An letzterer unterscheidet man drei Muskelabteilungen: die Pars sternalis, costalis und lumbalis. Die Pars sternalis ist der kleinste Teil; er wird durch zwei symmetrische Muskelzacken dargestellt, welche an der Hinterfläche des Processus xiphoides und manchmal auch von der Scheide des Musculus rectus abdominis entspringen. Die Pars costalis bekommt ihre Bündel hauptsächlich von der seitlichen Thoraxfläche; sie entspringen von der 12. bis zur 7. Rippe. Von der 7. bis zur 9. Rippe stehen die Fleischzacken nur mit den Rippenknorpeln in Verbindung. Von der 10. Rippe an aber haften die Muskeln an Sehnenbrücken, welche je zwei Rippen miteinander verbinden (Toldt). Das Sternum erreichen sie nicht. Die vorderen Muskelbündel gehen in beinahe horizontaler Richtung so wie die Pars sternalis, die rückwärtigen in steilem Verlauf ähnlich der Pars lumbalis. Dieser Teil des Zwerchfells ist der weitaus kräftigste. Er besteht aus paarigen Muskelbündeln zu beiden Seiten der Wirbelsäule; diese werden die Zwerchfellschenkel (Crura diaphragmatis) genannt. Das Crus mediale ist das stärkste; es entspringt sehnig an der Vorderfläche des 2., 3. oder 4. Lendenwirbelkörpers, rechts gewöhnlich um einen Wirbel tiefer herabreichend. Beide Crura medialia sind in der Tiefe durch einen Sehnenbogen miteinander verbunden und bilden so den Hiatus aorticus (Aortenschlitz). Zu beiden Seiten schließt sich das Crus intermedium an, das als zarter Muskelkopf von der Seitenfläche des 2. Lendenwirbels entspringt. Noch weiter seitlich befinden sich die Crura lateralia. Diese nehmen ihren Ursprung an einem Sehnenbogen der vom 2. Lendenwirbelkörper zum Processus costarius desselben und von hier zur 12. Rippe zieht. Dieser Sehnenbogen hat den Namen Arcus lumbocostalis (Halleri).

Diese verschiedenen Teile des Diaphragmamuskels streben gegen die Körpermitte in das Centrum tendineum, die Zentralsehne, zusammen. Diese stellt ein kleeblattförmiges Gebilde dar, an dem man einen vorderen und zwei seitliche Teile unterscheidet. Das Centrum tendineum trägt auch den Namen Speculum Helmonti, da es in frischem Zustande spiegelnden Glanz zeigt.

Zwischen den einzelnen Muskelteilen des Zwerchfells befinden sich von Muskeln freie Partien, die nach ihren Beschreibern benannt sind. Zwischen der Pars costalis und sternalis liegt das Spatium sternocostale (Larreyscher Spalt, Foramen Morgagnii); es bedeutet eine schwache Stelle des Diaphragma, da es nur von der Pleura diaphragmatica und dem Peritoneum diaphragmaticum bedeckt wird. Das Trigonum lumbocostale liegt „zwischen dem äußeren oder dritten Schenkel des Lendenteiles des Zwerchfells und der letzten fleischigen Zacke seines Rippenteiles; es hat meist die Gestalt eines Dreieckes, seltener ist es bogenförmig, noch seltener quer oval“ (Bochdalek). Dieses Trigonum lumbocostale trägt auch den Namen

Trigonum Bochdaleki. Es wird von oben durch die Pleura diaphragmatica gedeckt, während ihm unten die Capsula adiposa renis angelagert ist. Dieser geringe, wenig dichte Verschluß macht diese Stelle besonders geeignet, Infektionen vom Bauchraum in den Thorax übertreten zu lassen.

Das Diaphragma wird des weiteren noch von mehreren Öffnungen durchsetzt, die den verschiedenen Organen den Übertritt aus der einen in die andere Leibeshöhle gestatten. Drei große Löcher sind vorhanden: Für die Aorta, die Vena cava inferior und den Ösophagus.

Der Hiatus aorticus, der Aortenschlitz, liegt im muskulären Anteil des Zwerchfells in der Höhe des ersten Lenden- bis 12. Brustwirbels knapp vor der Wirbelsäule, gewöhnlich nicht ganz in der Mittellinie, sondern etwas mehr links. Gebildet wird der Hiatus aorticus durch die beiden Crura medialia der Pars lumbalis, die sich vor den genannten Brustwirbeln überkreuzen. Die Umrandung ist eine sehnige. Gleichzeitig mit der Aorta benützt diesen Spalt auch der Ductus thoracicus.

Der Ösophagus tritt durch den Hiatus oesophageus. Dieser liegt ebenfalls im muskulären Teil des Zwerchfells, besitzt aber keine sehnige Umrandung. Gebildet wird er von denselben Muskelbündeln wie der Hiatus aorticus. Er liegt höher und mehr ventral an der Wölbung des Diaphragma und ist von der Wirbelsäule sowohl nach vorne als auch nach links bis zu 3 cm entfernt. Mit der Speiseröhre gehen die Nervi vagi durch diesen Spalt.

Im sehnigen Teil des Diaphragma hinter der Kerbe zwischen dem rechten und vorderen Lappen des Centrum tendineum liegt rechts von der Mittellinie das Foramen venae cavae. Es liegt in der Horizontalebene des 8. Brustwirbels. Die sehnigen Fasern des Zwerchfells strahlen in die Wand der Vena cava ein.

In der Pars lumbalis finden sich außerdem noch mehrere kleinere spaltförmige symmetrische Lücken. Die Pars medialis weist einen Spalt auf, der rechts von der Vena azygos und dem Nervus splanchnicus major dexter, links von der Vena hemiazygos und dem Nervus splanchnicus major sinister zum Durchtritt benützt wird. Die Pars lateralis weist eine Lücke für den sympathischen Grenzstrang auf. Der Nervus splanchnicus minor verläuft entweder mit dem Nervus splanchnicus major oder benützt eine eigene Pforte in der Pars medialis.

Der größte Teil des Zwerchfells wird von den serösen Häuten der anstoßenden Höhlen bekleidet. Die kraniale Fläche wird von der Pleura diaphragmatica und dem Pericardium diaphragmaticum zur Gänze bedeckt.

Beide Serosen sind mit dem Zwerchfell durch Bindegewebe verbunden, das der Fascia endothoracica zugehört. Die kaudale Seite des Zwerchfells wird vom Peritoneum zum größten Teil bedeckt. Dieses fehlt jedoch dort (Abb. 2), wo sich der rechte Leberlappen mittels der Fascia endogastrica mit dem Diaphragma direkt in Verbindung setzt. Dieses peritoneumfreie Feld erstreckt sich noch nach links über die Durchtrittsstelle des Ösophagus. Das Foramen pro vena cava liegt im Bereiche der direkten Verlötung der Leber und des Zwerchfells. Die ganze Pars lumbalis und die von der letzten Rippe entspringende Zacke der Pars costalis ist frei von Peritoneum.

Aus klinischen praktischen Gründen sollen hier die topographischen Beziehungen der verschiedenen Organe zum Diaphragma zusammengefaßt werden. Zu der Tatsache, daß die kraniale Fläche von beiden Lungenbasen und dem Herzen bedeckt wird, ist nichts hinzufügen. Die kaudal gerichtete Fläche (Abb. 1, 2) wird in ihrer rechten Seite von der Leber ausgefüllt. Die linke Kuppe wird zum Teil vom Magenfundus eingenommen. Da der Magen einen kompletten Peritonealüberzug hat, ist er mit dem Diaphragma nur durch den intraperitonealen Druck in Kontakt erhalten. In der linken Kuppe findet man weiters noch die Milz, deren Facies diaphragmatica sich an die Pars costalis in der Höhe des 9. und 10. Interkostalraumes anlegt. Die dem Diaphragma zugekehrte Fläche der Milz hat einen vollständigen Peritonealüberzug. Auch die Milz wird an das Diaphragma wohl hauptsächlich durch den intraabdominellen Druck angedrückt und so in ihrer Lage befestigt. Daß es wirklich die Druckverhältnisse im Bauchraume sind, die die Organe an das Diaphragma fixieren, wird durch die Betrachtung der Lagebeziehungen im Pneumoperitoneum erwiesen: Die einzelnen Organe sind vom Diaphragma abgerückt, Luft hat sich zwischen sie und das Zwerchfell eingeschoben.

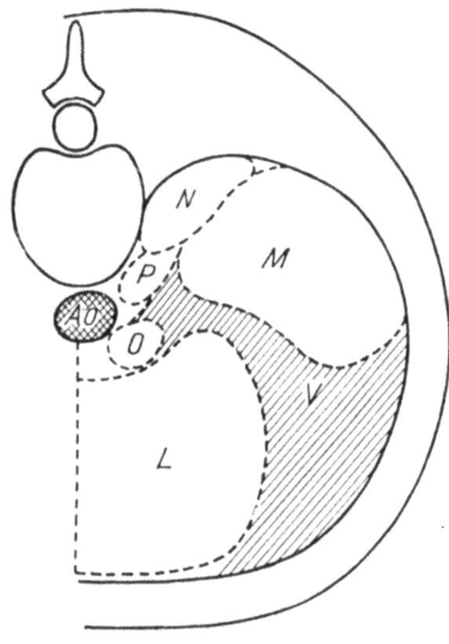

Abb. 1. Organe, die die linke Diaphragmakuppe von unten berühren (nach Corning)

Ao. Aorta. *N.* Niere. *P.* Nebenniere. *O.* Ösophagus. *V.* Ventricul. *L.* Leber. *M.* Milz

Ein großer Teil der linken Diaphragmakuppe wird vom linken Leberlappen ausgefüllt. Dieser ist größtenteils vom Bauchfell überzogen, daher nur an das Zwerchfell angelagert. Nur links von der Vena cava inferior befindet sich eine Peritonealduplikatur, die als Ligamentum triangulare sinistrum bezeichnet wird und die den linken Leberlappen an die untere Fläche des Diaphragma anlötet. Die vom Peritoneum freie Unterfläche des Zwerchfells hat eine Umrandung wie sie die Skizze 2 darstellt.

Auch die beiden Nieren stehen in innigen topographischen Beziehungen zur Unterfläche beider Diaphragmahälften. Sie liegen mit ungefähr zwei Dritteln ihrer Hinterfläche auf dem Diaphragma auf (Abb. 3). Die linke Niere reicht weiter nach oben als die rechte, sie erreicht mit ihrem oberen Pol ungefähr das Niveau der Einmündungsstelle der Cardia oesophagi; die rechte Niere steht um 1 bis 2 cm tiefer. Die beiden Nieren sind so auf das Diaphragma gelagert, daß sie mit ihrem medialen Teil die Pars lumbalis, mit ihrem lateralen Teil die Pars costalis berühren und daher beiderseits das Trigonum lumbocostale bedecken. Aus diesen Lagebeziehungen zwischen Diaphragma und Nieren versteht man die respiratorischen Verschiebungen der Niere sehr gut. Wichtig ist auch die Tatsache, daß die Nieren im Körper kranial so weit hinauf reichen, daß sie mit ihrem oberen Pol ein gutes Stück höher stehen als das untere Ende des Pleuraraumes, so daß also Lungen und Nieren durch das Zwerchfell voneinander getrennt sind. Beigefügte Skizze 3 soll die Beziehungen zwischen Zwerchfell, Pleurahöhle und Nieren veranschaulichen. Da die beiden Nebennieren an den oberen Polen der Nieren liegen, gehen sie ebenfalls sehr innige Lagebeziehungen zum Diaphragma ein. Die linke Glandula suprarenalis liegt ganz hoch in der Kuppelwölbung des Diaphragma links von der Aorta, hinter dem Ösophagus ungefähr in derselben Horizontalebene wie der obere Milzpol.

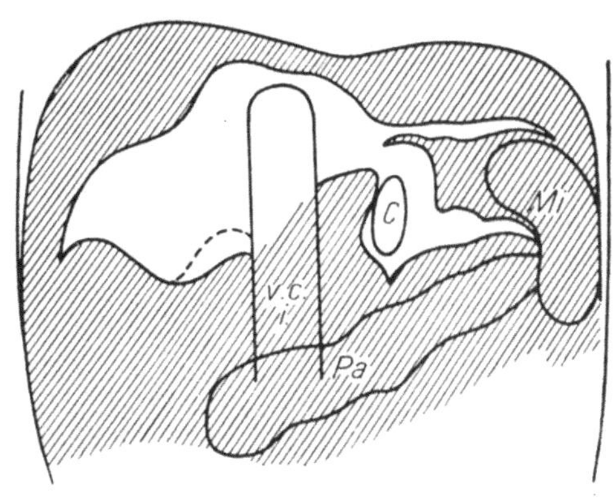

Abb. 2. Skizze (nach Corning): Verwachsungsfläche der Leber mit der Unterfläche des Zwerchfells
v.c.i. vena cav. inf. *C.* Cardia oesoph. *Pa.* Pankreas. *Mi.* Milz

Das Duodenum liegt ebenfalls in der Nachbarschaft des Zwerchfells. Typischerweise findet sich der Bulbus duodeni in der Höhe des 1., die Pars descendens duodeni in der Höhe des 2. bis 3., die Flexura duodenojejunalis am linken Umfange des 2. Lendenwirbels. Liegt der Zwölffingerdarm auch nicht direkt dem Diaphragma auf, es ist ja entweder die Aorta, die Vena cava inferior oder die Niere vorgelagert, so befindet er sich doch in nächster Nachbarschaft und es ist das Übergreifen entzündlicher Prozesse leicht verständlich (so z. B. der Schulterschmerz rechterseits bei Ulcus duodeni perforans).

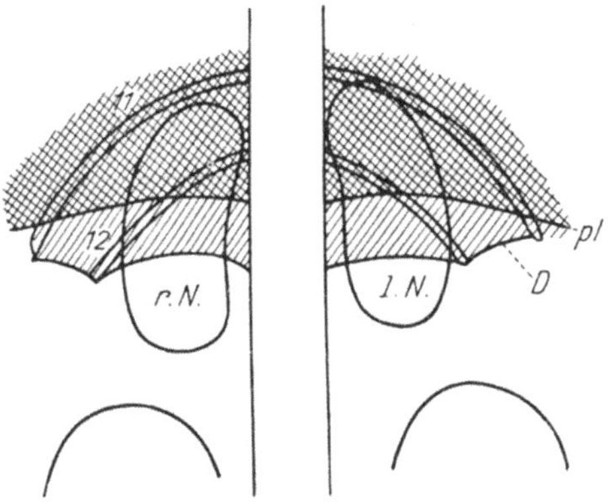

Abb. 3. Topographisches Verhältnis zwischen Nieren und Zwerchfell
pl. untere Pleuragrenze. *D.* Ansatzlinie des Diaphragma. *N.* Nieren

Da das Pankreas zwischen pars descendens duodeni und Milzhilus ausgespannt ist, so müssen die nachbarlichen Beziehungen dieses Organes zum Diaphragma dieselben sein wie die jener Gebilde. Auch dieses Organ liegt der Pars lumbalis des Diaphragma sehr nahe, ebenfalls nur durch die Cava inferior, die Aorta abdominalis und die Nieren von ihm getrennt. Auch diese topographischen Beziehungen sind für das Verständnis der klinischen Symptomatologie notwendig. (s. „Pleuritis diaphragmatica sinistra“ bei Pankreatitis.)

Das Notwendigste aus der Entwicklungsgeschichte des Diaphragma anzuführen, ist unerläßlich, da man nur durch diese die Mißbildungen verstehen kann. Die Zusammenfassung von W. Felix über diese Frage ist so klar, daß ich sie hier wörtlich übernehmen möchte: „Die Entstehung des Zwerchfells hängt innig zusammen mit der Entstehung der Perikardialhöhle, der Pleura- und der Peritonealhöhle und kann nur gemeinsam mit deren Entwicklung besprochen werden. Die drei Höhlen sind Abkömmlinge der Zölomhöhle. Der Embryo besitzt eine rechte und eine linke Zölomhöhle. Es müssen demnach auch die Abkömmlinge paarig angelegt werden. Erst später wird die Perikardialhöhle und der Teil der Peritonealhöhle, welcher unterhalb des Nabels liegt, aus dem paarigen in den unpaarigen Zustand übergeführt. Die Abb. 4 zeigt die Ausdehnung der Zölomhöhle im Vergleich zum ganzen Embryo. An ihr werden unterschieden: 1. Kopfzölom im Gebiete des späteren Kopfes und Halses. 2. Rumpfzölom im Gebiete des Dottersackes und des Schwanzes. Beide Abteilungen sind durch eine enge Stelle, den Isthmus, verbunden.

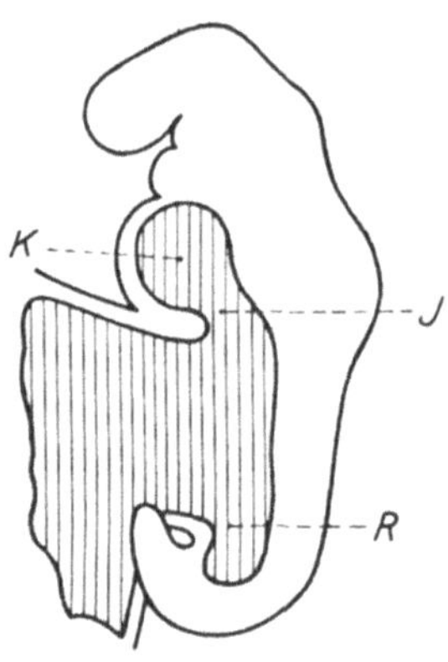

Abb. 4. Entwicklung des Zwerchfells
K. Kopfzölom. *I.* Isthmus. *R.* Rumpfzölom

Der anfänglich gestreckte Embryo beginnt sich im Laufe der Entwicklung zu krümmen und zwar so, daß der Kopf-Halsteil dem Nabelstrang sich nähert, wie dies aus Abb. 5 ersichtlich ist. Dadurch ist das Kopfzölom, welches ursprünglich kranial vom Rumpfzölom lag, ventral vor das Kranialende des Rumpfzöloms zu liegen gekommen. Bei dieser Krümmung, die um zirka 180 Grad erfolgt, kommt die ventrale Wand des Kopfzöloms dorsal zu liegen, legt sich an die ventrale Wand des Rumpfzöloms an und verschmilzt mit ihr. Der Isthmus liegt jetzt am kranialen Ende der Zölomhöhle, das Kopfzölom vorne, das Rumpfzölom hinten. Die Scheidewand zwischen beiden, die entstanden ist durch Verwachsung der ursprünglich ventralen, jetzt dorsal gelegenen Wand des Kopfzöloms und einem Teil der ventralen Wand des Rumpfzöloms ist das Septum transversum (His sen.).

Im weiteren Gang der Entwicklung richtet sich der Kopf auf. Das Kopfzölom macht die Aufrichtung nicht mit, da ja seine jetzige Hinterwand mit der Vorderwand des Rumpfzöloms verwachsen ist. Es dreht sich jetzt das Septum transversum aus seiner vertikalen Lage in eine horizontale. Diese Drehungsbewegung ist aber in Wirklichkeit keine Bewegung des Septum transversum, sondern eine in entgegengesetzter

Richtung erfolgende Verschiebung der Umgebung. Diese Verschiebung beruht im wesentlichen auf dem mächtigen Wachsen des Neuralrohres und des Kopfes in kranialer Richtung. Kopf und Gehirn wachsen gleichsam aus dem Rumpf heraus. Die Folge davon ist, daß das freie Ende des Septum transversum scheinbar kaudal verlagert wird. Dieses bedeutende Längenwachstum bewirkt eine Verschiebung ursprünglich kaudal vom Septum transversum gelegener Segmente an diesen vorbei kranialwärts. Mit der Verschiebung der Segmente in kranialer Richtung einher geht die Aufwärtsverschiebung der segmentalen Nerven. Soweit diese schon vorher mit der Peripherie verbunden sind, wie z. B. Phrenicus und Vagus,

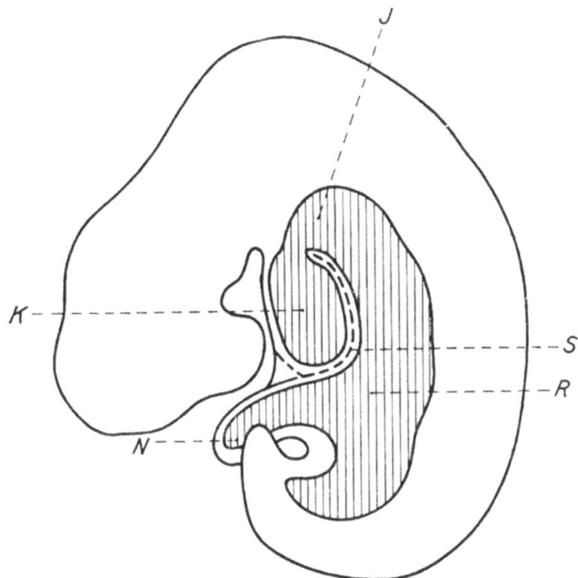

Abb. 5. Entwicklung des Zwerchfells
K. Kopfzölom. *I.* Isthmus. *R.* Rumpfzölom. *S.* Septum transversum. *N.* Nabelstrang

erfahren sie jetzt durch diese große Verschiebung eine zunehmende Entfernung ihrer Ursprungs- von ihren peripheren Endpunkten, gleichsam eine Dehnung.

Jetzt wächst aus der medialen Scheidewand zwischen den beiden Zölomhöhlen des Embryo in der auf Abb. 6 als Lungenfeld bezeichneten Gegend eine Falte in die Zölomhöhle, die Lungenleiste oder Lungenfalte heraus. Von der Anlage der Trachea aus wächst die Lunge ein unter Ausstülpung der medialen Wand des Rumpfzöloms in das Lungenfeld. Um die Anlage herum erhebt sich die Falte nicht auf einmal, sondern allmählich. Sie beginnt an der dorsalen Mittellinie von einem oberen und einem mittleren Punkt aus (Plica pleuropericardiaca und Plica pleuroperitonealis bezeichnet) und schreitet von beiden Punkten aus in einer Richtung fort, die zum freien Ende des Septum transversum führt. Im

Augenblick, in dem diese beiden Teile der Lungenfalte das freie Ende des Septum transversum und die laterale Wand des Rumpfzöloms erreichen, ist das Lungenfeld und der ihm entsprechende Abschnitt des Rumpfzöloms vom Perikard und Peritoneum abgeschlossen. Damit ist die Dreiteilung des Zölomsackes in Perikard-, Pleura- und Peritonealhöhle vollendet. Die Lungenfalte selbst besteht aus der Pleuroperikardial- und der Pleuroperitonealfalte. Lange Zeit stehen die Pleuraräume noch offen durch kurze Gänge, die Ductus pleuropericardiaci und die Ductus pleuroperitoneales mit der Perikardial- und der Peritonealhöhle in offener Verbindung. Beide Ductus sind nichts anderes als die noch nicht ge-

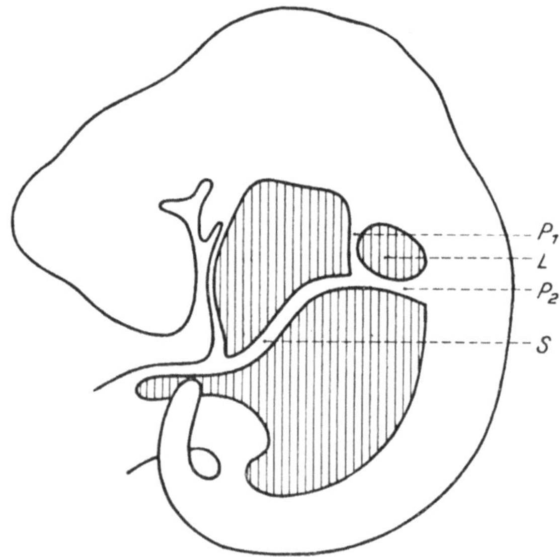

Abb. 6. Entwicklung des Zwerchfells
P_1. Plica pleuropericardiaca. P_2. Plica pleuroperitonealis. *L*. Lungenfeld. *S*. Septum transversum

schlossenen Verbindungen zwischen den Plicae pleuropericardiacae und den Plicae pleuroperitoneales einerseits und dem Septum transversum anderseits. Die Ductus pleuroperitoneales können als Hemmungsbildungen bestehen bleiben. Sie verursachen die Entstehung der angeborenen Zwerchfellhernie. Die offene Stelle entspricht dem Trigon. lumbocostale (Bochdaleki) zwischen lumbaler und kostaler Zwerchfellportion.

Durch Vereinigung der Plicae pleuroperitoneales mit dem Septum transversum wird die Scheidewand zwischen dem Brust- und Bauchraume gebildet. Diese Scheidewand liefert die Zwerchfellpleura und das Zwerchfellperitoneum, nicht aber den Muskel.

Der zugehörige Nerv gibt durch seine Segmentbeziehung zum Rückenmark an, aus welchem Muskelsegment (Myotom) sein Muskel stammt.

Analog der Abstammung des Phrenicus aus dem 3., 4. und 5. Zervikalsegment stammt die Muskelfaser des Zwerchfells aus dem 3., 4. und 5. Zervikalmyotom. Der Nervus phrenicus zieht an der Seitenwand des Isthmus vorbei auf das Septum transversum zu. Nach Entwicklung der Plica pleuropericardiaca verläuft er in dieser. Wahrscheinlich liegen nun ursprünglich die Muskelzellen des Zwerchfells im freien Ende des Septum transversum, von da wandern sie dann sowohl in dieses als auch in die Plica pleuroperitonealis nach deren Verwachsung mit dem Septum transversum.

Kommen wir nun auf unsere Interkostalis-Innervation zurück durch einen Ast vom Intercost. XII. Dies bedeutet entwicklungsgeschichtlich, daß Muskelzellen des 12. Thorakalsegments in die Bildung des Zwerchfells eintraten. Das ist leicht verständlich, weil erst nach der Verschiebung der Körpersegmente die Plica pleuroperitonealis gebildet wird und in gleicher Höhe mit dem 12. Thorakalsegment zu liegen kommt.

Der Nervus phrenicus hat dagegen von Anfang an deutliche Verbindung mit dem Septum transversum, aus welchem Zwerchfell-Pleura und Zwerchfell-Peritoneum entstehen. Also rein entwicklungsgeschichtlich gedacht ist die Phrenicus-Innervation der beiden Serosen wahrscheinlich. Ferner hat der Phrenicus zunächst keine Beziehungen zur Plica pleuropericardiaca und pleuroperitonealis. Dazu paßt unser Untersuchungsergebnis, daß der Phrenicus sowohl an das Perikard als auch an die Pleura mediastinalis und costalis keine Äste abgibt."

Aus dieser Darstellung der Entwicklungsgeschichte des Diaphragma geht also hervor, daß das Diaphragma nicht aus einer einheitlichen Masse entsteht, daß seine ventrale (sternale) Partie früher sich entwickelt als die dorsale (lumbale, s. Fall Fidler), daß eine Störung in der Entwicklung zu einer Zeit eintreten kann, in der die einzelnen Bestandteile des Diaphragma noch keine Beziehungen zueinander eingegangen sind (Hernia spuria), oder zu einer Zeit, in der die serösen Häute fertig, die Muskulatur noch gar nicht entwickelt war (Herniae verae). Wir sehen, daß längere Zeit die Ductus pleuroperitoneales (die Pleuroperitoneal passages nach Keith) offen bleiben können und dadurch Hernien entstehen. Ferner sieht man, daß der Nervus phrenicus ursprünglich der Nerv der beiden serösen Häute ist und daß der Nervus intercostalis XII. offensichtlich Beziehungen zum Diaphragma eingeht.

Form des Diaphragma

Wenn einem auch die Inspektion des Thorax durch das Littensche Phänomen, die Ektoskopie nach E. Weiß und die Perkussion Anhaltspunkte über den Stand und die Funktion des Diaphragma geben können, über die Form desselben erfahren wir aber doch erst durch die Röntgenuntersuchung wirkliche und zuverlässige Aufschlüsse. Natürlich ist die Durchleuchtung die Methode der Untersuchung und nicht die Photographie. Es gilt für das Diaphragma der von Holzknecht gebrauchte Vergleich, daß sich die Photographie zur Durchleuchtung verhält wie

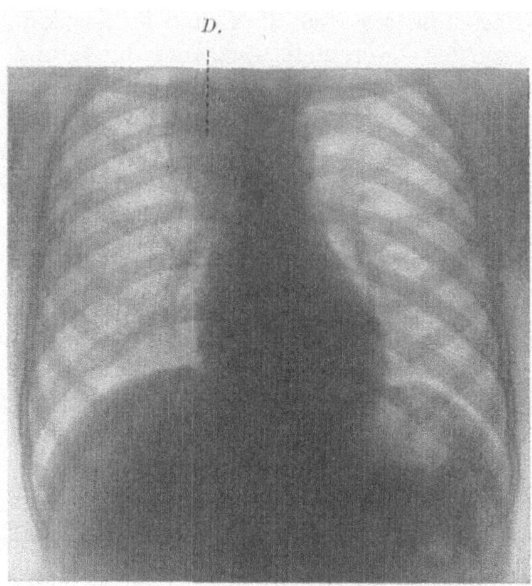

Abb. 7. Normales Diaphragma eines 16 jährigen Knaben
D. Dermoidzyste

eine Ansichtskarte zu einer Reise, in uneingeschränkter Weise.

Bei p. a. Durchleuchtung bietet das Zwerchfell folgendes Bild. Bei auf das Diaphragma zentrierter Röhre sieht man rechts und links je eine bogenförmige Linie von mäßiger Krümmung (Abb. 7). Die rechte Bogenlinie steht in normalen Fällen immer etwas höher als die linke. Das Verbindungsstück zwischen rechts und links, das unterhalb des Herzschattens gelegen ist, sieht man in der Regel infolge Überdeckung durch den Wirbelsäulen-, Herz- und Leberschatten nicht. Mit der lateralen Thoraxwand bilden beide Zwerchfelle einen spitzen Winkel, den Phrenikokostalwinkel, mit dem Herzschatten einen etwas größeren bis zu einem rechten Winkel, dem rechten und linken Herzzwerchfellwinkel. Der rechte wird gewöhnlich durch eine von innen nach außen leicht geneigte Linie überbrückt, die einen kleinen dreieckigen Schattenbezirk einschließt, der entweder durch die Vena cava inferior oder durch die rechte Lebervene gebildet wird. Wenn dieser Schatten bei ruhiger Respiration nicht sichtbar sein sollte, kann man ihn noch in vielen Fällen nach tiefer Inspiration erblicken. Der linke Herzzwerchfellwinkel wird ebenfalls durch einen kleinen dreieckigen, sphärisch begrenzten Schattenbezirk ausgefüllt, der dem normalen Perikard entspricht, das dort seine Fixation am Diaphragma erfährt. Diese Anheftung ist eine normale Erscheinung und bedeutet nicht eine Pericarditis adhaesiva, wie von manchen Autoren angegeben wird. Es entspricht dieses Dreieck der Stelle, wo die flächenhafte Anwachsung des Herzbeutels an die

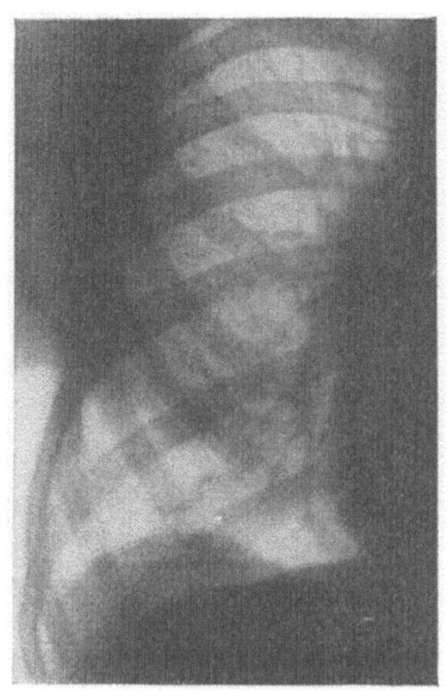
Abb. 8. Rechtes Diaphragma, Doppelkontur

Oberfläche des Diaphragma stattgefunden hat. Rechterseits findet man schon in normalen Fällen, besonders in höherem Alter, gar nicht selten eine Doppelkonturbildung (Abb. 8), die gewöhnlich nur in den medialen Anteilen zu sehen ist, in seltenen Ausnahmen aber bis an die laterale Thoraxwand sich hinaus erstreckt. Es macht den Eindruck, als hätte man zwei Diaphragmen übereinander vor sich. Der Schatten zwischen beiden Grenzlinien ist viel weniger intensiv als der unterhalb der untersten. Beide Linien machen die gleichen Exkursionen. Durchleuchtet man einen derartigen Thorax auch in seitlicher oder schräger Stellung, so sieht man, daß einzelne Diaphragmagebiete, die hintereinander gelegen sind, verschieden hoch stehen. Es ist dies als eine normale Bildung zu betrachten. Eine gleichartige Erscheinung auf der linken Seite gibt es

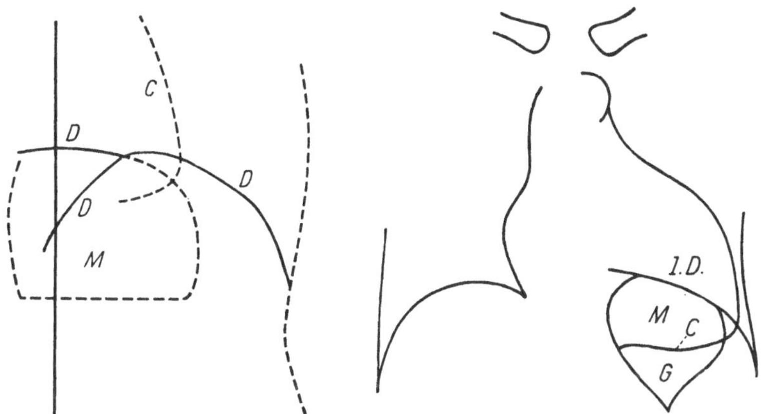

Abb. 9. Zweiteilung des medialen Teiles des linken Zwerchfellbogens
D. Diaphragma. *M.* Magen. *C.* Cor

Abb. 10. Großes Herz und Diaphragma
G. Gasblase. *C.* Cor. *M.* Magen. *l. D.* linkes Diaphragma

meines Wissens nicht. Doch sieht man auch hier eine Gliederung der Bogenlinie. Beinahe regelmäßig teilt sich die Zwerchfellinie in zwei Zweige, von denen einer die Bogenlinie kaudalwärts fortsetzt, während der andere horizontal gegen den Wirbelsäulenschatten hinstrebt (Abb. 9).

Außer diesen Linien sieht man ziemlich regelmäßig noch den Kontur des Herzschattens (Abb. 9) die Zwerchfellinien schneiden. Es ist auf den ersten Blick befremdend, daß man die untere Begrenzung des Herzens unterhalb der Diaphragmalinie sieht. Dies kommt dadurch zustande, daß das Herz in dem Winkel zwischen vorderer Thoraxwand und Zwerchfellkuppel versenkt ist, so daß die Unterfläche des Herzens weiter kaudal liegt als die Kuppel des Diaphragma. Wenn das Cor abnorm groß ist, so werden die sternalen Partien des linken Diaphragma nach unten durchgedrückt. Es kommt dann noch zu einer Eindellung des Magenfundus. Diese Tatsachen sollen durch die folgenden vier Strichzeichnungen demonstriert werden. Abb. 10 zeigt ein Orthodiagramm eines Herzens mit scheinbar normalem, eher etwas höher stehendem Diaphragma. Das

Herz ist beträchtlich vergrößert, besonders sein linker Abschnitt. C = bedeutet die durch die Gasblase *(G)* des Magens *(M)* sichtbare untere Begrenzung des Herzschattens. Die frontale Durchleuchtung (Abb. 11) zeigt, daß das linke Diaphragma in seinen dorsalen Abschnitten tatsächlich etwas höher steht, daß

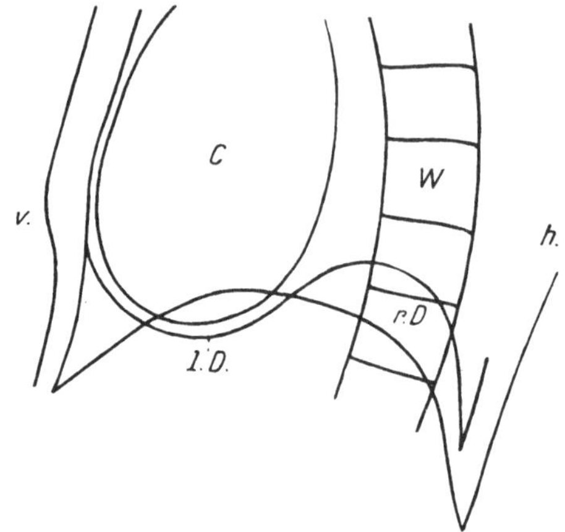

Abb. 11. Herz *(C.)* und linkes Diaphragma *(l. D.)*

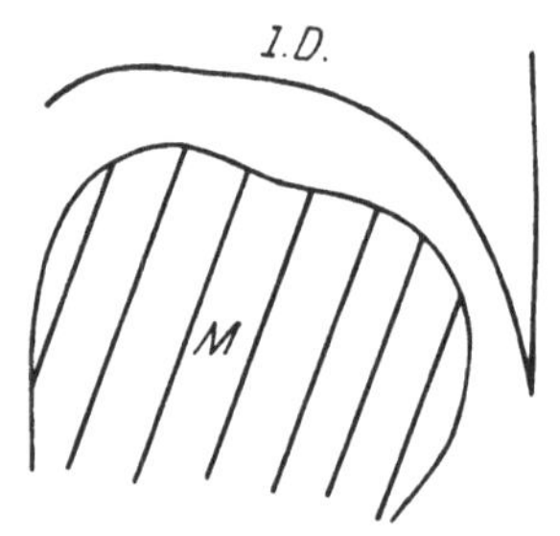

Abb. 12. Großes Herz und Diaphragma. Eindellung des Fundus ventriculi (Rückenlage) *M.* Magen. *l. D.* linkes Diaphragma

aber der vordere Teil durch das große Herz *(C)* kaudalwärts durchgedrückt ist *(l. D.)*. Untersucht man den Magen eines solchen Menschen in Rückenlage, so sieht man (Abb. 12), daß der Fundus, statt kranial konvex zu sein, eine seichte Eindellung durch das Herz erlitten hat. Die Bauchlage des Untersuchten vertieft diese Impression beträchtlich (Abb. 13). Grund hiefür ist die Änderung im intraabdominalen Druck. In Bauchlage kommt der Magen in das Bereich des Druckmaximums, wird daher stärker gegen die Unterfläche des Diaphragma angepreßt als in Rückenlage und erleidet daher einen kräftigeren Gegendruck durch das Herz.

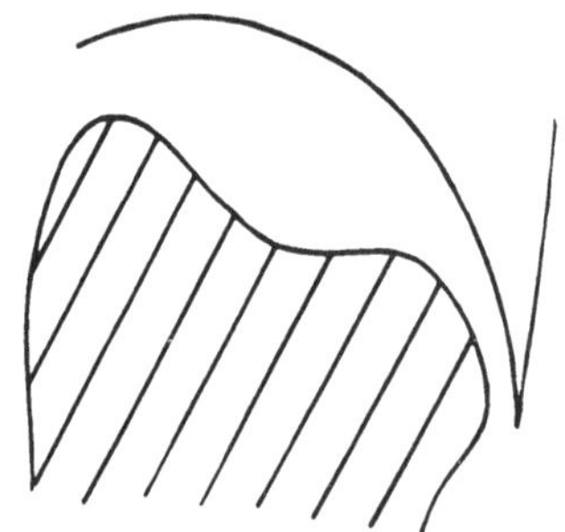

Abb. 13. Großes Herz und linkes Diaphragma. Eindellung des Fundus ventriculi (Bauchlage)

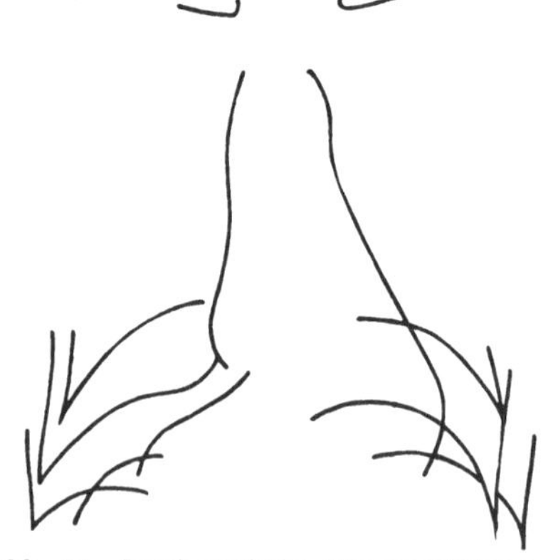

Abb. 14. Inspiratorische Furchenbildung am rechten Diaphragma

Ferner sieht man rechterseits häufig eine kleine, mit ihrer Spitze kaudalwärts gerichtete Kerbe (Abb. 14) ungefähr in der Mitte des Bogens. Aßmann hat wohl recht, wenn er sagt, daß es sich hier nicht um die Grenzlinie zwischen Pars muscularis und Centrum tendineum handeln kann, da letzteres mehr an der hinteren Fläche gelegen ist und daher bei p. a. Durchleuchtung nicht an der Bildung der Kuppellinie beteiligt sein kann. Daß es sich hier um eine stärker kontrahierte Muskelpartie handelt, wird auch dadurch wahrscheinlich gemacht, daß man gelegentlich, besonders bei Emphysematikern (s. Abb. 14), mehrere derartige Einziehungen sehen kann. Auf der linken Seite sieht man solche Kerben sehr selten.

Von der Unterfläche des rechten Diaphragma sieht man in der Regel gar nichts, da die Leber knapp anliegt und keine Kontraste vorhanden

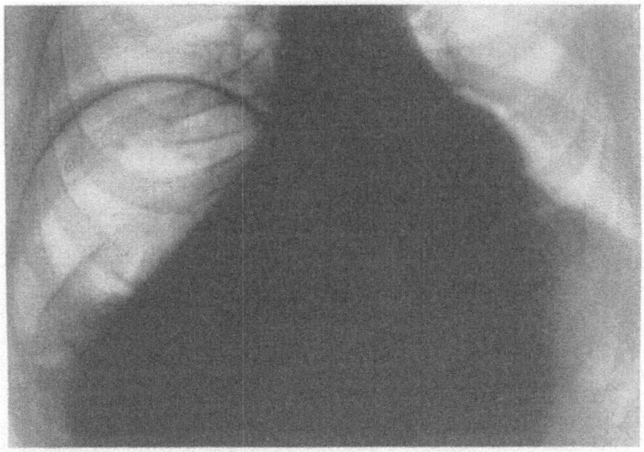

Abb. 15. Hepatoptose (Interposition des Kolon zwischen Diaphragma und Leber)

sind. Nur ausnahmsweise kann man einen Teil der Unterfläche sehen, wenn eine gasgeblähte Darmschlinge (gewöhnlich Kolon) sich zwischen Zwerchfell und Leber eingeschoben hat (Chilaiditti-Weinbergersche Hepatoptose) (Abb. 15).

Linkerseits kann man beinahe in jedem Normalfall die untere Fläche sehen, da die Gasblase des Magens wenigstens für einen Teil der Fläche die notwendigen Kontraste schafft.

Diese Tatsache kann man dazu benützen, um sich über die Dicke des Diaphragma, allerdings nur annähernd, zu orientieren. Zwischen oberer Grenze der Gasblase und oberem Kontur des Diaphragma befindet sich ein spangenförmiger Schatten, der ungefähr 2 bis 4 mm dick ist. Allerdings besteht dieser Streifen nicht nur aus Diaphragma, sondern auch aus Magenwand. Selbst wenn man diese Tatsache nicht aus den Augen läßt, so kann man doch die Maßzahlen der Spange nicht verwenden zur Orientierung über die Frage, ob das Diaphragma normal dick oder zu dünn ist, nicht zur Feststellung, ob eine Hypertrophie oder Atrophie des Diaphragma vorhanden ist. Der Dickendurchmesser der Spange ist nicht nur von der wirklichen Dicke des Diaphragma, sondern auch von der Krümmung desselben abhängig (Reich).

Diese topographischen Beziehungen zwischen linkem Zwerchfell und Magen sind so regelmäßig zu finden, daß man es als eine ganz besondere Seltenheit betrachten muß, wenn man einmal den Magenfundus von der Unterfläche des linken Diaphragma abgelöst findet. Ist schon die

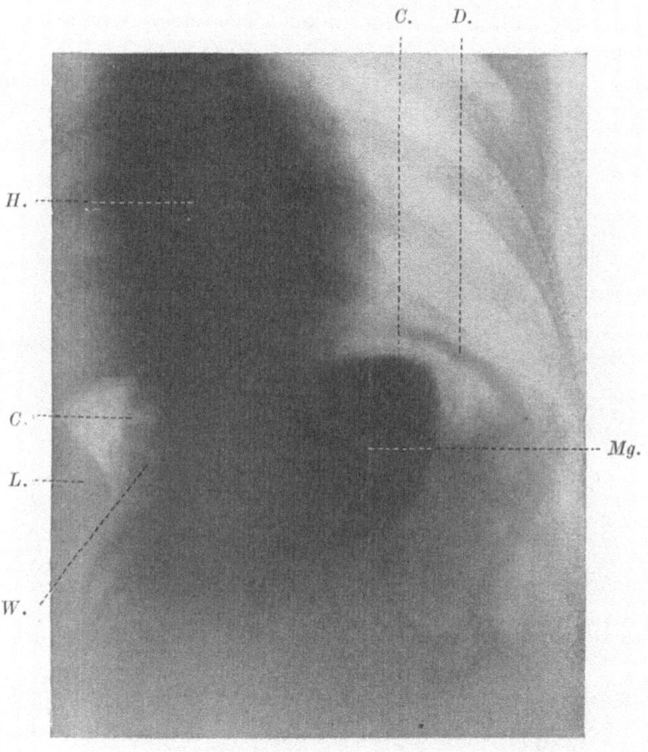

Abb. 16. Interposition des Kolon zwischen Diaphragma und Magen (horizontale Rückenlage)
Mg. Magen. *C.* Colon. *D.* Diaphragma. *L.* Leber. *W.* Wirbelsäule. *H.* Herz

Loslösung der Leberkuppe vom rechten Zwerchfell eine seltene Erscheinung, so ist die Trennung des Magens vom Zwerchfell ein noch weitaus rareres Phänomen. Deshalb sei ein derartiges Vorkommnis abgebildet. Nach Einnahme der Kontrastmahlzeit zeigt sich die obere Begrenzung der Gasblase ungefähr 2 cm von der Unterfläche des Diaphragma entfernt. Neben der Gasblase des Magens sieht man ein beträchtlich gasgeblähtes Kolon, das sich oben zwischen Magen und Diaphragma einschiebt. Sogar in Rückenlage des Untersuchten kann der Magen sich nicht an das Zwerchfell anlegen (Abb. 16). Es besteht daher hier das Bild der Interposition des Kolon auf der linken Seite.

Eine zweite Möglichkeit der Entfernung des Magens vom Diaphragma ist die wirkliche Ptose des Magens, bei welcher derselbe in toto sich senkt (G. Schwarz). Der Raum zwischen Magen und Diaphragma muß dann durch irgend ein anderes Abdominalorgan, wohl den Darm, ausgefüllt werden. Bei der gewöhnlichen ptotischen Elongation entfernt sich der Magen gar nicht oder nur so minimal vom Diaphragma, daß man keine Lostrennung wahrnehmen kann.

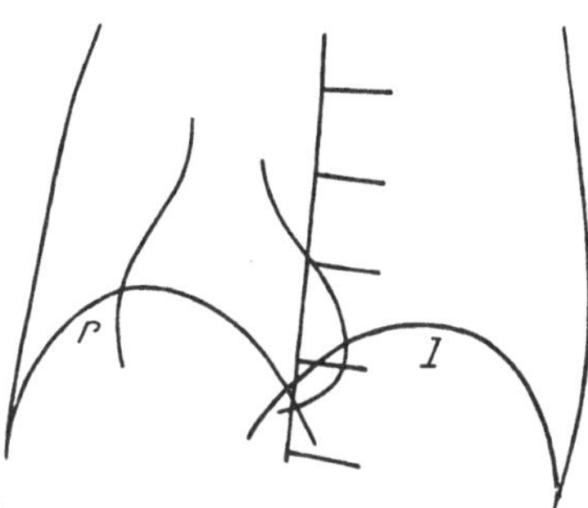

Abb. 17. Diaphragma in linker vorderer Schrägstellung

Der manchmal von in der Röntgenuntersuchung Unerfahrenen erhobene Vorwurf, man sehe nur den lateralen Winkel und die Kuppellinie des Diaphragma, ist natürlich unberechtigt. Durch Drehung des Patienten oder Verschiebung der Röhre kann man die ganze Oberfläche des Diaphragma absuchen.

Unerläßlich ist es, den Patienten mindestens in rechter und linker vorderer Schrägstellung und in reiner Seitenstellung zu durchleuchten; je mehr Mittelstellungen zwischen diesen angeführten Stellungen betrachtet werden, desto aufschlußreicher wird die Untersuchung sein.

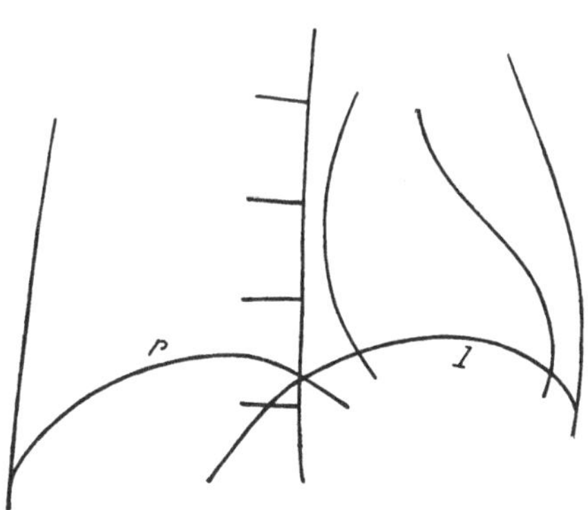

Abb. 18. Diaphragma in rechter vorderer Schrägstellung

In der rechten vorderen Schrägstellung (erste Fechterstellung) bietet das Zwerchfell folgendes Bild (Abb. 18): Zur linken Seite des Beschauers befindet sich das rechte, zur rechten Seite das linke Diaphragma. Vor der Wirbelsäule überkreuzen sich die beiden Bogenlinien. Der hintere Phrenikokostalwinkel (des r. D.) ist weit offen und tief, man nähert sich dem lumbalen Anteil des Zwerchfells, der vordere Winkel (des l. D.) nähert sich dem rechten (sternale Diaphragmapartie). Die Differenzen im Höhenstande sind weniger auffallend, da jetzt das linke Zwerchfell infolge größeren Schirmabstandes höher hinauf projiziert wird. In der linken vorderen Schrägstellung (zweite Fechterstellung) bieten die beiden Zwerchfelle ein ähnliches Bild; da aber jetzt das rechte schirmferner ist, wird es höher hinaufprojiziert, ein Umstand, der gepaart mit dem physiologischen Hochstand, das rechte Diaphragma beträchtlich höher erscheinen läßt (Abb. 17).

Bei rein seitlicher Durchleuchtung (frontaler Strahlengang) erhalten wir entweder das rechte (sinistrodextrale Durchleuchtung) oder das linke (Abb. 19, dextrosinistrale Durchleuchtung) Seitenbild des Zwerchfells. Man sieht zwei Konturen annähernd parallel von vorne nach rückwärts laufen, die bis zu einigen Zentimetern voneinander entfernt sein können. Der von beiden Linien eingeschlossene Schatten ist nicht so intensiv als der unterhalb des unteren Bogens gelegene. In der Regel ist es so, daß der obere Bogen dem dem Schirm fernerliegenden, der untere dem nähern Diaphragma entspricht; infolge der Zentralprojektion sehen wir bei sinistrodextraler Durchleuchtung das linke Diaphragma höher stehen als das rechte. Aus demselben Grund sehen wir natürlich immer das schirmferne Diaphragma größere Exkursionen ausüben als das näherliegende. Die Bogenlinie des Zwerchfells ist in Seitenstellung eine ganz andere als bei p. a. Durchleuchtung. Die vordere Partie des Diaphragma setzt unter einem großen spitzen, manchmal beinahe rechten Winkel an die vordere Thoraxwand an und geht leicht ansteigend gegen rückwärts; die ansteigende Tendenz ist sehr gering, fehlt in manchen Fällen überhaupt ganz. Man sieht dann die vordere Partie des Diaphragma horizontal oder gar abfallend nach rückwärts gehen. Diese letztere Möglichkeit dürfte aber bereits zum abnormen Tiefstand des Diaphragma gehören. In den Fällen, in denen die vorderen Partien eine ansteigende Tendenz haben, kommt es zu einer Kuppelbildung; der höchste Punkt liegt immer näher der vorderen als der hinteren Thoraxwand. Von hier findet dann ein steiler Abfall des Zwerchfells zu den dorsalen Ansatzpunkten statt. Der hintere, lumbale Winkel ist ein sehr spitzer. Eine Gliederung der Bogenlinie, wie man sie rechts bei p. a. Durchleuchtung so häufig sieht, kann man nicht wahrnehmen. Die Angabe Aßmanns, daß man in diesen Seitenstellungen wahrnehmen könne, daß die hinteren Anteile des linken Diaphragma stärker gewölbt seien als die des rechten, konnte ich eigentlich nur selten wahrnehmen. Ich kann dieses Verhalten daher nicht als ein regelmäßiges darstellen.

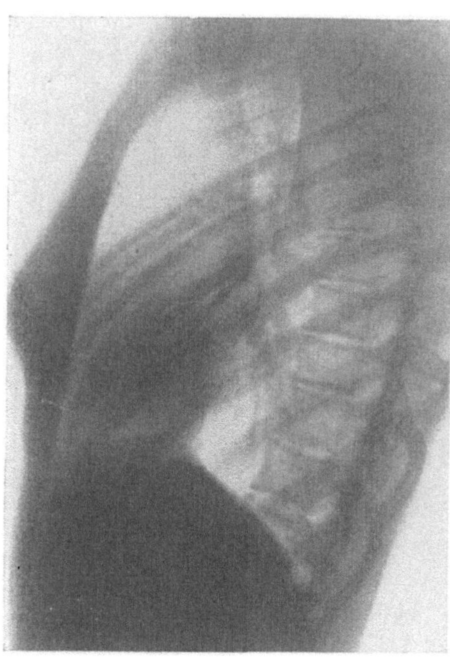

Abb. 19. Normales Diaphragma. Seitliche Aufnahme (linkes Seitenbild)

Normales Diaphragma im Pneumoperitoneum

In seiner ganzen Ausdehnung wird das Diaphragma im Pneumoperitoneum sichtbar, wenn die im Bauchraume demselben anliegenden Organe abgedrängt sind. Das Diaphragma präsentiert sich dann als eine zirka 1 bis 2 mm dünne Spange, die bogenförmig durch den Körper zieht. Die Form des Diaphragma nach Lufteinblasung hängt von der Menge desselben ab. Werden mehrere Liter verwendet, so wird durch den dabei resultierenden Druck von über 10 cm H_2O das Diaphragma beträchtlich in die Höhe gedrängt und erleidet dann die Formveränderungen, wie wir sie z. B. bei Ascites treffen. Sind aber nur geringe Mengen Gas eingeblasen worden, wie dies Reich für die Behandlung des Emphysems vorgeschlagen hat, nur 300 bis 400 ccm, wobei nur ein Druck von 3 bis 5 cm H_2O resultiert, so bietet das Zwerchfell keine wesentliche Form-

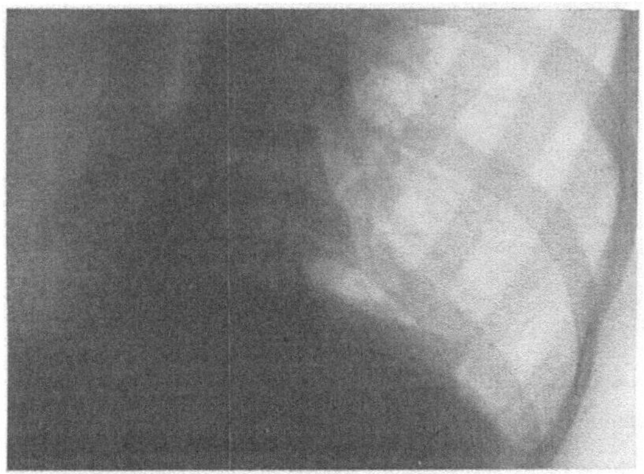

Abb. 20. Insertionszacken des rechten Zwerchfells

veränderung. An der Unterfläche des Diaphragma sieht man im Pneumoperitoneum regelmäßig, besonders gut auf der rechten Seite fächerförmige Schattenstreifen nach abwärts ziehen, die den Muskelansätzen an den Rippen entsprechen.

Diese Insertionszacken kann man ganz selten auch oberhalb des Zwerchfells im Lungenfelde sehen, wie dies auf Abb. 20 gezeigt wird. Es handelt sich um zeltförmige zackige Vorsprünge, die man in einer Anzahl von 2 bis 4 zu den hinteren Rippenanteilen ziehen sieht. Die Ähnlichkeit mit Adhäsionen ist eine sehr große. Vor einer Fehldiagnose schützt die regelmäßige, in bestimmten Abständen erfolgte Anordnung dieser Zacken mit ganz scharfer Begrenzung.

Der Fall, von dem die Abbilduug stammt, litt an einem Asthma bronchiale mit einem höchstgradigen Emphysem der Lunge und Tiefstand des Diaphragma. Bei der Durchleuchtung zeigte er nun in Schrägstellungen diese Zacken in tiefster Inspiration. Das Diaphragma selbst führte keine nennenswerte Senkung mehr aus, sondern wurde nur ganz abgeflacht.

Einige Tage nach der Untersuchung erkrankte Pat. an einer Bronchopneumonie und erlag dieser am dritten Tage. Bei der Obduktion war keine Adhäsion sichtbar, Pleura visceralis und parietalis diaphragmatica war ganz frei.

Häufig sieht man den medialen Teil des rechten Diaphragma etwas stärker hochgetreten als das übrige, so daß es einer leichten divertikelartigen Ausbuchtung gleichkommt.

Die Bewegungen des Diaphragma nehmen im Pneumoperitoneum je nach dem Hochtreten des Diaphragma zu, um schließlich bei maximaler Hochdrängung durch sehr hohen intraabdominellen Druck in der Beweglichkeit zu leiden. Bei diesem Stande des Diaphragma empfindet der Patient auch schon eine Kurzatmigkeit, die sich zur Atemnot (Th. Simon) steigern kann. Bei ganz geringen Mengen von Gas im subdiaphragmalen Raum empfindet der Patient keine Beschwerden, er hat keine Ahnung davon, daß in seinem Bauche etwas nicht in Ordnung sei. So sah ich eine Patientin mit einem spontanen Pneumoperitoneum, die gar nicht wußte, daß sie einen abnormen Zustand hatte und nur wegen des Verdachtes einer Lungenspitzenaffektion die Klinik aufsuchte. Bei größeren Gasmengen, nach dem Selbstversuch von Simon bei 1200 ccm, treten Schmerzen im Oberbauch auf, die in die Schultern ausstrahlen (s. S. 122). Auch Singultus kann sich einstellen (Simon). Die Schulterschmerzen dauern häufig länger an, als andere subjektive Symptome. Doch 3 bis 4 Tage nach der Einblasung sind auch sie verschwunden.

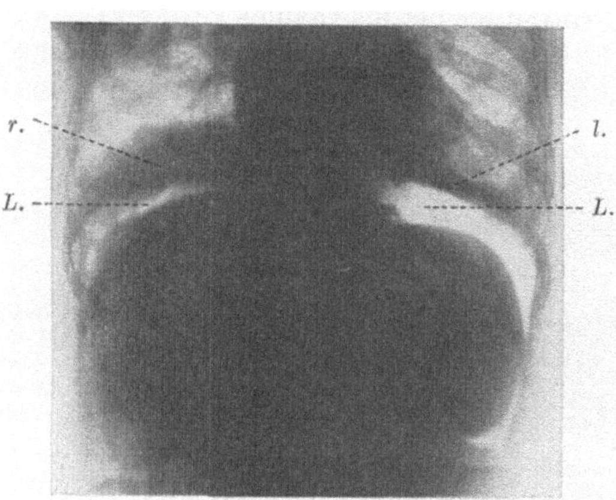

Abb. 21. Pneumoperitoneum
r. schwartig verdicktes rechtes. *l.* linkes Diaphragma. *L.* Luft

Pathologische Veränderungen am Diaphragma, bzw. seinen serösen Häuten sind im Pneumoperitoneum häufig besser (Abb. 21), häufig überhaupt erst so zu erkennen. Lösen sich die großen Organe, Leber, Magen und Milz, nicht vom Diaphragma ab, so kann man daraus die Diagnose der Verwachsung derselben mit dem Diaphragma stellen. Gewisse Vorsicht ist auch hier am Platze. In manchen Fällen bleibt z. B. die Leber längere Zeit mit dem Zwerchfell in Berührung, erst nach öfterem Lagewechsel tritt die Separierung ein. Das Pneumoperitoneum ist daher für die Beantwortung der Frage, ob die Milz mit dem Diaphragma verwachsen ist, brauchbar. Dies könnte in Fällen verwertet werden, in denen die Splenektomie ausgeführt werden soll. Ausgedehnte

Verwachsungen beider Organe machen die Operation oft sehr blutig; die Feststellung von umfangreichen Adhäsionen ist als Kontraindikation zu betrachten.

Die Steroskopie des Diaphragma, wie sie von Craemer und Naegeli Th. vorgeschlagen wurde, hat wenig Zukunft, da bei solchen ausgedehnten Flächen der Organe der stereoskopische Effekt nicht eintritt.

Der Stand des normalen Zwerchfells

Der Stand des Diaphragma wird sehr leicht und sicher durch die Röntgendurchleuchtung festgestellt. Es ist hier ebenso, wie immer, natürlich unerläßlich, daß man die Durchleuchtung nicht nur bei sagittalem, sondern auch bei frontalem Strahlengang ausführt. Bei der Beurteilung des Höhenstandes benötigt man natürlich Orientierungspunkte. (Als allgemein, für sämtliche Merkpunkte durchwegs gültig, muß vorausgeschickt werden, daß die Vergleiche bei der Röntgendurchleuchtung oder Photographie nur dann richtig sind, wenn das orthodiagraphische Prinzip eingehalten wird.) Als solche wurden von den einzelnen Autoren verschiedene mehr oder weniger fixe Punkte benützt. So orientierte Keith die Diaphragmakuppe nach dem Processus xiphoideus („xiphisternal line") (Abb. 22). Es ist dies eine Horizontale, die durch den Übergang vom Sternum in den Processus xiphoideus gelegt wird. Diese Linie schneidet nach Wenckebach (4) die fünfte vordere Rippe. Das normale mittlere Verhältnis der Zwerchfellkuppe zur „xiphisternal line" in aufrechter Stellung der untersuchten Person und nach ruhiger Ausatmung ist in nebenstehender, der Wenckebachschen Arbeit entnommenen Figur zu ersehen. Wenckebach gibt ferner an, daß bald herausgekommen sei, „daß auch bei normalen Menschen ziemlich große Schwankungen dieses Verhältnisses vorkommen, daß feste Punkte an der vorderen Thoraxwand nichts taugen". Da beim Einatmen die vordere Thoraxwand in die Höhe steigt, ändert sich auch die Orientierungslinie. Ganz im selben Ausmaß gilt dieser Einwand auch gegen die Verwendung der vorderen Rippenenden als Orientierungspunkte. Es deckt die rechte Zwerchfellkuppe in aufrechter Stellung der gesunden, untersuchten Person nach ruhiger Expiration auf die fünfte Rippe auf, die linke etwas tiefer. Wenn Norris und Landis angeben, daß der Zwerchfellbogen rechts auf den vierten vorderen Interkostalraum, links auf das vordere Ende der fünften Rippe aufdecke, so scheint mir das zu hoch zu sein. Sollten die Autoren bei offener Blende gearbeitet haben?

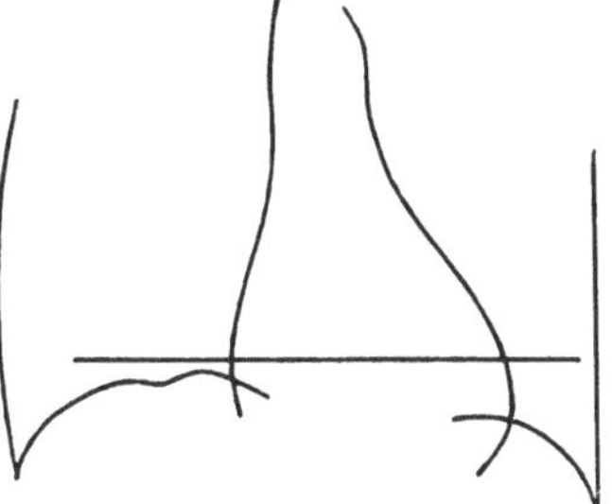

Abb. 22. Orthodiagramm eines 26jährigen normalen Mannes in aufrechter Stellung. Die Horizontale = „xiphisternal line" Keith (nach Wenckebach)

Schon besser ist die Verwendung der hinteren Rippenanteile zu Orientierungszwecken. Die respiratorischen Exkursionen sind nicht mehr so ausgiebig, wie die der vorderen, und außerdem sind diese Partien der Rippen wegen der größeren Dicke regelmäßig viel besser zu sehen. Gewöhnlich gibt man an, daß die Diaphragmakuppe in der Höhe der neunten hinteren Rippe rechts, links etwas tiefer stehe. Am besten erscheint mir das Vorgehen von Wenckebach, der sich nach dem Ansatz der Rippen an der Wirbelsäule richtet, da wir damit einen relativ, wenn auch nicht absolut fixen Punkt gewonnen haben. Die rechte zehnte Rippe ist im Herzzwerchfellwinkel mit ihrem Ansatz an der Wirbelsäule gerade noch sichtbar; die zehnte Rippe selbst liegt unterhalb des Zwerchfellbogens.

Alle diese zahlenmäßigen Angaben haben aber keine absolute Gültigkeit. Sie sollen eigentlich nur dem Anfänger an die Hand gegeben sein, um ihm eine grobe Orientierung zu ermöglichen. Viel größeren Wert besitzt natürlich die persönliche Erfahrung des Untersuchers, mit Hilfe deren man ohne Abzählung der Rippen ohneweiters, auf den ersten Blick, aus der Form des Diaphragma, des Herzens, der Gesamtkonfiguration des Thorax mit Bestimmtheit sagen kann: dieses Diaphragma steht zu hoch. Man kann dann immer wieder Fälle sehen, die sicherlich einen Diaphragmahochstand z. B. haben, deren Diaphragmakuppen aber ganz regelrecht auf die neunte hintere Rippe aufdecken.

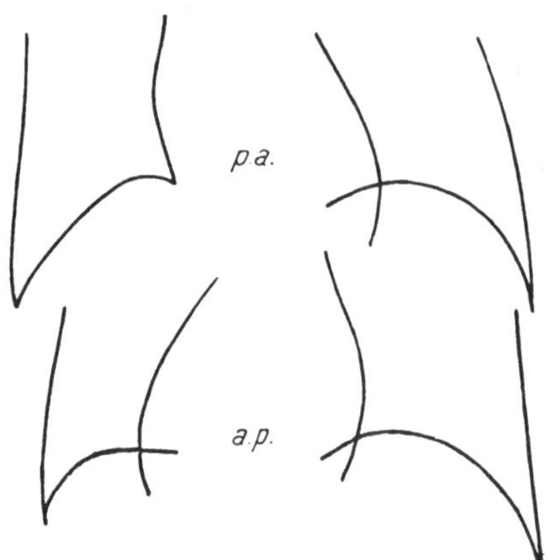

Abb. 23. Diaphragma-Orthodiagramm oben: *p.a.* unten *a.p.* Hochstand des rechten Diaphragma bei *a.p.* Durchleuchtung

Das rechte Diaphragma steht immer etwas höher als das linke (Abb. 7). Die Differenzen können bis zu 1 cm betragen. Bei *a. p.* Durchleuchtung sieht man im Prinzip dasselbe wie bei der *p. a.* Untersuchung. Auf eine sehr frappante, schwer verständliche Tatsache muß hingewiesen werden. Bei *a. p.* Durchleuchtung sieht man immer die Höhendifferenz zwischen rechts und links weitaus stärker (Abb. 23) als bei *p. a.* Stellung; der Unterschied ist auf eine Höherstellung des rechten Diaphragma zurückzuführen. Diesen Unterschied sieht man natürlich nicht nur bei der Durchleuchtung, was man dann mit verschiedener Tieflage der beiden Kuppen erklären könnte, nein, auch bei orthodiagraphischer Zeichnung sieht man diesen Unterschied. Eine Erklärung kann ich nicht geben.

Bei frontalem Strahlengang, im Seitenbilde des Diaphragma, sieht man, daß der höchste Teil des Diaphragma, die Kuppe ungefähr an der Grenze zwischen vorderem und mittlerem Drittel des Thoraxtiefendurchmessers gelegen ist. Das vordere Drittel des Diaphragma geht ziemlich flach nach vorne abwärts zum sternalen Ansatzpunkt, mit dem Sternum einen großen spitzen, beinahe rechten Winkel bildend. Die hinteren zwei Drittel des Zwerchfells gehen ziemlich steil, manchmal fast senkrecht nach abwärts, um die hinteren Ansatzpunkte an Rippen und Wirbelsäule unter kleinem, spitzen Winkel zu erreichen.

Schon bei gesunden, normal gebauten Menschen findet man einen Unterschied im Diaphragmastand, ohne im Einzelfall von einem pathologischen Hoch- oder Tiefstand sprechen zu können. Ein in dieser Richtung sehr maßgebender Faktor ist die Thoraxform. Der kurze, gedrungene Thorax z. B. geht mit einem relativen Hochstand, der lange schmale Thorax mit einem relativen Tiefstand des Diaphragma einher.

Ein einfaches Mittel, sich auf den ersten Blick ein Bild davon zu machen, ob das Diaphragma in normaler Stellung ist oder nicht, besteht darin, den Herzschatten zu betrachten. Taucht derselbe tief in den Diaphragmaschatten ein, dann handelt es sich um einen Hochstand (Abb. 50), hängt derselbe frei, so daß man eventuell zwischen Herz und Diaphragma durchsehen kann, so steht das Diaphragma zu tief (Abb. 44, 46). Ein weiterer guter Behelf zur sofortigen Orientierung ist die Feststellung der „respiratorischen Reserve" (Haudek). Darunter versteht man die Distanz der tiefsten Inspirations- zur höchsten Exspirationsstellung. Für unsere Frage von Interesse ist das Verhältnis der inspiratorischen zur exspiratorischen Reserve, das ist der Distanz von der ruhigen zur tiefen Inspirationsstellung einerseits und der Distanz von der ruhigen zur tiefen Exspirationsstellung anderseits. Nach Haudek beträgt dieses Verhältnis *I. R.* : *E. R.* 1 : 2 bei normalem Diaphragmastand (Abb. 24). Bei Tiefstand, wo das Diaphragma schon seiner Inspirationsstellung angenähert ist, wird die inspiratorische Reserve kleiner, das Verhältnis *I. R.* : *E. R.* wird wie 1 : 5; bei Hochstand, wo das Diaphragma seiner Exspirationsstellung angenähert ist, wird die exspiratorische Reserve kleiner, das Verhältnis *I. R.* : *E. R.* wird wie 1 : 1. Im großen und ganzen sind diese Zahlen richtig; doch findet man immer wieder Fälle, bei denen trotz normalen Standes das Diaphragma eine *E. R.* zeigt, die nicht zweimal, sondern fünfmal größer ist als die *I. R.* Nicht selten findet man bei normalen Fällen einen Unterschied der respiratorischen Reserve zwischen rechts und links, auf der einen Seite ist die inspiratorische, auf der anderen Seite die exspiratorische Reserve größer (Abb. 25). Außerdem ist es natürlich klar, daß diese Beobachtungen nur bei rein diaphragmalem (abdominellem) Atemtypus möglich sind.

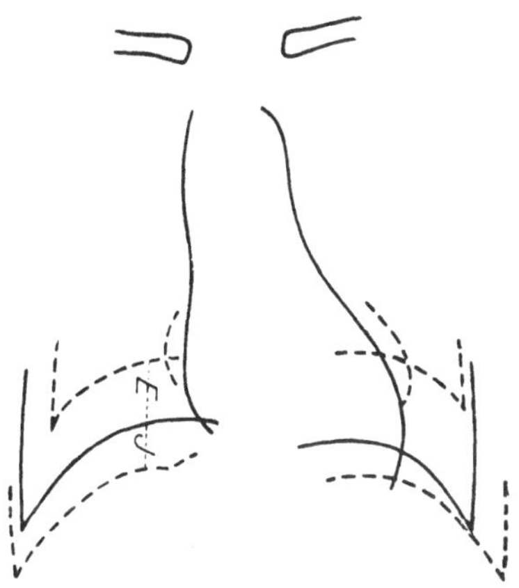

Abb. 24. „Respiratorische Reserve" eines normalen Mannes
I. R.:*E. R.* = 1:2

Ein ganz grobes Maß für den Diaphragmastand bietet sich uns bei der Durchleuchtung auch noch dadurch, daß wir für gewöhnlich in normalen Fällen den ganzen Thorax, von der Lungenspitze bis zum Diaphragma, bei maximal offener Blende auf den Schirm sehen. (Röhren-Schirmdistanz zirka 70 cm.) Ist der Thorax zu lange, d. h. steht das Diaphragma zu tief, so sehen wir auf unserem 30 × 40 Schirm nicht mehr das ganze Lungenfeld.

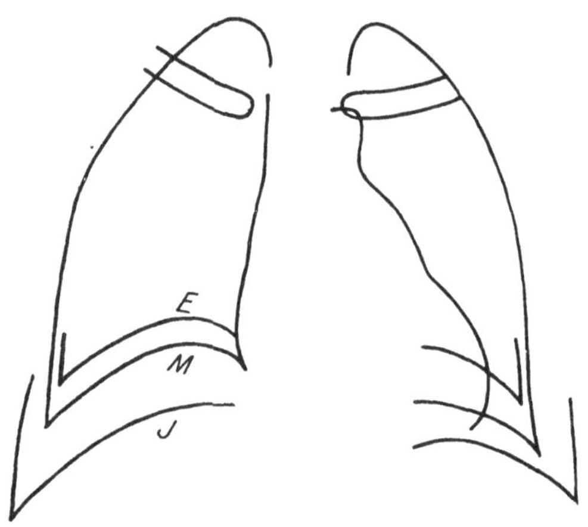

Abb. 25. Verschiedene „respiratorische Reserve“ rechts und links
E. Exspiration. *M*. Mittelstellung. *I*. Inspiration

Der Stand des Diaphragma ändert sich auch in sehr weitgehender Weise mit der Lage des Körpers. Mit dem Studium dieser Fragen haben sich, wie bekannt, Hofbauer und Holzknecht in sehr hervorragender Weise beschäftigt; alles über diese Fragen Bekannte verdanken wir den Untersuchungen beider Autoren. Ihre Ergebnisse haben die Vorstellungen über diesen Gegenstand von Grund auf geändert.

Diese beiden Forscher fanden die Tatsache, daß das Diaphragma in horizontaler Rückenlage höher steht als in aufrechter Körperstellung (Abb. 26).

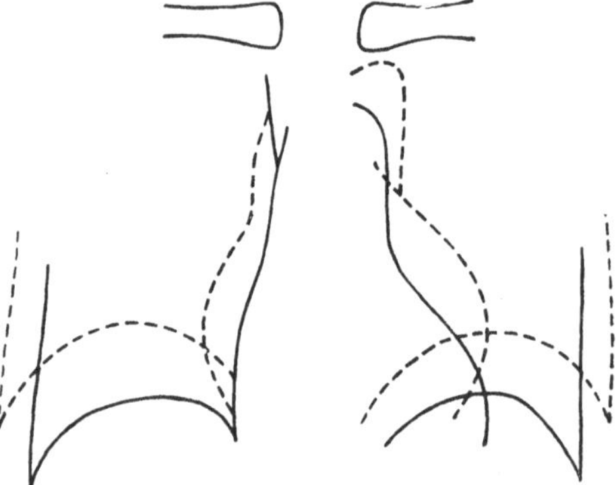

Abb. 26. Orthodiagramm eines gesunden Mannes, stehend ——— und liegend - - - - untersucht. Orientiert nach den Schlüsselbeinen

Beim Übergang in sitzende Körperstellung ändert sich auch der Stand des Zwerchfelles. Es tritt nach den Untersuchungen von Holzknecht und Hofbauer tiefer und zwar beiläufig um einen halben Interkostalraum. Diese Angaben können keinen Anspruch auf ausnahmslose Gültigkeit erheben. So fand ich gemeinsam mit Dr. Reich bei unseren Untersuchungen über den Einfluß der sitzenden Körperstellung auf den Magen, daß bei recht vielen Menschen das Diaphragma im Sitzen sogar höher steht als in aufrechter Stellung. Die Lageverschiebungen des Diaphragma hängen auch in dieser Körperstellung zum Teil von den vorderen Bauchdecken ab. Sind diese durch die Annäherung ihrer Ansatzpunkte erschlafft, so tritt das Diaphragma tiefer; tritt aber diese Erschlaffung nicht ein, so kommt es auch zu keinem Absinken des Zwerchfells (S. 45).

Sehr merkwürdige Veränderungen im Diaphragmastande treten bei Seitenlage des Menschen auf; es kommt dabei zu einer vollkommenen Dissoziation der beiden Diaphragmahälften, es wird jeder Teil zu einem eigenen, selbständigen Organ. Diese Unabhängigkeit tritt besonders auffällig erst bei der Betrachtung ihrer Bewegungen hervor (siehe S. 46). Legt sich die untersuchte Person auf die rechte Seite, so sieht man das rechte (der Unterlage „anliegende") Diaphragma, sehr hoch in den Thorax hinaufsteigen, so hoch wie in keiner anderen Körperlage, so hoch, daß es durch kein weiteres Manöver noch höher hinaufgetrieben werden könnte. Das linke („abliegende") Zwerchfell steht tief, tiefer als in aufrechter Körperstellung (s. Abb. 37). Dasselbe findet man bei linker Seitenlage, es besteht nur ein gradueller Unterschied insoferne, als das anliegende linke Zwerchfell nicht ganz so hoch tritt als früher das rechte. Ursache dieser Erscheinungen ist der intraabdominelle Druck. In Seitenlage befindet sich das anliegende Diaphragma im Druckmaximum, das abliegende im Bereiche des Druckminimums.

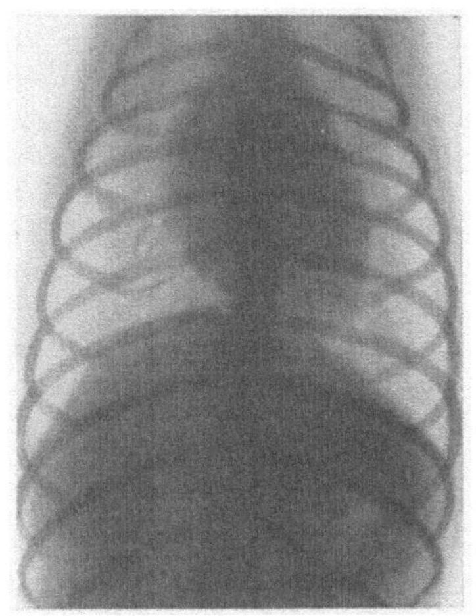

Abb. 27. Röntgenbild eines Hundes in Bauchlage. Herz- und Diaphragma-Schatten berühren sich kaum

Gewiß ist auch die Beobachtung des Diaphragma bei vorgebeugtem Rumpfe von Interesse, weil sie dazu beiträgt, die Erscheinungen von Herzbeklemmungen und Atemnot bei so manchen Menschen zu erklären, Symptome, die in eben dieser Körperstellung des öfteren auftreten. Entsprechend der nunmehrigen Druckverteilung werden gerade die vorderen Diaphragmateile besonders belastet, in die Höhe getrieben und stark gegen den Brustraum ausgebuchtet. Die dorsalen (hinteren) Teile werden entlastet und strecken sich. Daß diese Raumbeengung des Herzens verbunden mit dem partiellen Hochstand des Diaphragma, in normalen Fällen zu Störungen der Herzarbeit führen kann, erscheint begreiflich (s. Strasser, Hitzenberger K. [6] und L. Reich).

Bei den quadrupeden Tieren führt diese dauernde Stellung des Diaphragma zu keiner Störung; es ist auffallend, daß diese phylogenetisch korrigierte aufrechte Körperhaltung Beschwerden machen soll. Verständlich wird einem diese Tatsache sofort, wenn man bedenkt, daß die Beziehungen zwischen Herz und Zwerchfell bei den Vierfüßlern andere sind. Beim Hund, bei der Katze und dem Kaninchen, den gewöhnlichen Versuchstieren, sieht man auf dem Röntgenschirm das Herz ganz frei im Thorax hängen, mit der Spitze kaum das Diaphragma berührend (Abb. 27), während beim aufrecht gehenden Menschen das Herz in den keilförmigen Raum zwischen vorderer Thoraxwand und Diaphragma eingezwängt ist.

Außer diesen statischen Momenten beherrschen noch andere Faktoren den Stand des Zwerchfells: Das Alter und das Geschlecht des Menschen. Mit zunehmendem Alter erfolgt ein langsames und allmähliches Tiefertreten des Diaphragma (Tabelle V von Dietlen, S. 89). Keith (3) hat auch Geschlechtsunterschiede im Stande des Diaphragma festgestellt. Er fand, daß das Zwerchfell des Weibes im Durchschnitt höher stehe als das des Mannes. Außerdem sei die Variationsbreite des Standes beim Manne größer als beim Weibe.

Die Röntgendurchleuchtung gibt also rasch Aufschluß über das ganze Diaphragma, auch über die in der Tiefe des Körpers verborgenen Teile desselben, die keiner anderen Untersuchungsmethode zugänglich sind. Doch müssen wir uns auch um die anderen Methoden kümmern, da man ja nicht immer einen Röntgenapparat zur Verfügung hat.

Die Inspektion des Thorax kann weitgehende Kenntnisse vermitteln, allerdings nur über die Insertionslinie des Diaphragma und dies nicht in allen Fällen. Man kann dabei das „Littensche Phänomen" beobachten. Dieses Symptom wurde zuerst von Gerhardt beschrieben, ausführliche Untersuchungen wurden von Litten gemacht. Zabel widmete dem Symptom eine monographische Beschreibung. Die Beobachtung des Phänomens ist am leichtesten bei zweckmäßiger Beleuchtung des Untersuchten. Das Licht soll vom Fußende des liegenden Patienten einfallen. Unter diesen Voraussetzungen sieht man einen Schatten über die vorderen und seitlichen Partien des Thorax hinhuschen, der eine von vorne nach rückwärts abfallende Tendenz aufweist. Dieser Schatten entsteht, wie man durch die Perkussion erfahren kann, an der Stelle, wo sich das Diaphragma der Thoraxwand anlegt. Es handelt sich um ein nur inspiratorisches Einsinken der Thoraxwand, nicht etwa um eine Vorwölbung desselben. Erklärungen wurden mehrere gegeben. Die richtige dürfte wohl die folgende sein: Die Eindellung der Thoraxwand kommt dadurch zustande, daß der äußere Luftdruck im Momente der Lösung des Diaphragma von der lateralen Thoraxwand größer ist als der Thoraxinnendruck an dieser Stelle und so imstande ist, die Weichteile einzudellen. Sind die knöchernen oder knorpeligen Rippen abnorm nachgiebig, wie dies bei atrophischen oder rachitischen Kindern der Fall ist, so kann sich eine dauernde Einziehung dieser Thoraxgegend entwickeln (Harrisonsche Furche) (Abb. 28). Diese Thoraxwandverbildung kann auch nur die vorderen Teile betreffen, wie dies letzthin L. Hofbauer beschrieben hat. Das Littensche Phänomen darf nicht verwechselt werden mit dem inspiratorischen Einsinken der Interkostalräume, dem eine expiratorische Vorwölbung entspricht. Ferner entstehen Schattenbewegungen durch die Verschiebung der Rippen unter der Haut.

Hat man das Zwerchfellphänomen gesehen, so weiß man 1. wo das Diaphragma seinen Ansatz hat, 2. daß sich dasselbe in gutem Funktionszustand befindet. Aus dem Fehlen des Littenschen Phänomens bei einmaliger Untersuchung kann man keine Schlüsse ziehen, da es auch in normalen Fällen nicht immer vorhanden ist. Das Verschwinden eines vorher schon einmal gesehenen Zwerchfellphänomens erlaubt den Schluß, daß sich eine Krankheit eingestellt hat, die das Zwerchfell stille gelegt hat, die Wiederkehr, daß die Erkrankung normalen Zuständen Platz gemacht hat.

Die Inspektion des Thorax wurde von E. Weiß vertieft und zur von ihm „Ektoskopie" genannten Methode ausgebaut. Man betrachtet dabei den Thorax, bei den uns hier interessierenden Fragen hauptsächlich in den unteren Partien, während der ruhigen Respiration, während des

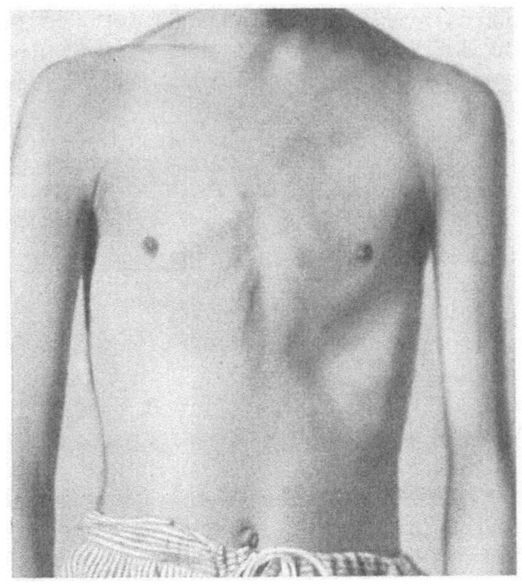

Abb. 28. Harrisonsche Furche

„Hechelns" (flüchtige Atmung durch den offenen Mund), während des Schnupfens und während der Phonation (am besten während des Sprechens des Wortes Kitt). Das während der ruhigen Respiration gesehene Phänomen besteht in einem inspiratorischen Einsinken der Interkostalräume, der exspiratorisch eine Vorwölbung folgt.

Die Beobachtung der anderen Übungen hat den Vorteil, daß man in normalen Fällen beinahe ausnahmslos das untere Ende der Lunge, das ist die Anlagerungsstelle des Diaphragma an die laterale Thoraxwand, feststellen kann, bzw. aus dem negativen Ausfall auf eine Bewegungsstörung des Zwerchfells schließen kann.

Besonderes Augenmerk müssen wir der von E. Weiß sogenannten „Sinusfigur" zuwenden, weil diese die Verhältnisse des Diaphragma zur Thoraxwand angibt. Man erhält sie, wenn man während des „Hechelns“ des Patienten die Stellen, wo der Interkostalraum am meisten einsinkt, bezeichnet, ferner, wenn man die Punkte, wo sich der Interkostalraum während des Sprechens vorwölbt, markiert und dann perkutorisch den Stand des Diaphragma während tiefster Inspiration ermittelt. Diese Punkte können rings um den Thorax aufgezeichnet und zu einer Linie verbunden werden; so erhält man die respiratorische, die phonatorische und die tiefinspiratorische oder perkutorische Grenzlinie. Diese drei Linien liegen in normalen Fällen übereinander, gewöhnlich einige Zentimeter voneinander entfernt. Die respiratorische Grenzlinie entspricht recht gut der Stelle, wo das Diaphragma an die Thoraxwand herankommt; häufig liegt sie eine Spur höher als man sie auf dem Röntgenschirme sieht. Die phonatorische Linie liegt etwas tiefer, so viel, daß man sagen kann, das, was vorgewölbt wird, kann nicht Lunge sein. Es muß dies schon der Abdominalinhalt sein, der mit dem anliegenden Diaphragma durch den erhöhten intraabdominellen Druck vorgetrieben wird.

Die Beobachtung der Sinusfigur hat den großen Wert, daß wir auf diese Art imstande sind, in ganz kurzer Zeit den Stand des Diaphragma mit Sicherheit festzustellen.

Mit Hilfe der Perkussion sind wir ebenfalls imstande, die Stelle, an der das Diaphragma der lateralen Thoraxwand anliegt, zu ermitteln; es ist dies der untere Lungenrand. Es ist klar, daß man hiezu die ganz leise Perkussion verwenden muß. Man erhält dabei eine Linie, die rechts neben dem Brustbein am unteren Rande der fünften bis sechsten Rippe beginnt und in der Mammillarlinie die sechste bis siebente, in der Axillarlinie den unteren Rand der achten bis neunten, in der Skapularlinie die zehnte Rippe und neben der Wirbelsäule die Höhe des elften Brustwirbeldornes berührt. Den Stand des linken Diaphragma kann man erst lateral vom Herzen feststellen; die Perkussion ist links bekanntlich wegen der Gasblasen in Magen und Darm schwieriger als rechts. Den Stand der Diaphragmakuppe perkutorisch mit Sicherheit festzustellen ist unmöglich. Wenn man die Perkussionsresultate (laute Perkussion) mit Röntgenstrahlen kontrolliert, so findet man immer Differenzen; bald perkutiert man die Diaphragmakuppe zu hoch, bald zu tief, kaum je, und dann wohl zufällig, richtig.

Wichtig ist zu wissen, daß die Perkussion in Rückenlage des Untersuchten von den Ergebnissen der Röntgenuntersuchung abweichende Resultate ergibt. So findet man perkutorisch den Zwerchfellstand in der Mammillarlinie im Liegen regelmäßig tiefer (bis zu 2 cm) als in aufrechter Stellung. Dies ist wohl so zu erklären, daß entweder tatsächlich, wie dies ja in manchen Fällen zutrifft, das Diaphragma tiefer zu stehen kommt, oder aber, daß zwar das Diaphragma in toto höher getreten ist, daß aber der Sinus phrenicocostalis durch das Gewicht der Leber eröffnet und dadurch das Diaphragma von der Thoraxwand abgezogen wird.

Nachdem wir uns näher über die Tatsachen des Zwerchfellstandes informiert haben, haben wir uns nun mit der Frage zu beschäftigen, warum denn das Zwerchfell sich in dieser Stellung befindet und warum es diese Form hat. Warum steht es nicht höher, warum nicht tiefer? Der Stand des Diaphragma wird hauptsächlich von drei Kräften beherrscht, die sich in zwei antagonistische Gruppen teilen lassen. Die eine wird von dem eigenen Muskeltonus des Diaphragma dargestellt. Diese Kraft hat das Bestreben, das Diaphragma auf dem kürzesten Wege zwischen seinen Insertionspunkten auszuspannen, es daher abzuflachen, seine Kuppelwölbung kaudalwärts zu verlagern. Die zweite Gruppe hat das Bestreben, das Zwerchfell in den Thorax hinein kranialwärts zu verschieben. Die eine dieser Kräfte ist der elastische Zug der Lungen. Diese

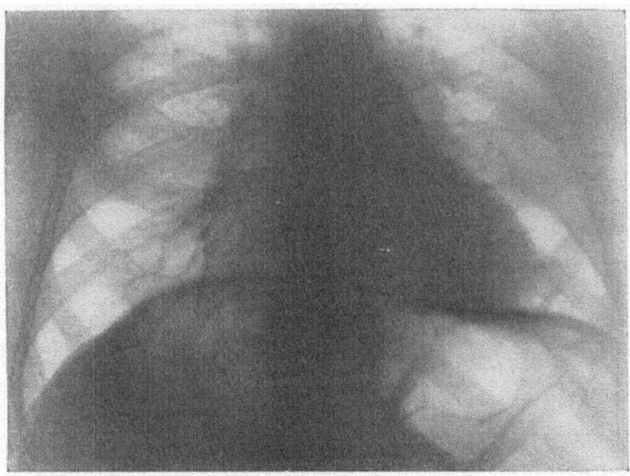

Abb. 29. Sichtbare Unterfläche des Zwerchfells infolge Gasblähung des Dickdarms. Inspirationsstellung

sind in normalen Fällen immer über ihre Gleichgewichtslage gedehnt; sie haben immer das Bestreben, sich gegen den Hilus hin zurückzuziehen. Diese Retraktionskraft nimmt gegen die Peripherie hin langsam ab, d. h. sie ist um so größer, je näher man sich dem Hilus befindet. Daher ist sie in der Gegend des Sinus phrenicocostalis kleiner als im Herzzwerchfellwinkel. Daher steht das Diaphragma hier höher als dort. Die zweite Kraft, welche das Zwerchfell kranialwärts zu verlagern strebt, ist der intraabdominelle Druck. Wenn dieser in aufrechter Körperstellung knapp unterhalb des Diaphragma auch kleiner sein kann als der atmosphärische, so ist er doch immer noch größer als der intrathorakale und daher immer noch imstande, eine kranialwärts verschiebende Kraft darzustellen. Diese zwei antagonistischen Kräftegruppen, der Muskeltonus auf der einen, der elastische Lungenzug und der intraabdominelle Druck auf der anderen Seite halten sich gegenseitig das Gleichgewicht und beherrschen so den Stand des Diaphragma. Hält man sich diese

Tatsache immer vor Augen, so wird man jede Anomalie im Diaphragmastand zu verstehen imstande sein. Ich will für eine Veränderung der drei Kräfte je ein Beispiel kurz anführen, obwohl ja im speziellen Teile darüber berichtet werden muß. Muskeltonus des Diaphragma: Bei einer Erkrankung des Muskels, die mit einem Schwund desselben einhergeht, fällt die eine, nach unten drängende Kraft weg und das Diaphragma wird von den beiden übrigen Kräften in die Höhe getrieben, es resultiert der bekannte extreme Hochstand der Eventration. Fehlen des elastischen Lungenzuges: Bei einem kompletten Pneumothorax löst sich die Lunge vom Diaphragma ab, zieht sich gegen den Hilus zurück, steht in keinem Kontakt mit dem Zwerchfell und kann daher keinen Zug nach oben ausführen. Es sind die nach oben ziehenden Kräfte geschwächt, es resultiert ein Tiefstand des Diaphragma im Pneumothorax. Intraabdomineller

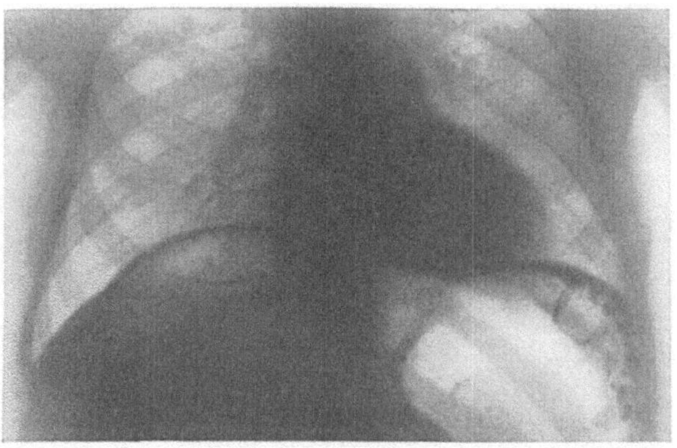

Abb. 30. Derselbe Fall wie in Abb. 29. Exspirationsstellung

Druck: Erhöhung desselben (durch Zunahme des Bauchinhaltes, durch Kontraktion der Bauchdecken) verstärkt die nach aufwärts schiebenden Kräfte und es resultiert ein Zwerchfellhochstand. Verminderung des intraabdominellen Druckes, z. B. durch Erschlaffung der Bauchdecken, schwächt die nach oben schiebenden Kräfte, es resultiert daher ein Tiefstand des Zwerchfells. Daß die Thoraxform mit ihren verschiedenen räumlichen Verhältnissen mit dem Diaphragmastand etwas zu tun hat, haben Wenckebach und Aßmann berichtet.

Es wäre noch die Frage zu besprechen, ob am Diaphragmastande nicht noch andere Faktoren beteiligt sind. Es wäre denkbar, daß alle Gebilde des Mediastinum mit Hilfe des am Diaphragma breit fixierten Perikards auf dem Wege der großen Gefäße, der Trachea und der Halsfaszie das Zwerchfell gleichsam hängend erhalten. Diese Meinung wird z. B. von Keith (3) ausgesprochen. Es läßt sich dagegen aber anführen, daß es viel wahrscheinlicher sei, wenigstens in normalen Fällen, daß das Herz mit seinem Gewicht auf dem Diaphragma liege, es beschwere und dadurch sogar nach abwärts drücke (Abb. 30). So wenigstens wäre die Tatsache zu verstehen, daß die zentralen Teile des Diaphragma gerade unter dem Herzen nach unten konvex vorgebuchtet sind. Die nebenstehenden Abbildungen zeigen die Skizzen eines Diaphragma, dessen Unterfläche in ganzer Ausdehnung infolge Gasblähung und Interposition des Kolons sichtbar ist. Es zeigt hier tätsächlich, daß das Centrum tendineum gerade unterhalb des Herzens nach unten konvex durchgedrückt ist. Während tiefer Inspiration, wenn das Diaphragma dem Herzen gleichsam entschlüpft ist, zeigt sich das Centrum tendineum nach oben konvex (Abb. 29, 30, 31).

Falls wirklich das Herz normalerweise auf dem Diaphragma liegt, so muß man erwarten, daß in den Fällen von Enteroptose, bei denen das Cor pendulum frei vom Diaphragma im Thorax hängt, so daß man zwischen Herz und Diaphragma durchsehen kann, diese nach unten gerichtete Konvexität fehlt. Erfahrungen darüber fehlen mir: man müßte diese Frage in entsprechenden Fällen mit Hilfe des Pneumoperitoneum studieren. Mit dieser Frage in Zusammenhang steht auch die von Dietlen aufgeworfene über den Stand des Centrum tendineum bei Enteroptose; er sagt: „Noch nicht ganz geklärt scheint mir die Frage zu sein, ob beim Zwerchfelltiefstand auch das Centrum tendineum tiefer steht als normalerweise, ob es sich beim Zwerchfelltiefstand lediglich um eine flachere Krümmung der Kuppe oder ein Tiefertreten des ganzen Zwerchfells, also um eine Verkürzung des ganzen Zwerchfellmuskels handelt.“

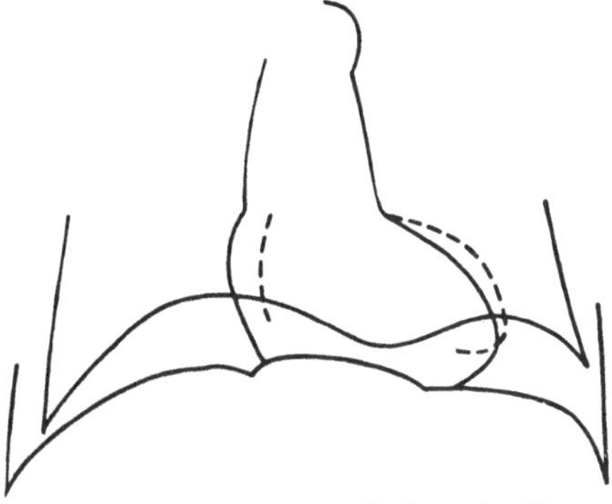

Abb. 31. Sichtbarkeit des Centrum tendineum infolge Gasblähung des Kolon. Inspiratorische Formänderung desselben

Bewegungen des Zwerchfells

Vor der Entdeckung der Röntgenstrahlen haben sich über die Bewegungen des Diaphragma verschiedene Meinungen in der Literatur vorgefunden, die z. T. rein spekulativ, z. T. experimentell begründet wurden. Daß die muskulären Teile infolge ihrer Kontraktionen auch Lageveränderungen durchführen, ist nie angezweifelt worden. Viel aber wurde hin und hergestritten über die Frage, ob das Centrum tendineum respiratorisch bewegt werde oder nicht. Hauptsächlich beschäftigten sich Anatomen mit der Frage, und man findet unter diesen recht bedeutende Namen, wie Hyrtl, Henke, Hasse. Die ersteren verfochten die Ansicht, daß das Centrum tendineum ruhig bleibe, letzterer, unterstützt von dem Kliniker Gerhardt, nahm das Gegenteil an. Hyrtl erklärt eine Abwärtsbewegung des Mittelstückes des Diaphragma für zwecklos mit den Worten: „Denn was soll ein über dem Centrum tendineum entstandener Raum? Er kann nicht durch die Lungen ausgefüllt werden, da das Herz nicht weggedrängt werden kann.“ Das Zwerchfellzentrum sei übrigens mit dem Perikard und dem Mediastinum verwachsen und somit fixiert.

Hasse aber konnte in Leichenversuchen an eingestoßenen Nadeln bei künstlicher Atmung eine Bewegung des Centrum tendineum nachweisen. Dieser Autor hat übrigens nach der Methode von A. Fick und Weber die einzelnen Muskelbündel des Diaphragma präpariert und durch Fäden ersetzt. Werden diese dann durch Spannen verkürzt, so tritt das Centrum tendineum kaudalwärts. Gerhardt konnte an einem Fall mit Anus praeternaturalis, durch den man den linken Leberlappen, das Zwerchfell und das Herz palpieren konnte, die Verschieblichkeit als erster am Lebenden nachweisen. Obwohl Hasse und Gerhardt viel überzeugendere Argumente brachten als Hyrtl und Henke, konnten sie doch ihrer Meinung nicht zum Durchbruch verhelfen. Erst die Entdeckung der Röntgenstrahlen hat hier Wandel geschaffen. Als erster hat zum Studium der Frage der respiratorischen Bewegungen wohl Grönroos Röntgendurchleuchtungen ausgeführt und deren Ergebnisse mitgeteilt.

Bei der Beschreibung der Bewegungen des Diaphragma sollen auch hier wiederum die Ergebnisse der Röntgendurchleuchtung zuerst und besonders ausführlich herangezogen werden, da nur durch diese Methode eine restlos erschöpfende Beobachtung in allen Körperstellungen möglich ist.

Die Bewegungen des Diaphragma lassen sich in drei Gruppen einteilen: in die aktiven, die passiven und die statischen. Die ersteren sind diejenigen, die es bei der Atmung infolge seiner eigenen Muskelkraft ausführt; die passiven diejenigen, die es mitmachen muß infolge von Kontraktionen anderer Muskelgruppen, z. B. der Bauchmuskeln. Die statischen Bewegungen endlich führt das Zwerchfell bei Lagewechsel des Körpers unter dem Einfluß der Schwerkraft aus.

Da man am bequemsten und sichersten ein Urteil über die respiratorischen Bewegungen mit Hilfe der Durchleuchtung erhält, so wollen wir mit den Ergebnissen dieser Untersuchungsmethode beginnen. Die Durchleuchtung muß selbstverständlich in p. a., dextrosinistraler (oder umgekehrter) Richtung und in verschiedenen Schrägstellungen erfolgen.

In p. a. Durchschau betrachtet man selbstverständlich in erster Linie die Bewegungen der Kuppe und dann noch die Verhältnisse im seitlichen Zwerchfellrippenwinkel.

Bekanntlich unterscheidet man verschiedene Atemtypen: den abdominellen, den kostalen und den gemischten. Entsprechend diesen verschiedenen Typen sieht man auch ganz verschiedene Erscheinungen am Diaphragma. Die Respiration selbst kann eine verschiedene sein: Die ruhige, oberflächliche und die tiefe.

Bei ruhiger Respiration von abdominellem Typus sieht man das Diaphragma inspiratorisch nach abwärts, exspiratorisch nach aufwärts gehen. Die Größe der Ausschläge ist recht verschieden; man sieht in normalen Fällen manchmal, daß das Diaphragma eine eben wahrnehmbare Bewegung ausführt, während in anderen Fällen die Abwärtsbewegung bis zu 2 cm betragen kann. Dabei führen die verschiedenen Punkte des Diaphragma verschieden große Bewegungen aus. Diese Differenzen werden viel deutlicher bei tiefer Atmung und sollen dort besprochen werden. Infolge der Loslösung des Diaphragma von der lateralen Thoraxwand während der Inspiration rückt der Berührungspunkt beider weiter kaudalwärts, so daß der Eindruck erweckt wird, als verschöbe sich der Insertionspunkt des Diaphragma nach abwärts.

Die verschieden großen Exkursionen des Diaphragma verschiedener Menschen, gesehen in p. a. Richtung, werden einem verständlich, wenn man die betreffenden Personen in seitlicher Richtung durchleuchtet. Dabei sieht man, daß die hinter der Kuppellinie gelegenen Teile (die Schenkel) in den Fällen mit scheinbar geringeren Exkursionen recht kräftige Bewegungen ausführen. (Abb. 32). Ihre Richtung geht

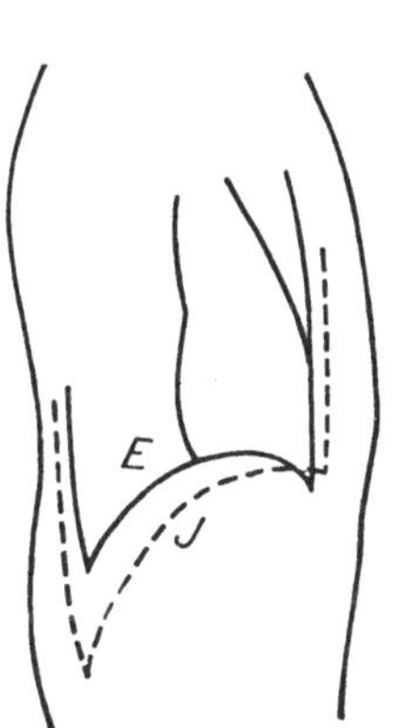

Abb. 32. Abdomineller Atemtypus bei seitlicher Durchleuchtung

I. Inspiration. *E.* Exspiration

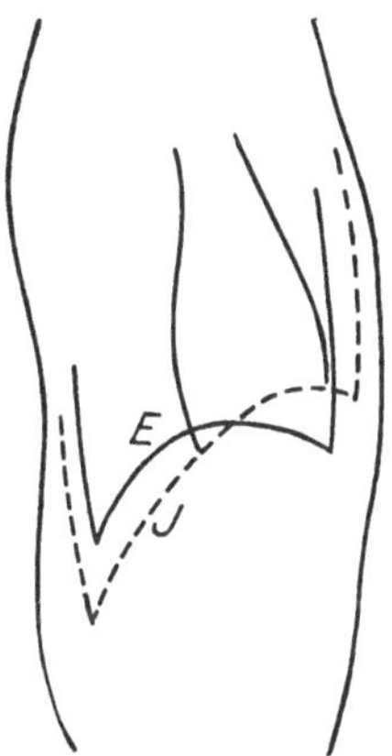

Abb. 33. Kostaler Atemtypus; pseudoparadoxe Bewegung

I. Inspiration. *E.* Exspiration

nicht rein kraniokaudal, sondern zu gleicher Zeit auch von rückwärts nach vorne. So wie der laterale Zwerchfellrippenwinkel sich öffnet, so löst sich das Diaphragma auch mit seinen dorsalen Teilen von der hinteren Thoraxinnenfläche und der Wirbelsäule los.

Beim rein kostalen Atemtypus sieht man bei p. a. Durchleuchtung die Kuppellinie des Diaphragma überraschenderweise während der Inspiration nach aufwärts gehen, so daß man unbedingt den Eindruck erhält, als würde der Thoraxraum in der Einatmungsphase verkleinert werden. Die inspiratorisch aufwärts gerichteten Exkursionen sind sehr gering; sie dürften kaum je $1/2$ cm überschreiten. Außerdem ist zu bemerken, daß dieser reine kostale Atemtypus mit dem inspiratorischen Aufwärtsgehen des Diaphragma eine recht große Seltenheit darstellt. Wie kommt nun diese den Thoraxraum scheinbar verengernde pseudoparadoxe Bewegung zustande? Aufklärung bringt sofort die seitliche Durchleuchtung. Man sieht nämlich, daß nur der kleine sternale

Teil des Diaphragma aufwärts geht, während die Hauptmasse des Diaphragma, die lumbalen Anteile, eine kräftige und ausgiebige, thoraxerweiternde Abwärtsbewegung ausführen, die erst in dieser Stellung sichtbar wird. Die sternalen Partien aber und die vorderen kostalen Partien des Diaphragma werden bei der inspiratorischen Hebung des Thorax mitgehoben (Bewegungsskizze, Abb. 33).

Sehr viel häufiger sieht man einen gemischten Atemtypus, bei dem man am Beginne der Inspiration die Diaphragmakuppe kaudalwärts, gegen Ende derselben aber kranialwärts gehen sieht. Der betreffende Mensch beginnt seine Inspiration im abdominellen Atemtypus; gegen Ende aber überwiegt der kostale und das Diaphragma wird mit dem Thorax gehoben; bei der darauffolgenden Exspiration führt das Diaphragma zuerst eine kaudalgerichtete Bewegung und erst gegen Ende dieser Atemphase die Aufwärtsbewegung aus. Dadurch kommt eine vierphasige Bewegung zustande: ab—auf—ab—auf.

Bei forcierter Atmung kann man bei sehr großer Anstrengung der Versuchsperson in sehr vielen Fällen diese vierphasige Bewegung des Diaphragma gleichsam erzwingen. Im großen und ganzen herrschen aber bei tiefer Atmung im Prinzip dieselben Verhältnisse wie bei ruhiger Atmung; nur die Exkursionen sind natürlich größere. Die größte von mir gemessene Distanz zwischen tiefster In- und Exspirationsstellung des Diaphragma betrug 9,0 cm. Nicht alle Punkte der Kuppellinie machen gleichgroße Exkursionen; sie nehmen vom lateralen Ende gegen die Mitte hin allmählich ab. Während z. B. der Winkel 5,5 cm Exkursionsweite aufweist, bewegt sich die Kuppe knapp neben dem rechten Herzrand nur 4,8 cm; in einem anderen Fall sind die Zahlen 5,2 und 4,8 cm, in einem dritten 3,5 und 3 cm. Bei ruhiger Atmung findet man dieselben Relationen, z. B. beträgt die Exkursion der Kuppe 1,0, die des Winkels 2,0 cm. Dieses Verhalten bildet, beim abdominellen Atemtypus, eine Regel. Infolge dieser Tatsache kann nicht davon gesprochen werden, daß das Diaphragma während der Respiration seine Kuppelform nicht ändert. Es muß infolge der verschiedenen Verschiebungen der einzelnen Punkte eine stärkere Krümmung des Diaphragma erfolgen. In anderen Fällen aber sieht man das Gegenteil eintreten. Wenn der Brustkorb bei der Atmung stark erweitert wird und dadurch der laterale Insertionspunkt des Diaphragma sich von der Körpermitte weiter entfernt, so muß die Kuppe abgeflacht werden. Jedoch erreicht die Abflachung in normalen Fällen nie besondere Grade. Jede deutlich in die Augen fallende Abflachung des Diaphragma muß zur Vorsicht mahnen und den Verdacht einer pathologischen Veränderung wachrufen.

Zwischen beiden Hälften des Zwerchfells bestehen recht häufig Differenzen in der Exkursionsgröße; bald macht das linke, bald das rechte größere Exkursionen; beträchtlich sind die Unterschiede aber nie. Auch zeitliche Differenzen kommen vor in Fällen, in denen man mit Hilfe unserer Untersuchungsmethoden keine pathologischen Veränderungen nachweisen kann. Es kann sein, daß ein Diaphragma etwas zu spät kommt, gleichsam nachhinkt. Es macht mir den Eindruck, als käme diese Erscheinung gerade bei Neurasthenikern besonders häufig vor. Es wäre aber immerhin noch zu bedenken, ob in solchen Fällen nicht doch irgendwo uns nicht sichtbare Adhäsionen durch dieses Nachhinken ihre Anwesenheit kundgeben.

Betrachtet man das Diaphragma in seitlicher Durchleuchtungsrichtung während der tiefen Atmung, so sieht man wohl regelmäßig die lumbalen Partien desselben viel ausgiebigere Exkursionen ausführen, als wir dies an der Kuppe gesehen haben. Dabei spannen sich die Schenkel regelmäßig in einer Geraden aus; es kommt also zu einer beträchtchen Abflachung des Zwerchfells in diesem Anteil.

Die räumliche Vorstellung der Veränderungen, die das Zwerchfell während der tiefen Inspirationsbewegung erfährt, erscheint mir recht schwierig. Nehmen wir nur einmal den einfachsten, unkomplizierten Fall an, daß das Diaphragma infolge rein abdominellen Atemtypus nur kaudalwärts bewegt wird. Schematisch kann man sich das Zwerchfell in toto als eine nach oben gewölbte Halbkugel vorstellen. Die einzelnen Teile führen nun, wie oben beschrieben, durchaus verschiedene Bewegungen aus. Der höchste Frontalschnitt ist dadurch ausgezeichnet, daß seine Mitte geringere Abwärtsbewegungen ausführt als seine lateralen Enden; diese aber gehen nicht nur nach abwärts, sondern werden mit der Erweiterung der unteren Thoraxapertur gleichzeitig auch nach außen verlegt. Ferner ist wohl auch klar, daß die einzelnen Punkte der lateralen Wölbung sich gegen das Körperinnere bewegen, denn der Teil des Diaphragma, der im Exspirium der Thoraxwand winkelbildend anliegt, rückt während des Inspiriums weit ab von derselben: Skizze Abb. 34*a* soll dies veranschaulichen. Betrachtet man dieselbe, so muß man wohl annehmen, daß dieser Teil des Diaphragma eine Abflachung erfährt. Daß eine solche tatsächlich stattfindet, wird auch dadurch wahrscheinlich, daß man in dem Moment, in dem der Phrenikokostalwinkel erschöpft ist und die Inspirationsbewegung weiter ausgeführt wird, nun eine einwandfrei erkennbare Abflachung sieht.

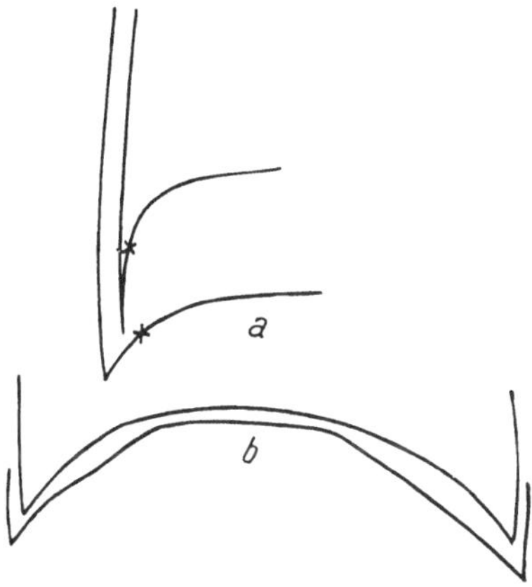

Abb. 34. Schema der Formveränderung des Diaphragma während der Inspiration

Daß der dorsale Anteil des Zwerchfells eine Abflachung erfährt, wurde oben schon angeführt. Das Resultat aller dieser Bewegungen ist, daß die Halbkugel sich in einen Pyramiden- oder Kegelstumpf verwandelt, wie obenstehendes Schema veranschaulichen soll. Dadurch wird die physiologische Aufgabe des Diaphragma, den Brustkorb zu erweitern, den Abdominalraum zu verkleinern, wesentlich unterstützt (Abb. 34*b*).

Im Folgenden sollen die passiven Verschiebungen des Diaphragma besprochen werden. Ein besonders bei der Röntgenuntersuchung der Abdominalorgane wichtiger Versuch besteht darin, daß man den Patienten auffordert, den Bauch einzuziehen (Holzknecht). Dabei wird eine Kontraktion der Bauchdecken und Beckenbodenmuskulatur ausgeführt und das erschlaffte Diaphragma infolge der intraabdominellen Drucksteigerung kranialwärts verschoben, stärker in den Thoraxraum eingepreßt. Die Bewegung wird dadurch noch etwas komplizierter gestaltet, daß beim Baucheinziehen die untere Thoraxapertur etwas erweitert wird; diese Erweiterung ruft aber durch Entfernung der Ansatzpunkte des Diaphragma eine Abflachung desselben hervor und verringert dadurch, wenn auch meist nicht sehr ausgiebig, die Aufwärtsbewegung. Wie schon Holzknecht gezeigt hat, werden nur diejenigen Organe beim Baucheinziehen in die Höhe gedrängt, welche kranial von der an den Bauchdecken sichtbaren Kontraktionsfurche liegen, und zwar um so mehr, je näher sie an derselben liegen, um so weniger, je ferner sie sind. So kommt es auch, daß das Diaphragma die geringsten Exkursionen ausführt. Die Exkursionen betragen z. B. an der Kuppe 3,5 cm, an den Zwerchfellrippenwinkeln 2,7 cm, an den lumbalen Schenkeln 4,0 cm.

Für die Beweglichkeitsprüfung des Zwerchfells kommt meines Erachtens diese Methode heute wohl kaum mehr in Betracht. Holzknecht meinte 1906, daß diese Untersuchung dann für das Diaphragma von Bedeutung sein könnte, wenn die respiratorischen Exkursionen zu gering wären. Wir haben aber heute eine Methode, die in normalen Fällen immer zu einem Erfolg, d. h. ausgiebigen Verschiebungen des Diaphragma führt: das Summen nach Hofbauer. Bekanntlich gibt dabei die Versuchsperson bei geschlossenem Munde einen brummenden Ton von sich, solange, bis ihr die Luft ausgeht; wenn schon Atemnot sich zeigt, so soll mit der Stimme noch etwas in die Höhe gegangen werden (dabei werden die Bauchmuskeln maximal kontrahiert); hierauf erfolgt eine tiefe, seufzende Inspiration. Auf diese Art bekommt man wohl immer, auch bei recht ungeschickten Menschen, eine Beweglichkeit des Diaphragma zu sehen.

Im Prinzip finden dieselben Vorgänge statt, wenn man die Tätigkeit der Bauchpresse durch einen Druck mit der flachen Hand auf den Unterbauch ersetzt. Auch durch diesen sogenannten Glênardschen Handgriff treibt man das Diaphragma in die Höhe. Dabei ist es nun recht auffallend, daß das Zwerchfellniveau sich bei verschiedenen Menschen recht verschieden hebt: von kaum sichtbarem Ansteigen bis zu mehrere Zentimeter großen Exkursionen. Es ist wohl sehr wahrscheinlich, daß die Größe der Exkursionen vom Tonus des Diaphragma abhängig ist. So ist z. B. auch Dietlen der Meinung, daß man von einer Atonie des Zwerchfells sprechen kann, wenn der Glênardsche Handgriff dasselbe wesentlich hebt oder auch durch eine geeignete Binde wesentlich in die Höhe gebracht werden kann. „Beides kann nur bei einem schlaffen Diaphragma wirksam sein.“ (S. 276.) Es wäre denkbar, daß sich die Methode zu einer praktischen Tonusprüfung ausbilden ließe; man müßte nur eine meßbare Kraft haben, um das Abdomen immer in derselben Weise zu komprimieren.

Anfänge hiezu sind übrigens im Tierexperiment schon von Ken Kuré und seinen Mitarbeitern gemacht (s. Kap. Innervationsstörungen).

Eine passive Beweglichkeit kann man am Zwerchfell ferner noch feststellen, wenn man die Versuchsperson beide Arme heben läßt. Dabei kommt es, wie Hofbauer und Holzknecht (S. 28) gezeigt haben, zu einer mäßigen Senkung der Diaphragmakuppe. Bei Ausführung dieses Experimentes muß man sehr darauf achten, daß der Untersuchte nicht eine Inspirationsbewegung ausführt. Holzknecht und Hofbauer blieben damals eine Erklärung schuldig. Wenckebach gab folgende: „Beim Hochheben eines Armes werden die unteren Thoraxpartien an der nämlichen Seite ziemlich stark gehoben und zugleich auch seitwärts gebracht. Bei dieser Erweiterung des Rippenbogens wird das Zwerchfell mehr gestreckt, die Kuppel muß sich abflachen und wird dabei den Bauchinhalt etwas hinunterdrücken.“ Aßmann hat übrigens später dieselbe Erklärung gegeben (Lehrbuch, 1. Auflage, S. 278).

Interessant und auch praktisch von Bedeutung sind die pulsatorischen Bewegungen des Diaphragma. Mit diesem Gegenstand haben sich nur wenige Autoren befaßt; insbesondere gilt dies für die Pulsationen am normalen Menschen, denn die Untersuchungen dieser Art gingen immer darauf aus, in Fällen von Verwachsungen des Herzbeutels mit dem Zwerchfell in pulsatorischen Zuckungen desselben eine Bestätigung dieser Diagnose zu finden.

G. Schwarz und Dietlen schreiben, daß sie in manchen Fällen, die aus irgend einem Grund den Verdacht auf pleuroperikardiale Verwachsungen erweckten, isoliert oder kombiniert mit einer deutlichen Zeltbildung, ein mit der Herzsystole synchron erfolgendes Zucken der Zwerchfellkuppe beobachten konnten. „Das Phänomen macht direkt den Eindruck, als ob das Herz durch Vermittlung des Herzbeutels rhythmisch am Zwerchfell zöge.“ Da Dietlen beim sichtbaren Perikardzipfel des normalen Herzens dieses Zucken nicht feststellen konnte, deutete er die Beobachtung dahin, daß die Herzspitze mit dem Herzbeutel verwachsen sein müsse. Er beobachtete dieses Phänomen nur am linken Zwerchfell.

Auch Achelis sah bei seinen Studien über die adhäsive Pericarditis „mehrfach das von Dietlen beschriebene systolische Zucken des linken Zwerchfells, wenn auch keine breiteren, durch bandartige Ausfüllungen des linken phrenikokardialen Winkels sich zeigende äußere Verwachsungen zwischen Herz und Diaphragma bestanden.“

Bordet und Vaquez teilten mit, daß sie bei Fällen mit positivem Broadbentschem Symptom das Zwerchfell bei jeder Herzkontraktion sich anspannen sahen.

Während die genannten Autoren sich mit pathologischen Verwachsungen des Zwerchfells mit dem Herzen bzw. dem Herzbeutel befaßten, teilte G. Schwarz mit, daß er auch ohne diese Adhäsionen bei Kranken mit Aorteninsuffizienz pulsatorische Erschütterungen des linken Zwerchfells und des Magens beobachtete und zitiert Cohn als ersten Beschreiber dieses Phänomens (keine Literaturangabe).

Über pulsatorische Bewegungen des rechten Zwerchfells findet sich in der Literatur eine Angabe, und zwar bei Holzknecht. Er schreibt: „Eine besondere Art der Zwerchfellbewegung ist der Trikuspidalinsuffizienz eigen. Sie tritt nur an der rechten Zwerchfellhälfte auf und besteht in einer stufenweisen Exkursion, einer sakkadierten Hebung und Senkung. Dieser Ausdruck des venösen Leberpulses kann deutlicher gemacht werden, wenn der Patient, was meistens nur für kurze Zeit möglich ist, den Atem anhält. Man sieht dann synchron mit dem Spitzenstoß eine deutliche rhythmische Hebung der Zwerchfellkonturen."

Es dürfte zweckmäßig sein, bei den folgenden Besprechungen über Pulsationsbewegungen beide Zwerchfellhälften getrennt zu betrachten.

Beinahe bei jedem Menschen kann man unter Anwendung gewisser Kautelen pulsatorische Erschütterungen am rechten Zwerchfell sehen. In manchen Fällen sind sie ohneweiters wahrnehmbar, wenn man den Bogen des rechten Zwerchfells im engen horizontalen Blendenspalt betrachtet. Er zeigt nicht an allen Punkten die gleichen Bewegungen, sondern wohl nur mit wenigen Ausnahmen machen die lateralen Anteile größere und deutlichere Exkursionen im Herzrhythmus als die medialen, dem rechten Herzrand näherliegenden. Während einer Herzrevolution erfolgen zwei Bewegungen, eine nach oben und eine nach unten gerichtete. Deutlich sieht man an diesen beiden Komponenten der Bewegung verschiedene Geschwindigkeit, und zwar ist die abwärts gerichtete meist die raschere und heftigere, während die nach oben gehende langsamer und ruhiger erfolgt. Ferner läßt sich ohneweiters feststellen, daß es sich um eine dilatorische Pulsation handelt, die von einem unter dem Zwerchfell gelegenen Zentrum ausgeht und das Zwerchfell nach allen Seiten auseinandertreibt, und nicht etwa um eine mitgeteilte Pulsation. Dementsprechend sieht man das Zwerchfell nicht in seiner Form unverändert sich von unten nach oben und umgekehrt bewegen, sondern die einzelnen Punkte des Konturs bewegen sich nach verschiedenen Richtungen, wie dies schematisch durch die Abbildung veranschaulicht werden soll (Abb. 35).

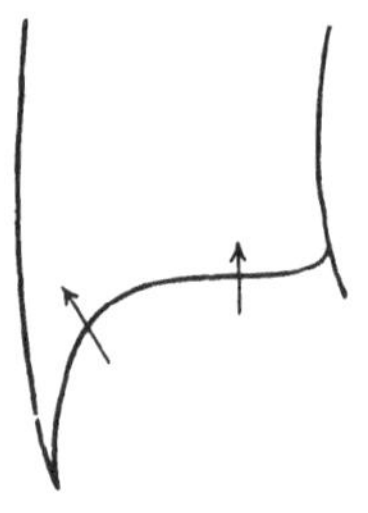
Abb. 35. Pulsatorische Bewegung des rechten Zwerchfells

Aber nicht in allen Fällen sieht man die Pulsationen so deutlich. Man kann sich dann damit helfen, daß man den Schirm von der Brust des Patienten um 10 bis 20 cm entfernt (G. Schwarz) und dadurch, entsprechend den Gesetzen der Zentralprojektion, das Thoraxbild, damit die Zwerchfellexkursionen, vergrößert und besser sichtbar macht. Manchmal ist es auch gut, die Versuchsperson etwas nach der linken Seite zu drehen, um auf diese Weise die hinteren Zwerchfellanteile sichtbar zu machen, an denen man die Pulsation ebenfalls deutlicher und leichter sehen kann.

Selbstverständlich ist es wohl, daß man diese im Vergleich zu den Atembewegungen kleinen Ausschläge nur bei Respirationsstillstand untersuchen kann. Diesen durchzusetzen, ist auch bei Gesunden nicht immer leicht. Am besten ist es (s. Holzknecht), die Versuchsperson aufzufordern, bei geschlossenem Munde sich die Nase zuzuhalten. Auch die Atemphase ist nicht gleichgültig. Man könnte sich vorstellen, daß der Inspirationsstand des Diaphragma zur Beobachtung geeigneter wäre, da bei diesem die Lunge mehr Luft enthält, die Kontraste größere sind und dadurch die Bewegungen deutlichere. Dem ist aber nicht so. Wir sehen im Gegenteil beinahe ausnahmslos die Pulsationen im Exspirium viel deutlicher, ja, oft ist es so, daß man im Exspirationsstand sehr ausgiebige Pulsationen sehen kann, die mit zunehmendem inspiratorischen Tiefstand des Zwerchfells immer undeutlicher werden, um schließlich auf der Höhe des Inspiriums ganz zu verschwinden. Manchmal, wenn auch selten, ist es umgekehrt (Erklärung s. S. 44).

Da der Stand offensichtlich einen Einfluß auf die Pulsation des Zwerchfells ausübt, so liegt es nahe, dieselben in verschiedenen Körperlagen zu beobachten, die ja bekanntlich auf die Einstellung des Zwerchfells von großem Einfluß sind.

In horizontaler Rückenlage steht das Diaphragma höher als in aufrechter Körperstellung. Ausnahmslos sehen wir in dieser Situation die Pulsation viel kleiner werden, ja, oft sogar ganz verschwinden.

In rechter Seitenlage steht die rechte Zwerchfellhälfte bedeutend höher als die linke, dabei sehen wir analog den Beobachtungen in Rückenlage, daß auch hier das Zwerchfell wider Erwarten geringe Exkursionen zeigt, ja, sehr häufig überhaupt pulsatorisch nicht bewegt wird. Es läßt sich zahlenmäßig feststellen, daß in rechter Seitenlage die Pulsationen der rechten Diaphragmahälfte schwächer sind als in horizontaler Rückenlage und auch häufiger in ersterer Stellung nicht zu sehen sind als in letzterer.

In linker Seitenlage steht das rechte Zwerchfell etwas tiefer als in aufrechter Körperstellung. Bei dieser Lagerung des Untersuchten sieht man recht deutliche pulsatorische Zwerchfellexkursionen. Häufig sind sie in dieser Lage überhaupt am deutlichsten sichtbar, und es gelingt nicht selten, auf diese Weise Pulsationen noch sichtbar zu machen, wenn man bei der Untersuchung in aufrechter Körperstellung nichts beobachten konnte.

So einfach es ist, die beschriebenen Pulsationen des Zwerchfells zu beobachten, so schwer ist es, diese Pulsationen zum Herzrhythmus in Beziehung zu bringen und ihre zeitlichen Verhältnisse und damit ihre Abhängigkeit von den Herzbewegungen festzulegen. Dies ist aber für die praktische Ausnützung dieser Studien von grundlegender Bedeutung.

Man könnte sich drei Ursachen für den Zwerchfellpuls der rechten Seite zurechtlegen. Einmal wäre es möglich, daß auch das rechte Zwerchfell, wie dies Cohn für das linke gezeigt hat, von dem sich zusammenziehenden Herzen, sei es vom rechten Vorhof, sei es vom rechten Ventrikel, mit auf- und abbewegt wird, dann könnte dem Zwerchfell von der Bauchhöhle aus die Pulsation mitgeteilt werden und endlich könnten pulsatorische Volumschwankungen der Leber am rechten Zwerchfell bemerkbar werden.

Die erste Vorstellung wäre ja nach unseren bisherigen Anschauungen die nächstliegende, wissen wir doch, daß vom linken Ventrikel das linke Zwerchfell, ja, sogar der Magen herzsystolisch gehoben wird. Diese Annahme aber wäre nur berechtigt, wenn wir nachweisen könnten, daß das rechte Zwerchfell in toto senkrecht von unten nach oben und umgekehrt sich bewegte. Daß dies nicht der Fall ist, wurde im vorhergehenden gezeigt. Zweitens müßte die Aufwärtsbewegung herzsystolisch erfolgen.

Nun die zweite Möglichkeit: Auf- und Abwärtsbewegung des rechten Zwerchfells infolge von Pulsation der ganzen Bauchhöhle auf Grund der Pulsationen der Aorta. Diese erschiene auf Grund der der normalen Physiologie bekannten Tatsachen über Mund- und Nasenhöhlen- und Trommelfellpuls (Landois) durchaus denkbar. Aus der zeitlichen Lokalisation der beiden Komponenten des Zwerchfellpulses im Vergleich zu den einzelnen Phasen der Herzrevolution läßt sich nachweisen, daß diese Vorstellung nicht zu Recht besteht. Wäre die Zwerchfellpulsation der Ausdruck einer aortischen Bauchhöhlenpulsation, so müßte die aufwärts gerichtete Bewegung herzsystolisch, die abwärtsgerichtete herzdiastolisch sein. Die zeitliche Analyse ergibt aber, daß diese Forderung nicht erfüllt wird.

Diese zeitliche Analyse ist sehr schwierig. Aus der bloßen Beobachtung der Pulsationen des Zwerchfells und des linken Herzventrikels auf dem Schirm kann man keine sicheren Schlüsse ziehen. Es müssen einige Kunstgriffe angewendet werden. Man kann z. B. das Diaphragma auf dem Schirm beobachten und gleichzeitig die Herzaktion mit Hilfe der Palpation des Radialpulses oder des Spitzenstoßes oder mit Hilfe der Auskultation des Herzens kontrollieren. Auf die Ausführung dieser Untersuchungen kann nicht eingegangen werden, da sehr komplizierte Verhältnisse herrschen, wenn Reize verschiedene Sinnesorgane (Gesicht-, Gehör-, Tastsinn) treffen (s. Hitzenberger). Die Ergebnisse dieser Untersuchungen sind folgende: Die langsamere, nach oben gerichtete Bewegung fällt in die Präsystole, die rasche, nach abwärts gerichtete in die Diastole des Herzens. Es handelt sich daher um eine venöse Pulsation, die dem Diaphragma von der Leber mitgeteilt wird.

Die Pulsationen des Diaphragma lassen sich auch graphisch darstellen. Es gelingt dies mit dem von Hitzenberger und Reich konstruierten Röntgenkymographion. Die dabei erhaltenen Kurven des Diaphragma und des linken Ventrikels ermöglichen eine einwandfreie zeitliche Analyse; diese bestätigt die oben angegebene Meinung, daß es sich um venöse Pulsationen der Leber handelt. Beigefügte Kurve sei ein Beispiel für das Kymogramm des rechten Diaphragma (Abb. 36).

Bei der Beobachtung der Pulsationen des linken Zwerchfelles liegen die Verhältnisse wesentlich einfacher, die Ergebnisse lassen sich kurz beschreiben. Vor allem fällt hier die schwierige und ermüdende zeitliche Lokalisation nicht ins Gewicht, da infolge der Nähe des linken Ventrikels der Vergleich einfacher ist, obwohl auch hier manchmal recht erhebliche Schwierigkeiten auftauchen.

Das wichtigste Ergebnis der Untersuchungen soll gleich vorangestellt werden. Die Pulsationen des linken Zwerchfells sind im Vergleich zu denen des rechten beinahe regelmäßig viel geringer, ja in vielen Fällen ist links keine Pulsation wahrnehmbar, während rechts lebhafte Bewegungen vorhanden sind.

Mit Rücksicht auf das pulsatorische Verhalten muß man das linke Zwerchfell in zwei Teile teilen, in einen kleinen, medialen unter dem Herzschatten gelegenen und einen größeren lateralen. Der mediale Anteil des linken Zwerchfells zeigt immer pulsatorische Mitbewegung, und zwar wird er im Momente der systolischen Herzverkleinerung von dem Herzen mehr oder weniger stark gehoben. Die Pulsationen sind abhängig von der Atemphase, und zwar so, daß sich dieselben um vieles lebhafter und ausgiebiger gestalten, wenn das Zwerchfell in tiefster Inspirationsstellung sich befindet. Der laterale Teil der linken Diaphragmahälfte zeigt bei

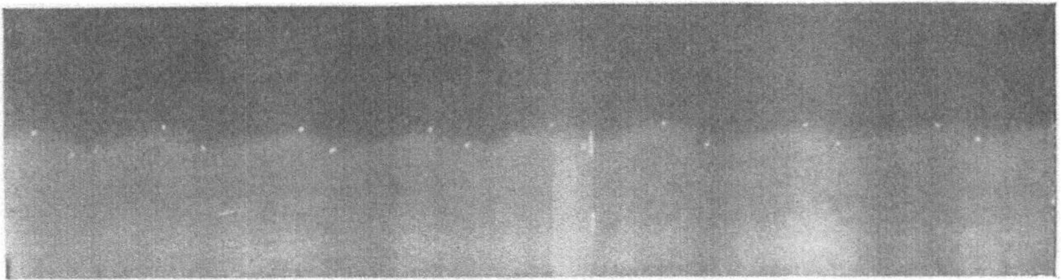

Abb. 36. Röntgenkymographische Kurve des rechten Zwerchfells

verschiedenen Versuchspersonen kein einheitliches Verhalten. Nach meiner Erfahrung erscheint es mir am häufigsten, daß dieser Teil pulsatorisch nicht bewegt wird. Um bei diesen Untersuchungen keinen Täuschungen zu unterliegen, ist es empfehlenswert, diesen Teil allein in die Blendenöffnung einzustellen, den linken Herzrand und die mediale Zwerchfellpartie ganz abzudecken. Denn man hat oft den Eindruck, daß die laterale Partie sich während der Systole nach abwärts bewegt, obwohl sie, isoliert betrachtet, sich als ruhig erweist. Es handelt sich in diesen Fällen um eine Täuschung. Man kann bei der Beobachtung zweier Gegenstände nicht sicher entscheiden, welcher von beiden der bewegte ist.

Dieser laterale Teil des linken Zwerchfells kann aber auch wirklich pulsatorische Bewegungen ausführen, die sich in zwei einander entgegengesetzt verhaltende Gruppen einteilen lassen. Einmal kann man sehen, daß er herzsystolisch nach aufwärts bewegt wird, also gleichsinnig wie der mediale Anteil. Die Trennung in die beiden Abschnitte läßt sich aber auch in diesen Fällen noch exakt durchführen, da der lateral von der Herzspitze gelegene Anteil schwächere Pulsationen ausführt. In tiefer Inspirationsstellung sieht man diese pulsatorischen Bewegungen deutlicher werden. Dieses Verhalten sieht man hauptsächlich in den Fällen mit größerem, hypertrophischem und kräftig arbeitendem, näher an die linke Thoraxwand heranreichendem linken Ventrikel. Bei anderen Personen sieht man das umgekehrte Verhalten. Es bewegt sich der laterale Zwerchfellanteil herzsystolisch nach abwärts. Dadurch kommt am Zwerchfell eine pulsatorische Wagebalkenbewegung zustande, indem der mediale Zwerchfellanteil in dem Momente aufwärts geht, indem der laterale abwärts sinkt. Wir sehen also in diesen Fällen am Diaphragma linkerseits lateral dasselbe Verhalten wie rechterseits. Diese herzsystolische Abwärtsbewegung bereitet einem Erklärungsversuch Schwierigkeiten. Man könnte sich vorstellen, daß für die linke Seite dieselbe Erklärung gilt wie für die rechte, daß der linke Leberlappen der Motor der Pulsationsbewegung ist. Für manche Fälle mag für das Zustandekommen dieser Erscheinung die Magenblase von Bedeutung sein. Bei Ansammlung größerer Gasmengen in derselben hat man den Eindruck, daß das Gas als Übertragungsvorrichtung für den Pulsationsstoß dient, der allerdings abgeschwächt an seinem Angriffspunkt ankommt. Man sieht dann das Gas im Magenfundus bei der diastolischen Abwärtsbewegung des medialen Zwerchfellteiles nach lateral ausweichen und dadurch das Zwerchfell nach oben verschieben.

Zwischen den Pulsationen der rechten und linken Zwerchfellhälfte bestehen Unterschiede. Rechterseits findet man regelmäßig eine den ganzen Abschnitt gleichsinnig, wenn auch lateral meist stärker treffende pulsatorische Erschütterung, während linkerseits zwei Teile unterschieden werden können, die untereinander verschiedene Pulsationen zeigen. Rechts werden die Zwerchfellpulse von der Leber beherrscht, links hauptsächlich vom linken Herzventrikel. In der Herzsystole erfolgt rechts regelmäßig eine abwärts gerichtete Bewegung, während links in den medialen Partien eine Aufwärtsbewegung, in den lateralen Teilen entweder dieselbe, keine oder so wie rechts eine kaudalwärts gerichtete Exkursion stattfindet.

Die statischen Verschiebungen des Diaphragma sind diejenigen, die es infolge Änderung der Körperstellung des Menschen unter dem Einfluß der Schwerkraft ausführt.

Praktisch am wichtigsten sind die Veränderungen des Standes des Diaphragma bei Rückenlage. Gewöhnlich werden die Untersuchungen bei ganz flacher horizontaler Lage ausgeführt, weshalb sich alles folgende nur auf diese Stellung bezieht. Sicherlich sind die Verhältnisse bei halb liegender Stellung, wie sie ja viele Kranke oft einnehmen, etwas andere.

Das Studium dieser statisch bedingten Standunterschiede ist deshalb notwendig, weil einem manche Erscheinungen am Patienten damit klar werden und anderseits auch deshalb, weil die klinische Untersuchung des Patienten gewöhnlich in Rückenlage geschieht und dann der Vergleich zwischen röntgenologischem und klinischem Befund erst möglich wird. Auf eine schwierige Frage muß sofort hingewiesen werden: Wenn eine Veränderung des Diaphragmastandes nachgewiesen werden soll, so muß ein Vergleichsfixpunkt bestehen. Hofbauer und Holzknecht versuchten diese Frage dadurch zu lösen, daß sie auf einen bestimmten

Wirbeldorn eine Bleimarke klebten; doch scheint diese Methode keine ganz exakte zu sein. Die Krümmung der Wirbelsäule ist eine andere im Stehen und eine andere im Liegen. Es wird also nicht nur das Diaphragma eine Stellungsänderung erfahren, sondern auch die Bleimarke. Die Verwendung der Rippen als Vergleichsobjekt und Fixpunkt in verschiedenen Körperlagen ist auch nicht statthaft. Denn Byloff hat darauf aufmerksam gemacht, daß die Rippen und das Sternum in horizontaler Rückenlage gegenüber der aufrechten Körperstellung in kranialer Richtung verschoben sind. Auch die Abmessung der Höhe des Lungenfeldes birgt Fehlerquellen in sich, da der Vertikalabstand des Spitzenfeldes von der Diaphragmakuppe durch Änderung der Wirbelsäulenkrümmung zunimmt.

Die besten Resultate scheint mir die Methode von Byloff zu geben; sie beruht darin, daß er den Fixpunkt aus dem Thorax verlegt und als solchen den Scheitel benutzt. Dadurch werden die Fehlergrenzen, hervorgerufen durch die Änderung der Wirbelsäulenkrümmung, recht gering, weil sie sich auf eine größere Strecke verteilen. Byloff nahm nun die Maße der Distanzen vom Scheitel zu verschiedenen Punkten des Thorax, unter anderem auch zur Diaphragmakuppel. Er fand mit seiner Methode, so wie es von anderen Autoren (Holzknecht, De la Camp) ja schon angegeben war, daß das Diaphragma im Liegen sich höher einstellt als im Stehen. Er konnte gewöhnlich ein Höhertreten von zirka 3 cm feststellen, doch findet man in manchen Fällen einen wesentlich stärkeren Hochstand. 5 bis 6 cm dürfte die obere Grenze sein. Nun kann man in so manchen Fällen sehen, daß dieser Hochstand des Diaphragma in horizontaler Rückenlage nicht eintritt. Als erster hat Byloff auf diese Tatsache aufmerksam gemacht und ich kann seine diesbezüglichen Angaben bestätigen. Gerade bei gesunden, kräftigen, jungen Leuten ist man oft erstaunt, ein ganz bedeutendes Tieferstehen des Diaphragma im Liegen festzustellen. Für die Erklärung dieser Tatsache müssen manche Punkte berücksichtigt werden. Für das gewöhnliche Höhertreten des Diaphragma im Liegen wurde von den Autoren mit Recht die Änderung des intraabdominellen Druckes angeführt. Aber dieser ist nicht allein bestimmend. Es muß unbedingt auch noch das oben erwähnte Höhertreten der Rippen eine Rolle spielen, da das Diaphragma mit seinen knöchernen Insertionspunkten in die Höhe geht. Wenn man zufällig einen Menschen untersucht, der aus konstitutionellen oder pathologischen Gründen einen hochgestellten Thorax hat (Inspirationsstellung), so kann ein weiteres Höhertreten nicht mehr stattfinden, das Diaphragma bleibt daher der Lage, die es in aufrechter Körperstellung hatte, näher. Byloff macht ferner darauf aufmerksam, daß in Rückenlage manche Menschen ihren Atemtypus ändern. Aus einem kostalen wird ein abdomineller. Dadurch werde das Diaphragma freier und trete tiefer. Endlich ist es vorstellbar, daß die verschiedene Spannung der Bauchmuskeln einen Einfluß ausübt. Straffe Bauchdecken erhöhen den intraabdominellen Druck im Stehen und treiben dadurch das Diaphragma in die Höhe; im Liegen werden die Bauchmuskeln entspannt, der intraabdominelle Druck wird niedriger und das Diaphragma kann tiefer stehen. Sahli macht auch darauf aufmerksam, daß in Ausnahmefällen das Diaphragma im Stehen höher eingestellt sein kann als im Liegen. Derselbe Autor wendet sich auch dagegen, daß die Tatsache des tieferen Standes der Kuppel im Stehen als ein Beweis für ein Tiefertreten der Lungengrenzen angeführt werde. Es wäre denkbar, daß durch eine Hebeldrehung der Leber um eine frontale Achse die Lungengrenze höher trete.

Soviel steht fest: Im Liegen steht das Diaphragma nicht ausnahmslos höher; in manchen Fällen kann es tiefer stehen. In der überwiegenden Mehrzahl der Fälle sieht man das Diaphragma in dieser Körperstellung kranialwärts rücken.

Mit dieser statischen Verschiebung des Zwerchfells gehen auch Veränderungen der aktiven, respiratorischen Verschieblichkeit des Diaphragma einher. Schon bei ruhiger Atmung sind die Exkursionen größere als in aufrechter Stellung der Versuchsperson; auch die Ausschläge bei forcierter Atmung überschreiten das Ausmaß des stehenden Menschen wesentlich (Hofbauer, Holzknecht). Die Differenzen betragen bis zu 5 cm. Die Erklärung hiefür liegt in der Tatsache, daß die Ruhelage des Muskels eine andere geworden ist. Durch die nun auf der Unterseite des Zwerchfells gelegenen Baucheingeweide und die Hebung des Thorax wird dasselbe kranialwärts verschoben; so wird der Weg, den es kaudalwärts zurücklegen kann, vergrößert und dadurch die Ausschläge vermehrt. Auch die Tatsache dürfte dabei eine Rolle spielen, daß durch die Hebung des Thorax in die Inspirationsstellung die thorakale Atmung, mit der die Ansatzpunkte des Diaphragma gehoben werden, nunmehr reduziert oder ganz aufgehoben wird und die diaphragmale Atmung prävaliert. Stellungsänderungen des Diaphragma werden nun nur mehr durch Senkung desselben hervorgerufen; bei der Exspiration tritt das Diaphragma nicht mehr höher, als es durch die Rückenlage allein schon erreicht worden ist. Durch sehr forciertes Ausatmen, wie z. B. das Summen nach Hofbauer, kann allerdings noch ein Höhertreten erreicht werden. Die Tatsache der größeren Atemexkursionen des Diaphragma in Rückenlage muß einen in Erstaunen setzen in Anbetracht der Tatsache, daß längere horizontale Rückenlage bei Kranken die Gefahr der Pneumonie heraufbeschwört, da ja doch unter dem Einfluß der vergrößerten Exkursionen die Lüftung der Lungen eine bessere sein müßte. Hofbauer gibt hiefür folgende Erklärung: Die vergrößerten Exkursionen wären nur anfangs vorhanden, in späterer Zeit (nach mündlicher Mitteilung zwei bis drei Tage) aber erlahme das Diaphragma, ermüdet von der größeren Arbeit, und die Exkursionen würden kleinere, kleinere als vorher in aufrechter Stellung. Die Richtigkeit dieser Angabe mit dem Röntgenschirme zu erweisen, dürfte wohl schwer fallen.

Die pulsatorischen Bewegungen des Diaphragma sind in horizontaler Lage gewöhnlich weniger deutlich als in aufrechter Stellung. Diese Ausschläge sind abhängig von dem aktiven oder passiven Spannungszustand des Muskels. In Rückenlage ist der Muskel durch die Leber vorgewölbt wie ein Segel durch den Wind, dadurch stärker gespannt und weniger leicht zu erschüttern.

Ganz besonderes Interesse fanden und finden auch heute noch die Mitteilungen Holzknechts und Hofbauers über das Verhalten des Diaphragma bei Seitenlage des Menschen, da sie bisherigen klinischen Vorstellungen zu widersprechen scheinen. Auf einen dieser Widersprüche hat schon Byloff aufmerksam gemacht, ohne jedoch eine Erklärung hiefür zu suchen. Er weist darauf hin, daß man bisher immer die Perkussion der Verschieblichkeit der Lungenlebergrenze in Seitenlage vorgenommen habe, um selbst geringe Exkursionen noch nachweisen zu können, da in dieser Lage die Verschieblichkeit viel größer sei als in aufrechter Körperstellung. Holzknecht und Hofbauer fanden aber gerade das Gegenteil. Die Erklärung hiefür ist (s. später) nicht so schwierig (Elias und Hitzenberger).

Wollen wir uns nun die Ergebnisse vor Augen halten, die durch die Seitenlage erzielt werden: Liegt ein Mensch auf seiner rechten Seite, so tritt das anliegende (hier rechte) Diaphragma maximal hoch (auch höher als in Rückenlage), das abliegende (hier linke) tritt tiefer als in irgend einer anderen Körperstellung (Hofbauer und Holzknecht). Legt sich die Versuchsperson auf die linke Seite, so geschieht im Prinzipe dasselbe, nur ist das Höhertreten des anliegenden linken Diaphragma nicht ganz so ausgiebig wie das des rechten in rechter Seitenlage. Gleichzeitig tritt eine Formveränderung ein; das anliegende erscheint etwas stärker gewölbt, das abliegende etwas abgeflacht. Da das anliegende Diaphragma auch an die laterale Thoraxwand angepreßt wird, ist der Zwerchfellrippenwinkel spitzer, da das abliegende durch die nach der Unterlage tendierenden Organe von der Thoraxwand abgezogen wird, ist der Phrenikokostalwinkel dieser Seite ein größerer; Holzknecht und Hofbauer geben an, daß er maximal eröffnet werde. Diese Angabe ist nicht zutreffend, da man auch am abliegenden Diaphragma bei tiefster Exspiration noch einen wandständigen Diaphragmateil sehen kann, der sich bei Inspiration von der Thoraxwand löst (Abb. 37).

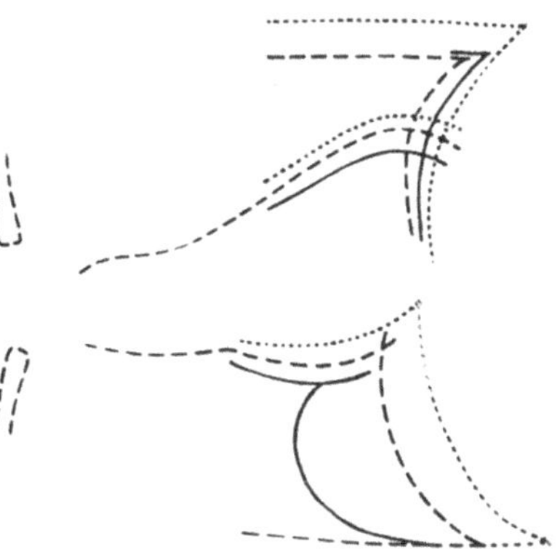

Abb. 37. Rechte Seitenlage. - - - - aufrechte Körperstellung, ——— r. S. Ruhelage, ... r. S. tiefe Inspiration

Jeden Beschauer überraschen die respiratorischen Bewegungen des Diaphragma in Seitenlage, wenn er diese das erstemal beobachtet. Das Auffallendste ist, daß beide Hälften dieses scheinbar einheitlichen Organes nun plötzlich ganz unabhängig voneinander zu arbeiten scheinen und dabei noch nach ganz verschiedenen Atemtypen. Liegt eine Versuchsperson in rechter Seitenlage, so wird sich das rechte Diaphragma ganz außerordentlich gut verschieben. Schon bei ruhiger Respiration sind die Ausschläge desselben größer als in den bisher beschriebenen Körperstellungen. Außerordentlich groß werden diese bei tiefer Respiration; man sieht Bewegungsweiten bis zu 12 cm. Dabei werden nach Angabe Holzknechts und Hofbauers die Verschiebungen in kaudaler Richtung ausgeführt; ein Höhertreten des Diaphragma sei nicht mehr möglich. Dieser Angabe muß man im Prinzip zustimmen. Nur durch Summen kann das anliegende Diaphragma noch höher hinauf getrieben werden als es in Exspirationsstellung war. Betrachtet man das linke Diaphragma, so sieht man bei ruhiger Respiration beinahe vollständigen Stillstand. Nur die medialen, dem Herzen nahe gelegenen Anteile des abliegenden Diaphragma machen kleine respiratorische Verschiebungen; es macht häufig den Eindruck, als fände hier keine aktive Bewegung statt, sondern als würde dieser Diaphragmateil durch das sich stark bewegende anliegende Diaphragma mitgenommen. Über den Effekt der verstärkten Atmung auf das abliegende Diaphragma findet man in der Literatur immer dieselben Angaben, die von Holzknecht und Hofbauer seinerzeit gemacht wurden, so daß es den Anschein erweckt, als ob diese Untersuchungen von niemandem mehr ausgeführt worden wären. Elias und Hitzenberger haben bei ihren Arbeiten über den Vergleich klinischer und röntgenologischer Untersuchung dieser Frage[1] Aufmerksamkeit gewidmet. Auch uns ist der Unterschied zwischen dem oben erwähnten, schon von Byloff bemerkten Perkussionsbefund in Seitenlage und dem in der Literatur angegebenen Verhalten des Diaphragma aufgefallen. Bei einer neuerlichen Untersuchung der Angelegenheit ergab sich, daß sowohl das rechte als auch das linke Diaphragma, wenn es von der Unterlage abgekehrt ist, bei forcierter Exspiration recht beträchtlich kopfwärts rückt. Dabei ist die exspiratorische Verschiebung recht beträchtlich größer als die inspiratorische, und zwar in den meisten Fällen links mehr als rechts (Abb. 38). Im forcierten Inspirium verhalten sich die beiden Zwerchfellhälften nicht gleich. Während das abliegende linke Zwerchfell in Mittellage und tiefster Inspirationsstellung seinen Insertionspunkt an der lateralen Thoraxwand in kraniokaudaler Richtung nur wenig oder gar nicht verschiebt, tritt auf der abliegenden rechten Seite derselbe deutlich tiefer. Ferner wird in der Thoraxerweiterung häufig ein Unterschied zwischen rechts und links beobachtet, doch läßt sich für keine Seite irgend ein charakteristisches Verhalten feststellen. Endlich sieht man, daß der Phrenikokostalwinkel sich auf der abliegenden linken Seite ganz bedeutend (bis auf das Vierfache) erweitert, während er sich auf der abliegenden rechten Seite nur geringfügig (etwa auf das Zweifache) er-

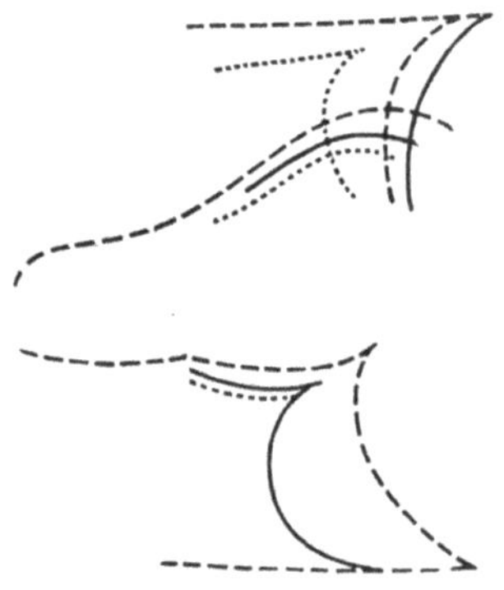
Abb. 38. Rechte Seitenlage. - - - - aufrechte Körperstellung, ——— r. S. Ruhestellung, ... maximale Exspiration

[1] Bisher nicht veröffentlicht.

öffnet. Dies sind die Tatsachen, die wir der ersten Beschreibung von Hofbauer und Holzknecht hinzuzufügen haben. Für die verschiedene respiratorische Bewegung der beiden Diaphragmen in Seitenlagen sind folgende Erklärungen anzuführen. Erstens gelten die von Holzknecht und Hofbauer angegebenen. Durch den Druck der Baucheingeweide wird das Diaphragma der anliegenden Seite aus der Gleichgewichtslage nach oben verdrängt und dadurch die Exkursionsmöglichkeit vergrößert. Da auf der abliegenden Seite der intraabdominale Druck geringer ist als im Stehen, so tritt das Diaphragma tiefer, dadurch wird sein weiteres inspiratorisches Tiefertreten unmöglich gemacht oder eingeschränkt. Byloff fügt dazu mit Recht: Durch das Aufliegen wird die thorakale Atmung der aufliegenden Thoraxhälfte behindert und dadurch die diaphragmale Atmung verstärkt. Auf der abliegenden Seite ist die thorakale Atmung frei, daher die diaphragmale nicht nötig. Byloff zeigte, daß man auch die abliegende Zwerchfellhälfte sofort in energische Tätigkeit versetzen kann, wenn man die freie Thoraxhälfte durch Druck an der Atmung behindert; dann macht auch das abliegende Diaphragma recht große Exkursionen. Für die von Elias und mir hinzugefügten Tatsachen möchten wir folgende Erklärung geben: Das verschiedene Verhalten der beiden Zwerchfellhälften, wenn sie abliegend sind, ist durch die Lage der Leber bedingt. Die Leber behindert durch ihr Gewicht die Erweiterung der abliegenden rechten Thoraxhälfte. Daß sich der Phrenikokostalwinkel rechts nur wenig, links aber beträchtlich öffnet, dürfte denselben Grund haben.

Die schon mehrfach erwähnte Differenz zwischen Perkussion der Zwerchfellverschieblichkeit in Seitenlage und der Beschreibung der Röntgenbeobachtung hat zweierlei Ursachen. Die wichtigste ist die, daß die Angaben der Röntgenologen nicht ganz richtig sind, da sich eben doch auch das abliegende Diaphragma zu recht ausgiebigen Bewegungen bringen läßt. Daß die Verhältnisse für die Perkussion so besonders günstig liegen, ist dann noch darin begründet, daß der Phrenikokostalwinkel der abliegenden Seite maximal eröffnet ist; stärker als er es in aufrechter Stellung kaum je sein kann, da hier nur die Inspirationsbewegung des Diaphragma eine Rolle spielt, während dort außerdem bei der Eröffnung auch noch die Schwerkraft der Bauchorgane durch Zug am abliegenden Diaphragma mithilft.

Wie erwähnt, kann durch keinerlei aktive Bewegungen (ausgenommen das Summen) das anliegende Diaphragma noch nachweisbar über seine exspiratorische Ruhelage höher getrieben werden. Auch passive Bewegungen, wie Baucheinziehen, Glênardscher Handgriff, vermögen in dieser Richtung nichts mehr. Die Stellung des abliegenden Diaphragma wird durch ebendieselben Kunstgriffe relativ viel mehr verändert. Beim Summen geht es beträchtlich in die Höhe, besonders stark gegen das Ende desselben, und zwar besonders mit reinen lateralen Teilen. Auch das Baucheinziehen hat einen großen Einfluß: das obliegende Diaphragma wird erheblich in die Höhe getrieben. Interessanterweise ändert es dabei seine Beziehungen zur Thoraxwand nicht, sondern es wird mit dieser in die Höhe gehoben. Auch der Glênardsche Handgriff hat auf das obliegende Zwerchfell einen größern Einfluß als auf das anliegende.

Die oben erwähnten Leberpulsationen zeigen sich am anliegenden rechten Diaphragma recht gering, sind oft überhaupt nicht zu sehen. In linker Seitenlage aber sieht man das rechte Diaphragma recht ausgiebige Pulsationen machen. Diese werden in manchen Fällen überhaupt erst in dieser Körperlage sichtbar.

Von allen diesen Bewegungen lassen sich durch die Inspektion und Perkussion viele wenn auch nicht mit so großer Exaktheit und Sicherheit nachweisen.

Die Beobachtung des Litten-Phänomens und die Ektoskopie lassen erstens einmal feststellen, ob das Diaphragma überhaupt beweglich ist, zweitens wie groß die Exkursionen sind. Dieses letztere allerdings nur annähernd; die Frage, ob ein Diaphragma eine eingeschränkte Beweglichkeit hat, läßt sich nicht mit Sicherheit nachweisen. Bei der Ektoskopie kann man unter Beobachtung der Sinusfigur ferner noch erfahren, ob das Diaphragma infolge von manifester oder „latenter" Atemnot zu tief steht oder nicht; denn in diesem Falle rücken die drei Grenzlinien, die die Sinusfigur bilden, näher aneinander oder ganz zusammen.

Mit Hilfe der Perkussion sind wir imstande, am aufrecht stehenden oder sitzenden Menschen die respiratorische Verschieblichkeit des Zwerchfells während ruhiger und vertiefter Atmung festzustellen, denn die Bewegung des Diaphragma ist identisch mit der Verschiebung des unteren Lungenrandes. Dieser bildet eine von der sechsten bis siebenten vorderen Rippe nach rückwärts zur Höhe des elften Brustwirbeldornes leicht abfallende Linie. Die größten, mit Hilfe der Perkussion nachweisbaren Exkursionen, die der Sinus machen kann, entsprechen der röntgenologisch nachweisbaren Verschiebung des Sinus phrenikokostalis nicht ganz. Letztere sind gewöhnlich größer als erstere. Die Täuschungsmöglichkeit ist natürlich bei der Perkussion viel größer. Schon in normalen Fällen ereignet es sich, daß man klinisch eine schlechte oder aufgehobene respiratorische Verschieblichkeit diagnostiziert, während die Röntgendurchleuchtung normale Verhältnisse aufdeckt. Worauf diese Differenz der Befunde zurückzuführen ist, kann derzeit nicht mit Sicherheit festgestellt werden. Über die Verhältnisse in Seitenlage s. S. 46, 47, ebenso über die Differenzen in Rückenlage S. 45.

Daß man über die Bewegung der Zwerchfellkuppe und des Centrum tendineum ohne Röntgenstrahlen nichts aussagen kann, ist klar. Der Nachweis der pulsatorischen Bewegungen ist ebenfalls unmöglich.

Wirkung der Bewegungen

Dreierlei Wirkungen haben die Zwerchfellbewegungen: 1. Sie beeinflussen die Atmung, 2. sie unterstützen den Kreislauf des Blutes, 3. sie fördern die Tätigkeit der intraabdominalen Organe.

Das Zwerchfell ist einer der wichtigsten Atmungsmuskeln. Durch seine Kontraktion senkt es sich beinahe ausnahmslos kaudalwärts, erweitert außerdem die untere Thoraxapertur und führt so zu einer Vergrößerung des Thoraxraumes. Dadurch wird bekanntlich der intrathorakale Druck erniedrigt und so der Außenluft das Einströmen ermöglicht. Aus diesem Grunde wurde dem Diaphragma eine ganz besondere Wichtigkeit und Notwendigkeit für das Leben beigemessen. So behauptete S. Falkenstein im Jahre 1904: „Nebst dem Herzen ist wohl unzweifelhaft das Zwerchfell der wichtigste Muskel für den Körper. Wie der Herzmuskel durch seine ununterbrochene Tätigkeit den Blutkreislauf unterhält, so arbeitet auch das Zwerchfell ununterbrochen, die Lungenatmung bewerkstelligend." Dieser Standpunkt ist seit einiger Zeit überholt. Doppelseitige Phrenikusdurchschneidung bei lebenbedrohendem Singultus oder Tetanus hat gezeigt (Sauerbruch u. a.), daß selbst Lähmung beider Zwerchfellhälften absolut beschwerdefrei ertragen wird und für den Kranken ungefährlich ist. Es ist also das Diaphragma nicht der Atmungsmuskel, sondern einer von vielen. Daß das Diaphragma für die Atmung nicht unbedingt notwendig ist, kann man schon daraus ersehen, daß, wenn auch in seltenen Fällen, die Atemexkursionen desselben ungemein gering oder gleich Null sein können, in Fällen, bei denen man auch bei seitlicher Durchleuchtung keine Bewegung der Schenkel sehen kann. Ferner könnte man diesen Schluß auch in jenen Fällen ziehen, in denen durch pathologische Prozesse, wie beiderseitige Pleuritis exsudativa oder beiderseitige ausgedehnte basale Schwartenbildung, reflektorisch oder rein mechanisch das Diaphragma absolut stillgelegt ist. Aber, wie gesagt, erst die doppelseitige Phrenikusdurchschneidung, ängstlich und besorgt ausgeführt, hat die Überzeugung gebracht, daß man auch ohne Diaphragma atmen kann.

Das Diaphragma beteiligt sich an der Atmung auch dadurch, daß es, wie schon öfter erwähnt, durch seine Kontraktion die Rippen hebt (Keith, Wenckebach). „An einer mangelhaften Brustatmung kann auch das Zwerchfell schuldig sein." (Wenckebach.)

Weniger bekannt, aber nicht minder interessant, sind die Zusammenhänge zwischen Zwerchfell und Kreislauf. Das Diaphragma ist ursprünglich ein Muskel, der mit der Atmung gar nichts zu tun hat, sondern lediglich der Blutzirkulation dient. A. Keith hat in seiner Studie über „Die Natur des Säugetier-Zwerchfelles und der Pleurahöhlen" die Bedeutung des Diaphragma vergleichend entwicklungsgeschichtlich verfolgt. Seine Ergebnisse sind folgende: Bei den Amphibien gibt es ein Halsdiaphragma, das aus drei Teilen besteht: a) einem ventralen, muskulären Teil, der vom vierten Segment des Rectus-Blattes abstammt, b) einem dorsalen Teil, entwickelt aus dem Halsteil des Transversalis-Blattes und c) dem Halsteil der Bauchaponeurose. Das Säugetier-Diaphragma ist dieselbe Bildung, ähnlich in seiner Zusammensetzung und ähnlich in seiner Nervenversorgung. Bei den Amphibien und den Säugetieren bildet das Diaphragma in gleicher Weise die vordere oder zervikale Wand der Bauchhöhle und hat die Aufgabe, den venösen Blutkreislauf dieser Höhle zu unterstützen und das Herz mit Blut zu füllen. Bei den Säugetieren wandert die Lunge aus der Bauchhöhle durch die Zervikalwand, i. e. das Diaphragma aus, wodurch dieses Gebilde unterhalb (i. e. kaudal) der Lunge zu liegen kommt und eine inspiratorische Funktion annimmt. Die beiden pleuroperitonealen Öffnungen bezeichnen die Punkte des Durchbruches.

Der Wandel des Zwerchfells von einem Zirkulations- zu einem Respirationsorgan wird einem aus den schematischen Skizzen von A. Keith recht klar (Abb. 39).

Man sieht, daß bei den Amphibien die Lungen unterhalb des Diaphragma in der Bauchhöhle liegen, bei den Reptilien z. T., bei den Säugern in toto in der Thoraxhöhle oberhalb des Diaphragma sich befinden. Aus der Betrachtung der Bilder ergeben sich noch folgende Tatsachen. Die Beziehungen des Diaphragma zum Herzen, zum Perikardium, zur Leber und den Abdominalorganen ist bei allen Tierklassen dieselbe. Das Herz liegt oberhalb, die Abdominalorgane unterhalb des Zwerchfells. Kontrahiert sich dieses, so erweitert es die Perikardialhöhle und komprimiert den Bauchraum, beides Momente, die das Einströmen von Blut in das Herz fördern. In einem Punkt aber unterscheiden sich die verschiedenen Klassen in bezug auf ihr Diaphragma. Bei den Tieren, die die Lunge infradiaphragmatisch haben *(A)* wirkt das Zwerchfell als Exspirationsmuskel, bei denen, die sie supradiaphragmal haben, als Inspirationsmuskel. Dieser Funktionswechsel zeigt, daß die Beziehungen des Diaphragma zur Atmung zufällige sind; die primäre Bedeutung des Muskels liegt in der Wirkung auf die Zirkulation.

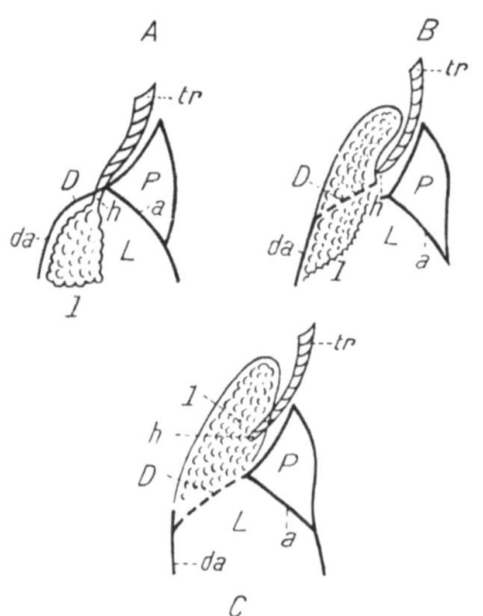

Abb. 39. Die phylogenetisch verschiedenen Lagebeziehungen zwischen Diaphragma und Lungen (nach A. Keith)

L. Leibeshöhle. *P.* Perikardialhöhle. *D.* Diaphragma. *l.* Lunge. *h.* Hilus. *tr.* Trachea. *a.* Septum transvers. *da.* Aponeurosis cervic.

Abgesehen von diesen interessanten Beobachtungen der vergleichenden Anatomie gibt es noch eine Reihe von Tatsachen, welche die Bedeutung des Diaphragma für die Zirkulation dartun.

Durch die inspiratorische Senkung des Zwerchfells wird der Thoraxraum vergrößert und dadurch der Druck in ihm herabgesetzt. Dadurch wird nicht nur der Luft, sondern auch dem Blut das Einströmen aus den Reservoiren außerhalb des Thorax ermöglicht. Der jederzeit leicht sichtbare Beweis hiefür ist das inspiratorische Abschwellen der Halsvenen. Wenn auch dieser Effekt nicht dem Diaphragma allein, sondern allen den Thorax erweiternden Muskeln zugeschrieben werden muß, so fällt doch dem Zwerchfell ein großer Teil dieser Arbeit zu.

Eppinger hat den Einfluß des Zwerchfells auf die Herztätigkeit in einwandfreier Weise nachgewiesen. Er bestimmte das Schlagvolumen bei gelähmtem Diaphragma, dann während der Zwerchfellkontraktionen bei elektrischer Reizung. Er fand, daß das Schlagvolumen während der Zwerchfelltätigkeit steigt.

Der venöse Blutstrom der oberen Körperhälfte wird durch die Zwerchfellkontraktion also sichtbar günstig beeinflußt. Anders steht es mit dem arteriellen Teil. Durch die Erweiterung der Herzhöhlen, durch die saugende Wirkung des herabgesetzten Thoraxinnendruckes wird dem Ventrikel die Arbeit erschwert und der Austrieb des Blutes vermindert. Der objektive Beweis hiefür ist der dynamische Pulsus „paradoxus" (Wenckebach), der bei vielen normalen Fällen während der Respiration auftritt. Ferner wäre zu bedenken, daß durch das Tiefertreten des Zwerchfells das Perikard mit seiner diaphragmalen Fixationsfläche ebenfalls stark kaudalwärts verschoben wird, während sein oberer Fixpunkt, die Umschlagsstelle an den großen Gefäßen weniger stark kaudalwärts wandert. Dadurch muß ein seitlicher Druck auf das Herz ausgeübt werden, sowohl auf die Ventrikel als auch auf die Vorhöfe. Der Druck auf die Ventrikel könnte erstens eine geringere diastolische Erweiterung und damit eine geringere Füllung derselben bewirken. Die Folge davon muß ein Kleinerwerden des Pulses, ein Pulsus „paradoxus" sein. Der Druck auf die Vorhöfe, speziell auf den rechten, verursacht ein Hindernis für das Einströmen des Blutes aus der Vena cava superior und damit das paradoxe Anschwellen der Halsvenen. Daß dieser Mechanismus besonders stark dann zur Geltung kommen muß, wenn der Herzmuskel nicht intakt ist, liegt auf der Hand. So sagt Wenckebach: Mehrere Faktoren verstärken den Atmungseinfluß auf den arteriellen Kreislauf. „Bei Atonie, Muskelschwäche, geringerer Füllung des Herzens, also bei Herzschwäche, Dilation des Herzens, starker Anämie, wo die schlaffen Wandungen auch des linken Ventrikels dem ausdehnenden Einfluß der Einatmung nicht so gut widerstehen können. Das sind die Fälle, in welchen man bei der Röntgendurchleuchtung eine bedeutende Vergrößerung des Herzschattens bei der Inspiration wahrnehmen kann." Ein deutliches einwandfreies Größerwerden eines Herzens während der Inspiration ist eine recht seltene Erscheinung, sicher seltener als die Atonie des Herzens. Ich könnte mir daher vorstellen, daß der obige Mechanismus mit der Kompression des Herzens durch den gespannten Herzbeutel in seine Rechte tritt. Es wäre denkbar, daß man mit Hilfe dieser Tatsache einen brauchbaren Anhaltspunkt für die Diagnose der Atonie des Herzens gewänne.

Die bis jetzt besprochenen durch die Diaphragmabewegungen hervorgerufenen Veränderungen der Zirkulation lassen sich leicht kontrollieren, da sie dem Auge, dem Finger oder dem Schreibhebel direkt zugänglich sind.

Anders verhält es sich mit der Beeinflussung des Blutkreislaufes in der Bauchhöhle, wo die direkte Beobachtung nicht möglich ist. Daß es während der Inspiration meistens zu einer intraabdominellen Drucksteigerung kommt, ist sicher. Diese kann man aus der Tatsache erkennen, daß es ein inspiratorisches Anschwellen der Beinvenen gibt. Mosso hat experimentell am gesunden Menschen gezeigt, daß während der Inspiration ein Plus an Blut in den unteren, während der Exspiration an den oberen Extremitäten angehäuft wird. Legt sich die Versuchsperson auf ein in seiner Mitte unterstütztes Brett genau so, daß das Brett weiter horizontal im Gleichgewicht liegen bleibt, so senkt sich während der Inspiration das Fuß-, während der Exspiration das Kopfende. Ein Beweis dafür, daß während der Inspiration eine Rückstauung des Blutes in den unteren Extremitäten vorhanden ist.

Ledderhose hat mitgeteilt, daß man das inspiratorische Anschwellen der normalen und varikös erweiterten Beinvenen direkt sehen kann.

Eppinger und Hofbauer hingegen fanden bei plethysmographischer Aufzeichnung des Volumens der Beine keine Volumenzunahme während ruhiger oder tiefer Respiration. Wohl aber sahen sie beim Baucheinziehen oder passiven Eindrücken eine deutliche Volumabnahme des Beines. Sie erklären diese Tatsache damit, daß bei diesem Vorgang das Diaphragma kranialwärts steige und dabei entspannt werde. Nicht die Zunahme des intraabdominalen Druckes sei die Ursache des Anschwellens während der Inspiration, sondern das gleichzeitige Tiefertreten des sich kontrahierenden Zwerchfells. Durch dieses tritt die Vena cava inferior im Foramen quadrilaterum, welches am Übergange des muskulären in den sehnigen Teil liegt. Durch die Kontraktion der Crura werden die Sehnenbündel wie eine Klemme um die Vena cava inferior zusammengezogen und behindern den Blutzufluß aus der ganzen infradiaphragmatisch gelegenen Vena cava inferior.

Eppinger und Hofbauer verlegen die Ursache der Erscheinung in das Zwerchfell selbst. Im Widerspruch mit diesen beiden Autoren gibt Hasse an, daß das Foramen pro vena cava während der Inspiration erweitert werde. Wenn es erlaubt ist, aus Veränderungen des Hiatus oesophageus Analogieschlüsse auf das Foramen quadrilaterum zu ziehen, so müßte man Eppinger und Hofbauer rechtgeben. Man kann nämlich sehen, daß der kontrastbreigefüllte Ösophagus während der Inspiration durch das kontrahierte Diaphragma verengert wird. Besonders deutlich wird dies, wenn der Ösophagus dilatiert ist (z. B. bei Cardiospasmus).

Ich konnte einen Fall beobachten, bei dem es infolge einer starken Gasblähung des Dickdarmes möglich war, die ganze Unterfläche des Diaphragma genau zu sehen. Der gasgeblähte Dickdarm hatte die Leber vom Zwerchfell abgedrängt, so daß man die Vena cava inferior als Band von der Leber zum Herzen ziehen sah. Dieser Schattenstreifen, der durch die Vena cava inferior hervorgerufen war, hatte während der Exspiration (Abb. 41) einen orthodiagraphischen Durchmesser von 2,8 cm, der auf der Höhe der Inspiration (Abb. 40) nur mehr 1,8 cm betrug. Es ist durch diese Beobachtung die Frage sicher dahin entschieden, daß das Diaphragma durch seine Kontraktion die Vena cava inferior direkt einschnürt.

Anders steht die Angelegenheit für die Venae hepaticae. Diese sollen nach Hasse beim Erwachsenen oberhalb der Leber, ja, zum Teil

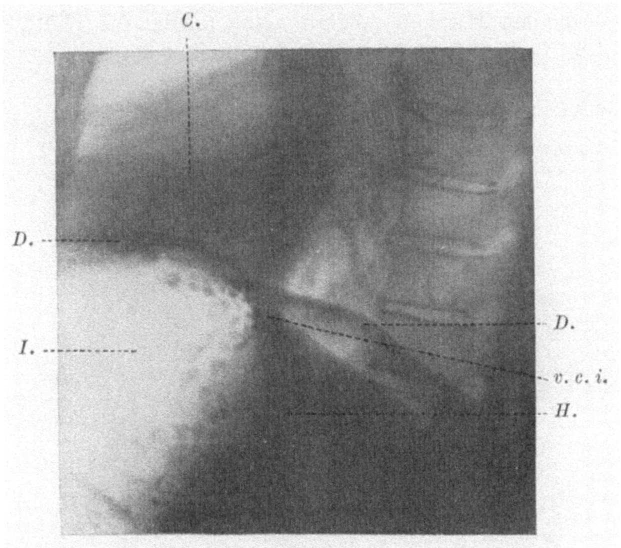

Abb. 40. Derselbe Fall wie in Abb. 29. Inspiration. Rechtes Seitenbild
v. c. i. ven. cav. inf. *H.* Hepar. *C.* Cor. *D.* Diaphragma. *I.* Dickdarm (gasgebläht)

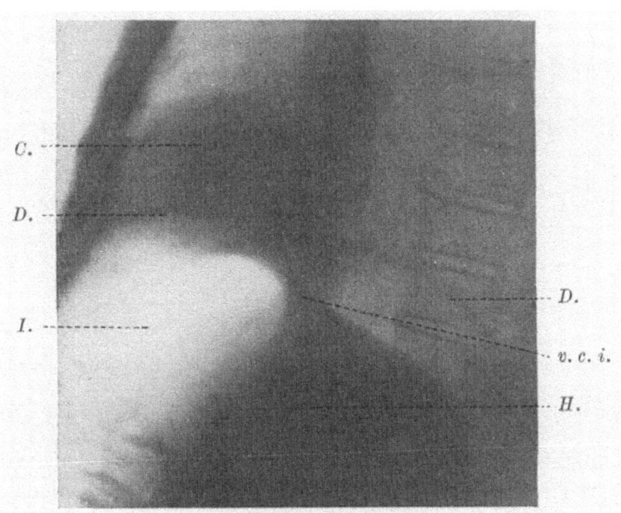

Abb. 41. Exspiration. Rechtes Seitenbild
v. c. i. ven. cav. inf. *H.* Hepar. *C.* Cor. *D.* Diaphragma. *I.* Dickdarm (gasgebläht)

oberhalb des Diaphragma in die Vena cava inferior einmünden. Daher komme es, daß bei der Kontraktion des Zwerchfells der Druck auf die

Leber zu einem Auspressen des Organes gegen die oberhalb des Druckangriffes gelegene Lebervene führt und dadurch das Blut während der Inspiration zum Herzen befördert wird.

Die Angaben Hasses dürften keine allgemeine Gültigkeit haben. Eine exakte Nachprüfung ist nur an frontalen Schnitten durch gehärtete

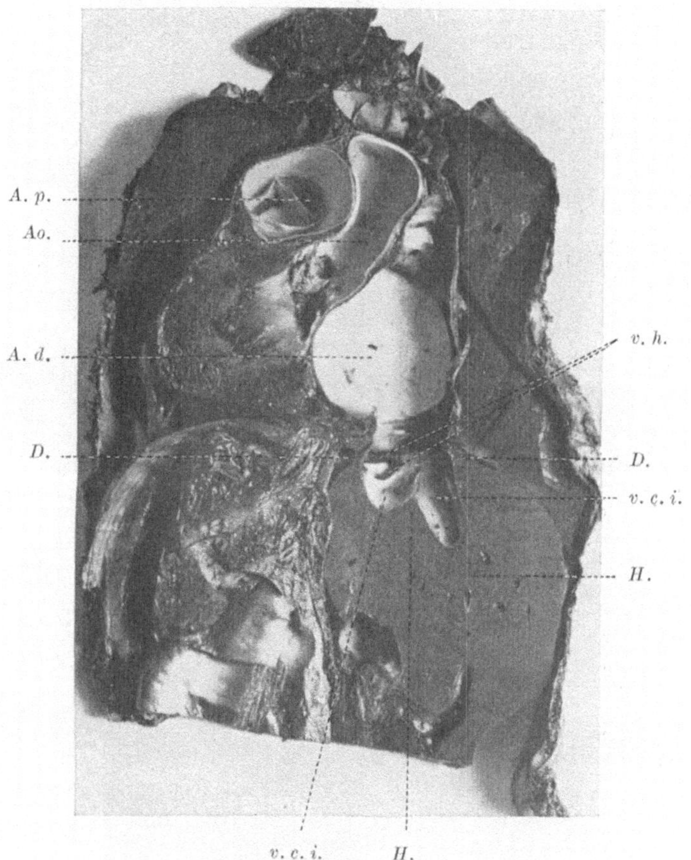

Abb. 42. Einmündung der Lebervenen *(v. h.)* in der Höhe des Diaphragma *(D.)* Frontalschnitt durch den gehärteten Leichnam

A. d. Atrium dextrum. *A. p.* Arter. pulm. *Ao.* Aorta. *H.* Hepar. *v. c. i.* vena cava inf.

Leichen möglich. Untersuchungen dieser Art sind natürlich aus äußeren Gründen recht schwierig. Ich konnte sie bisher dank dem Entgegenkommen des Universitätsinstitutes für pathologische Anatomie (Professor Maresch) zweimal durchführen. In beiden Fällen (s. Abb. 42, 43) konnte ich die Angaben Hasses nicht bestätigt finden. In Abb. 43 sieht man die Lebervenen unterhalb des Zwerchfells, in Abb. 42 gerade im Ring des Diaphragma, in beiden Fällen innerhalb der Leber, einmünden.

In keinem der beiden Fälle besteht daher die von Hasse beschriebene supradiaphragmale Mündung.

Elias und Feller haben in der letzten Zeit diese Frage an einem großen Material nachgeprüft und konnten die Angaben Hasses auch nicht in vollem Umfang bestätigen. Sie fanden wohl in der Mehrzahl der Fälle, nicht ausnahmslos, den oberen Rand der Lebervenen oberhalb des Diaphragma; der untere Rand war fast immer unterhalb des Dia-

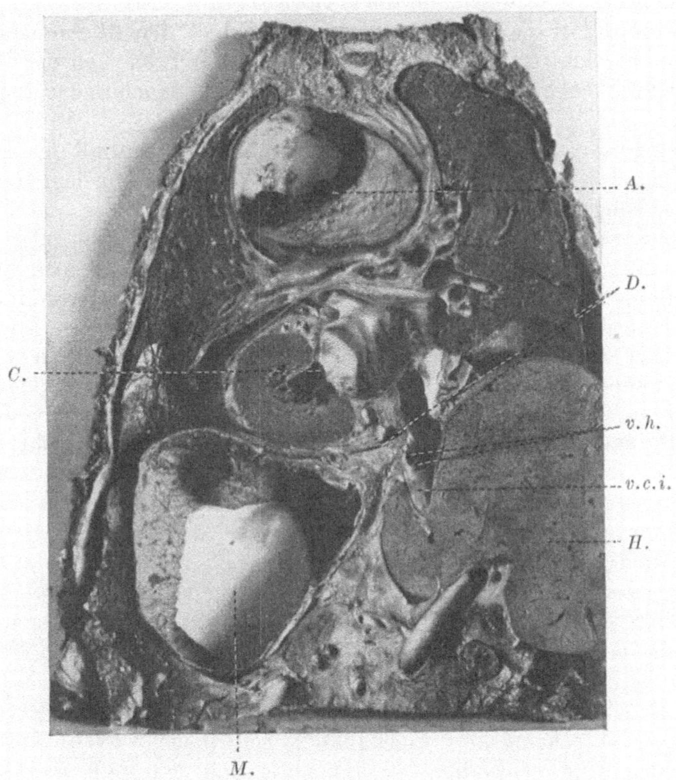

Abb. 43. Einmündung der Lebervenen unterhalb des Diaphragma *(D)*. Frontalschnitt durch eine gehärtete Leiche

v. h. venae hepaticae. *v. c. i.* vena cava inf. *H.* Hepar. *C.* Cor. *A.* Aneurysma aortae. *M.* Magen

phragma gelegen. Ferner sahen sie im Widerspruch zu Hasse die linke Lebervene höher als die rechte. Daß die Lebervenen ganz oberhalb des Diaphragma lagen, fanden sie nur ganz ausnahmsweise.

Mosso hat schon 1881 klar den antagonistischen Einfluß der Atmungsphasen auf den venösen Kreislauf erkannt: „Da die verschiedenartigen, respiratorischen Beeinflussungen des venösen Blutlaufes in den oberen und unteren Extremitäten in entgegengesetzter Richtung sich abspielen, heben sich ihre Wirkungen gegenseitig auf, und es folgt gerade aus ihrem Antagonismus, daß das rechte Herz eine gleiche Blutmenge während der In- und Exspiration erhält; nur überwiegt während der Inspiration der Zufluß aus der oberen Hohlvene, d. h. aus den oberhalb des Zwerchfells gelegenen Körperabschnitten, während bei der Exspiration der Zufluß aus den hypodiaphragmatischen Teilen durch die untere Hohlvene vermehrt ist."

Die Einwirkung der Zwerchfellbewegungen auf die Atmung und den Kreislauf wären somit genügend besprochen; es bleibt für die Besprechung noch der Einfluß derselben auf die Bauchorgane. Daß das Diaphragma der Motor der respiratorischen Verschieblichkeit der Abdominalorgane ist, braucht nicht erwähnt zu werden. An dieser Stelle soll der Einfluß der Diaphragmabewegungen auf die Funktion der Bauchorgane angeführt werden.

Gemeinsam mit R. Bachrach konnte ich den Einfluß der Zwerchfellbewegungen auf die Entleerung des Nierenbeckens auf dem Röntgenschirm beobachten. Während der ruhigen Respiration schon entleert sich das normale Nierenbecken (kontrastgefüllt mit Jodkali- oder Bromnatriumlösung) recht rasch. Während forcierter Atmung jedoch geht die Austreibung der Füllung so schnell, daß schon nach einer Minute oft keine Kontrastlösung im Nierenbecken nachweisbar war. Auch der Modus der Entleerung scheint vom Zwerchfell beherrscht zu werden. Das Nierenbecken entleert sich nicht durch konzentrische Verkleinerung, sondern es werden die einzelnen Kelche nacheinander ausgepreßt, und zwar die dem treibenden Agens näher liegenden oberen Kelche zuerst, dann die unteren. In diesem Zusammenhang erschiene es interessant, zu untersuchen, ob nicht ein Verhältnis besteht zwischen Ausbildung von Nierenbeckensteinen und dem Atemtypus des betreffenden Menschen.

Boerhave schon hat diese mechanischen Momente für die Entstehung von Nierensteinen verantwortlich gemacht. Dieser Autor behauptete allerdings, daß man im rechten Nierenbecken häufiger Steine finde als im linken und dies deshalb, weil die rechte Niere höher liege und deshalb besser bewegt werde. Tatsache ist, daß die rechte Niere in der Regel etwas tiefer liegt als die linke; daß rechts die Nierensteine häufiger sind, scheint aber unleugbar zu sein (nach Küster waren von 764 Fällen 91 doppelseitig, 289 linksseitig und 384 Fälle rechtsseitig). Daß diese mechanischen Verhältnisse nicht die Ursache der Steinbildung, sondern nur ein Hilfsmoment sind, ist klar.

Daß die Zwerchfellbewegungen einen Einfluß auf den Gallentransport haben, ist ebensogut vorstellbar, wenn wir auch bei der Gallenblase bisher nicht imstande sind, denselben direkt zu beobachten. Boerhave, Hasse (4) u. a. haben darauf hingewiesen.[1]

Interessant sind die Beziehungen zwischen Ösophagus und Zwerchfell. Die Durchtrittsstelle, der Hiatus oesophageus, liegt an der dorsalen,

[1] Anmerkung während der Korrektur: Schirmbeobachtungen an der kontrastgefüllten Gallenblase zu diesem Zwecke konnten bisher nicht angestellt werden.

absteigenden Partie des Diaphragma, nach Mehnert meist 2 bis 3 cm vor der Wirbelsäule und etwas links von der Medianlinie. Die Linksdistanz beträgt (Rüdiger, Morosow) 2,5 bis 3 cm. Der Durchtritt erfolgt im muskulären Teil. Während der Inspiration ist das Diaphragma imstande, den Ösophagus zu verengern und einen vorübergehenden Verschluß zu erzeugen. Diese Tatsache wird bei der Ösophagus-Kontrastuntersuchung benützt, um den Brei längere Zeit zurückzuhalten (Brunetti). Besonders markant sieht man die Verengerung des Ösophagus durch das kontrahierte Zwerchfell, wenn er vorher stark erweitert war; man sieht dann eine sanduhrartige zirkuläre Schnürfurche. Dieser inspiratorische Verschluß macht die bekannte Tatsache verständlich, daß man durch tiefes Einatmen Erbrechen verhindern kann. Wenn es aber zum Erbrechen kommt, so erfolgt es in Exspirationsstellung des Zwerchfells, um die Entleerung des Magens durch den Ösophagus zu ermöglichen (Lewy-Dorn und Mühlfelder, L. Reich).

Eine wenig gewürdigte werktätige Förderung erfährt die Darmbewegung durch die nie aussetzende Atmung. Diese Erkenntnis ist wohl so alt wie die Medizin. Die Wirkung auf den Darm ist

1. eine rein mechanische und
2. eine chemische durch den Einfluß auf die Blutzusammensetzung (Simon).

Ad 1. Daß die fortwährenden Druckschwankungen im Bauchraume der Darmbewegung förderlich sind, ist gut vorstellbar; besonders bedeutungsvoll dürften sie dort sein, wo der Darminhalt entgegen der Schwere transportiert werden muß. Am leichtesten sichtbar ist der Atmungseffekt am Magen. Hier dürfte es sich hauptsächlich um Mischbewegungen handeln, denn es wird der Magen nicht in toto mitsamt seinem Inhalt auf- und ab bewegt, wie von manchen behauptet worden ist, sondern der Inhalt wird im Magen verschoben, z. B. wird der Fundusinhalt in die kaudalen Abschnitte vorgeschoben. (Hitzenberger K (3) und Reich L.) Einmal sah ich, daß ein Patient imstande war, die Fundusgasblase isoliert zu verschieben. Er konnte unter laut hörbarem gurgelnden Geräusch die Luft unter die Flüssigkeitsschichte hinabdrücken, während der Exspiration sie wieder hochsteigen lassen. Diese Wirkung mag in horizontaler Rückenlage von sehr großer Bedeutung für die Magenarbeit sein, da ja die Fundusperistaltik kaum in der Lage sein dürfte, den Transport zu besorgen. In aufrechter Stellung ist der Atmungseinfluß für den Magen von geringerer Bedeutung oder ganz bedeutungslos, da ja die Schwerkraft diesen Teil der Arbeit besorgt (die Hauptarbeit leistet wohl die Peristole). Darmabschnitte mit flüssigem Inhalt (Dünndarm) werden durch die respiratorischen Druckschwankungen leicht gefördert.

Ad 2. Jede Behinderung der Zwerchfellatmung führt zu einer Erschwerung des Blutkreislaufes im Pfortadergebiet. Simon hat daran erinnert, daß nach Nasse und Kader die Anhäufung von Kohlensäure die Darmperistaltik hemmt. Dies sei auch die Ursache der so häufigen chronischen Obstipation beim dekompensierten Herzfehler, beim Emphysem und bei der atrophischen Leberzirrhose (?).

Auch die Sekretentleerung des Pankreas ist dem Einfluß des Diaphragma unterworfen. So fanden Tiedemann und Gmelin, „daß der Saft reichlicher ausfloß, wenn die Eingeweide des Bauches durch den Zwerchfellmuskel stark gepreßt wurden und wenn das Tier tief einatmete."

Daß dem Diaphragma auch eine entsprechende Arbeit beim Geburtsakt, bei der Miktion und der Defäkation zukommt, bedarf nur der Erwähnung.

Funktionsprüfung

Bevor wir die Besprechung der Bewegungsstörungen des Zwerchfells beginnen, wollen wir die Funktionsprüfung des Diaphragma, die Untersuchungsmethoden, mit Hilfe derer wir erkennen können, ob es normal arbeitet oder nicht, vorausschicken. Wenn man auch in ausgesprochenen Fällen von Störungen schon durch die einfache Röntgendurchleuchtung, die Perkussion oder Inspektion des Thorax eine Diagnose machen kann, so erfordern doch weniger markante Störungen eine subtilere Untersuchung. Vorwegnehmen möchte ich noch, daß die im folgenden für die Röntgendurchleuchtung angegebenen Tatsachen ebenso für die Perkussion gelten, mit Hilfe deren sich die Funktionsprüfungsuntersuchungen ebenso, wenn auch mit mehr Zeitaufwand durchführen lassen.

Der Beginn der Funktionsprüfung ist immer die Beobachtung des Diaphragma bei ruhiger Respiration (ohne daß der Patient weiß, daß seine Atmung untersucht wird), sowohl in posteroanteriorer als auch in seitlicher Durchleuchtung. Die Ergebnisse der Untersuchung in normalen Fällen sind oben (S. 33ff.) ausführlich besprochen. Ergibt diese Durchleuchtung normale Verhältnisse, so wird die Beobachtung während forcierter Atmung angeschlossen (Resultate s. S. 35).

Der nächste Akt der Funktionsprüfung ist die Beobachtung während des Müllerschen Versuches. Dieser ist von dem Physiologen Johannes Müller (1838) angegeben worden. Es ist daher ungerechtfertigt, von einem „Bittdorfschen oder Hildebrandschen Versuch" zu sprechen. Der klassische Müllersche Versuch besteht darin, daß man nach kräftiger Exspiration Mund und Nase verschließt und dann einen Inspirationsversuch unternimmt. Es bleibt natürlich infolge Verschlusses der Atemwege beim bloßen Versuch. Da durch die Inspirationsbewegung der Thorax erweitert wird, kommt es zu einer Druckherabsetzung im Thorax. Trotz dieses verminderten Druckes im Thorax soll nun das normale, muskelstarke Diaphragma imstande sein, sich kaudalwärts zu verschieben. Diese Kaudalverschiebung sieht man bei posteroanteriorer Durchleuchtung nicht immer; wenigstens nach meiner Beobachtung geht das Diaphragma in einer großen Zahl der Fälle kranialwärts, als würde es durch den verminderten Druck angesogen. Diese Meinung wird auch von einer Reihe von Autoren (Bittdorf, Wellmann, Assmann) geäußert. Daß diese Erklärung unrichtig ist, kann man sofort sehen, wenn man einen diesbezüglichen Fall nicht nur in *p. a.*, sondern auch in rein seitlicher Richtung durchleuchtet. Dabei sieht man, daß nur die vorderen, sternalen Zwerchfellteile gehoben werden, während die Schenkel und mit ihnen die hinteren Diaphragmateile sich nach abwärts bewegen. Daher wird die Perkussion des Müllerschen Versuches immer in der Skapularlinie ausgeführt. Es handelt sich also um eine pseudoparadoxe Bewegung, wie dies Hofbauer und Holzknecht für die gewöhnliche kostale Atmung nachgewiesen haben (s. S. 35). Während bei der gewöhnlichen Atmung der abdominelle oder wenigstens der kostoabdominale Atemtypus der weitaus häufigste ist, fällt die Bewegung des Diaphragma beim Müllerschen Versuch weitaus öfter pseudoparadox aus. Dies erklärt sich wohl daraus, daß die Versuchsperson unter diesen abnormen Bedingungen den Brustkorb abnorm stark hebt.

In einzelnen Fällen aber sieht man auch bei seitlicher Durchleuchtung das ganze Diaphragma, also auch die lumbalen Teile kranialwärts gehen; aber nicht nur kranialwärts, sondern zugleich etwas nach vorne. Es sind dies Fälle, in denen die thorakale Atmung die diaphragmale ganz überwiegt. Aber prinzipiell wichtig erscheint es mir, daß es sich auch hier nicht um eine Aussaugung, sondern um eine Elevation mit der Rippenhebung handelt. Bei Ausführung des Müllerschen Versuches kommt es ferner nicht nur darauf an, in welcher Richtung die Bewegung erfolgt, sondern auch wie groß die Ausschläge sind (Reich). Der Müllersche Versuch ist als positiv zu bezeichnen, wenn das Diaphragma der kranken Seite (regelmäßig bei Wiederholung des Versuches) kranialwärts, das der gesunden Seite kaudalwärts geht, oder wenn beide Diaphragmen sich kranialwärts verschieben, das der kranken Seite größere Ausschläge macht. Manchmal erscheint es zweckmäßig, den Versuch nicht aus tiefer Exspiration, sondern von ruhiger Atmung ausgehend anzustellen. Die Kranialbewegung (entweder nur auf der kranken Seite oder wenn auf beiden Seiten, dann auf der kranken stärker) hat seinen Grund in der Drucksenkung im Thorax. Das kranke Diaphragma (Muskel- oder Nervenaffektion) kann der Saugwirkung des negativen Druckes nicht widerstehen und wird nach oben gezogen. Abgesehen von der Schwierigkeit der Beurteilung hat der Müllersche Versuch noch den Nachteil, daß seine Ausführung für manchen Kranken vielleicht nicht ungefährlich ist. Ferner scheitert die Durchführung gar nicht so selten an der Ungeschicklichkeit des Patienten. Daher suchte ich nach einer Vereinfachung des Versuches, der diese Nachteile vermeiden läßt.

Diese fand sich in einer Modifikation des Müllerschen Versuches, die den großen Vorteil hat, daß sie ein physiologischer Vorgang, daher sicherlich ungefährlich ist und außerdem von jedem Menschen, dem ungeschicktesten und schwächsten, ausgeführt werden kann. Man fordert den Patienten auf, eine ganz kurze Inspiration durch die Nase zu machen, man läßt ihn „schnupfen". Eine kurze Demonstration durch den untersuchenden Arzt macht dem Patienten die Sache vollends klar. Man sieht nun normalerweise in jedem Fall ohne Ausnahme beide Zwerchfellhälften eine kurze, nach abwärts gerichtete, ruckartige Bewegung ausführen. Das mediale Drittel der rechten Diaphragmahälfte bleibt häufig etwas zurück, ja, macht manchmal sogar eine geringe Aufwärtsbewegung. Ist aber das Diaphragma einer Seite nervös oder muskulär geschädigt, so bewegt es sich auf der kranken Seite während dieses Versuches nach oben. Dieser Versuch gibt noch eine paradoxe Bewegung der kranken Seite in Fällen, in denen der Müllersche Versuch ein negatives Resultat zeigt, man aber doch eine Schädigung des Nervus phrenicus, z. B. durch ein Aneurysma aortae oder einen Tumor mediastinal erwarten konnte. Diese Modifikation hat also, abgesehen von den oben genannten Vorteilen, noch den der höheren Empfindlichkeit. Die Erklärung hiefür dürfte folgende sein: Beim langsamen Eintreten der Druckverminderung während des Müllerschen Versuches kann ein leicht geschädigtes Diaphragma seine letzten Kräfte zusammenraffen und der ansaugenden Kraft des verminderten intrathorakalen Druckes widerstehen. Beim „Schnupfen" aber wird das Zwerchfell durch die plötzlich eintretende Herabsetzung des Thoraxdruckes überrumpelt, es versagt auch schon in den geringsten Graden einer Schädigung und es kommt ein positives Phänomen zustande.

Der Gang der Funktionsprüfung des Diaphragma ist daher zweckmäßigerweise folgender: Zuerst orientiert man sich über dessen Stand und Form. Hierauf erfolgt die Beobachtung während ruhiger, dann vertiefter Atmung. Ergibt sich dabei ein Verdachtsmoment, daß die Funktion irgendeine Störung erlitten habe, so wird das Diaphragma während des Schnupfens betrachtet. Der klassische Müllersche Versuch ist für den täglichen Gebrauch zu kompliziert.

Ausgerüstet mit diesen Kenntnissen über die Bewegungen des normalen Diaphragma können wir später (S. 80) an die Untersuchung der Bewegungsstörungen herangehen.

Anomalien des Standes

Im folgenden wollen wir uns mit den Anomalien des Zwerchfellstandes beschäftigen. Sie lassen sich in folgende Gruppen einteilen:

1. Zwerchfelltiefstand:
   a) beiderseitig,
   b) einseitig;
2. Hochstand:
   a) beiderseitig,
   b) einseitig.

Der abnorme Stand hat selbstverständlich nicht nur ein rein morphologisches Interesse, sondern vor allem eine große Bedeutung für die Pathologie so mancher Krankheitserscheinungen.

Wenn man sich die drei Kräfte vor Augen hält, die den Stand des Diaphragma beherrschen, die Retraktionskraft der Lungen, den intraabdominellen Druck und den Tonus der Zwerchfellmuskulatur, so kann man die verschiedenen Bilder des Zwerchfelltiefstandes in drei Gruppen bringen. Eine, bei der der Tiefstand durch Veränderung des elastischen Zuges der Lungen (z. B. Emphysema pulmonum) bedingt ist, eine zweite, bei der der intraabdominale Druck herabgesetzt ist (Enteroptose) und eine dritte endlich, bei der der Tonus des Diaphragma erhöht ist (z. B. inspiratorische Dyspnoe, Trachealstenose).

Allen Fällen von beiderseitigem Zwerchfelltiefstand ist eine abnorme Form des Diaphragma eigen, so daß man an dieser allein schon den Tiefstand erkennen kann. Das Zwerchfell eilt seinen Ansatzpunkten in weniger konvexem Bogen zu, so daß man von einer Abflachung desselben sprechen kann. Die Phrenikokostalwinkel sind weiter offen (Abb. 44), nähern sich oft einem rechten Winkel. Auch bei seitlicher Durchleuchtung (Abb. 45) fällt sofort ein charakteristischer Unterschied gegenüber einem normalen Diaphragma auf. Infolge der Abflachung gehen die lumbalen Schenkel nicht so steil gegen die hintere Thoraxwand, der lumbale Winkel ist ebenfalls weiter offen.

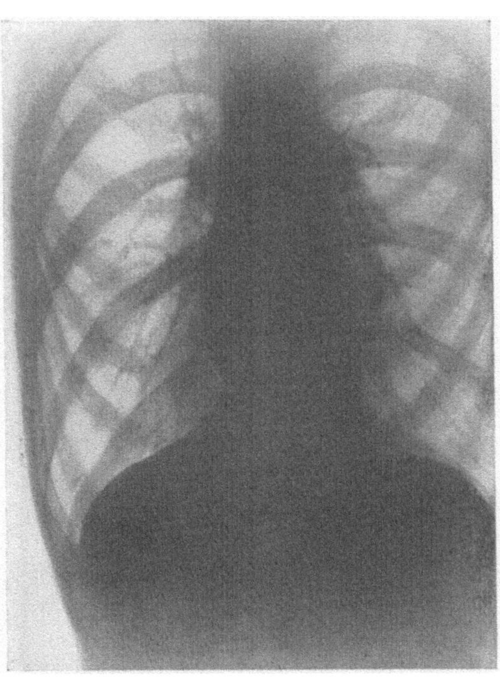

Abb. 44 a. Hochgradige Enteroptose: Tiefstand des Zwerchfells, Cor pendulum, *p. a.* Bild

In den meisten Fällen kann der Geübte den Diaphragmastand auf den ersten Blick auf dem Röntgenschirm als zu tief erkennen, was sich dann auch noch zahlenmäßig durch Orientierung nach den S. 22ff. angegebenen Methoden nachweisen läßt. Als die einfachste Methode hat sich das Auszählen der Rippen eingebürgert. Beim Diaphragmatiefstand findet man nun im rechten Herzzwerchfellwinkel nicht mehr das vertebrale Ende der zehnten hinteren Rippe, sondern das der elften, ja, manchmal noch das der zwölften Rippe. Sehr häufig merkt man, daß das rechte Diaphragma relativ tiefer getreten ist als das linke: Man sieht beide Diaphragmen gleich hoch stehen oder sogar das rechte noch etwas tiefer als das linke. Eine Erklärung hiefür könnte hierin gesucht werden, daß infolge des Nachlassens des Bauchmuskeltonus die Schwere der Leber nun am rechten Diaphragma mit ihrem Gewichte vielmehr hängt, als in normalen Fällen und dadurch diese Seite besonders stark herabgezerrt wird.

Auch die Bewegungen des Zwerchfells ändern sich beim Tiefstand in charakteristischer Weise. Vor allem werden die Ausschläge viel geringer;

bei ruhiger Respiration sieht man minimale, oft gar keine Bewegungen des Diaphragma bei Betrachtung im *p. a.* Bilde; ja selbst bei der seitlichen Durchleuchtung sieht man das Diaphragma nicht einmal mehr mit den Schenkeln arbeiten.

Bei tiefer Atmung sieht man in einem Teil der Fälle das Diaphragma noch normalsinnige Exkursionen ausführen, doch sind dieselben ebenfalls bedeutend eingeschränkt. Die inspiratorische Reserve (s. S. 24) ist wesentlich kleiner als die exspiratorische, das Verhältnis beider zueinander wird 1 : 5 (Abb. 46). In einem anderen Teil der Kranken sieht man eine scheinbar paradoxe (pseudoparadoxe) Bewegung der Diaphragmakuppe bei *p. a.* Durchleuchtung. Doch findet sich, wenn auch sehr selten, so hochgradiger Tiefstand, daß das Zwerchfell in toto, auch die Crura paradox gehoben werden. Die Unterscheidung dieses Zustandes von der Parese oder Lähmung des Diaphragma ist durch die Untersuchung während des Schnupfens ohneweiters möglich. Nie sieht man bei reinem Tiefstand eine paradoxe Bewegung während desselben. Die ungünstige Lage, in der sich das Diaphragma eines solchen Menschen befindet, verhindert auch den Einfluß desselben auf die Thoraxwand. Während beim normalen Menschen mit abdominalem Atemtypus die Kontraktionen des Diaphragma zu einer Hebung und Erweiterung des Rippenbogens führen, bleibt dieser Effekt der Zwerchfelltätigkeit bei Menschen dieses Typus vollständig aus. Ja es gibt sogar Fälle, in denen diese Störung der Zwerchfellfunktion so hochgradig ist, daß es nicht nur nicht zu einer Erweiterung der unteren Thoraxapertur, sondern sogar zu einer Einziehung derselben kommt. Infolge der geringen Beteiligung der unteren Thoraxabschnitte an der Atemtätigkeit müssen die oberen Abschnitte die respiratorische Erweiterung und Verengerung besorgen, die noch durch die Tätigkeit der auxiliaren Atemmuskeln unterstützt wird. Wenn diese Störung einen jugendlichen, noch nicht fixierten Thorax trifft, so kommt eine eigentümliche Thoraxform zustande, charakterisiert durch eine Erweiterung des oberen und eine Verengerung des unteren Anteiles, die von Wenckebach den Namen „Thorax piriformis“ erhalten hat.

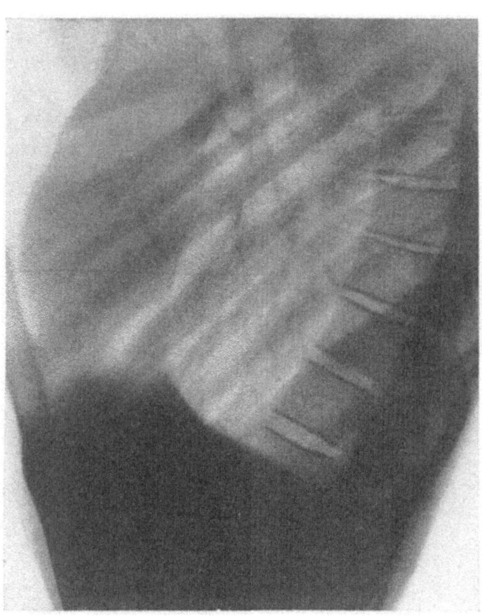

Abb. 45b. Derselbe Kranke. Seitenbild

Daß es in diesen Fällen mit Tiefstand des Diaphragma zu einer mangelhaften Erweiterung der unteren Thoraxapertur, ja sogar zu einer inspiratorischen Einziehung kommt, hat in einem Teil der Fälle (Enteroptotiker — Habitus ptoticus) seinen Grund in einer Verminderung des intraabdominellen Druckes. Es gleicht ein Mensch dieser Art, wie Wenckebach sagt, dem Duchenneschen Pferd mit eröffnetem Bauch, bei dem die Phrenikusreizung zu einer Verengerung des Rippenbogens führte. Die Bedeutung der Bauchdecken für das Zustandekommen dieses Zustandes läßt sich auch aus der Wirkung des Glénardschen Handgriffes ermessen. Der Druck auf die Bauchdecken hebt das Diaphragma, ermöglicht ihm dann, sich inspiratorisch zu senken und die untere Thoraxapertur zu erweitern. Manche Patienten erleichtern ihrem Diaphragma instinktiv die Arbeit dadurch, daß sie ihre Bauchmuskeln kontrahiert halten und bei tiefer Inspiration den Unterbauch stark einziehen (s. Fall 3 Wenckebachs).

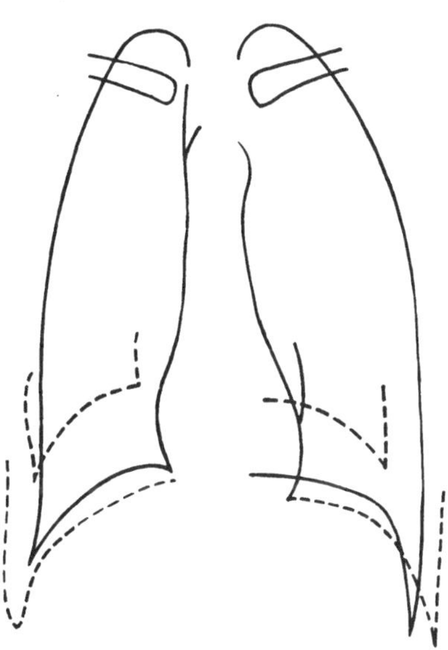

Abb. 46. Hochgradige Ptose; Bewegungsskizze

Daß die Herabsetzung des intraabdominellen Druckes durch Erschlaffung der Bauchdecken nicht die einzige Ursache für den Tiefstand des Diaphragma sein kann, sagen einem die Fälle des chronischen Emphysems. Hier handelt es sich sehr häufig um kräftig gebaute Menschen mit kräftig entwickelten Bauchdecken, die außerdem noch stark, oft bretthart kontrahiert sind. Hier ist die Ursache des Tiefstandes des Zwerchfells offenbar in einem Nachlassen des elastischen Zuges der Lungen gelegen.

Bis jetzt haben wir die abnorme Form und die gestörte Funktion des tiefstehenden Diaphragma betrachtet und die Störung der Atemtätigkeit gesehen. Diese abnorme Diaphragmastellung führt aber auch zu Funktionsstörungen anderer Organe. Am meisten studiert sind die Veränderungen am Herzen und die Störungen des Kreislaufes. Der Tiefstand des Diaphragma ruft eine charakteristische Stellungsanomalie des Herzens hervor; dieses wird ja bekanntlich in seiner Lage dadurch erhalten, daß es teils mit Hilfe der großen Gefäße an der Fascia colli aufgehängt ist, teils durch das Perikard an das Diaphragma gebunden, auf diesem liegt. Wenn nun das Zwerchfell durch Abwärtsverlagerung sich dem Herzen entzieht, so entfällt die stützende Funktion des Zwerchfells und das Herz kommt in eine hängende, statt liegende Stellung. Wenn nun die Herzform nicht noch durch andere Faktoren (Arteriosklerose) verändert wird, so resultiert das typische Bild des Cor pendulum, wie man es in Fällen von Enteroptose oder bei jugendlichem Emphysem sehen kann. Beim Emphysem älterer Menschen geht die typische Herzform unter dem Einfluß der Arteriosklerose und des gesteigerten Blutdruckes verloren. In ausgesprochenen Fällen gehen die Veränderungen der Lagebeziehungen des Herzens und des Diaphragma so weit, daß man auf dem Röntgenschirm bei auf diese Gegend zentrierter Röhre zwischen Herz und Zwerchfell hindurchsehen kann, da ein heller Spalt zwischen beiden Organen zu bestehen scheint, der manchmal bis zu 1 cm breit sein kann. Daß sich hier nicht wirklich ein Spalt befindet, ist klar, irgend etwas muß dort sein. Es dürfte wahrscheinlich so sein, daß die Kontaktfläche beider Organe so klein geworden ist, daß sie durch die in der dahinter befindlichen Lunge entstehenden Sekundärstrahlen „weggeleuchtet" wird. Auch die Herzform ist in diesen Fällen mit Zwerchfelltiefstand in typischer Weise geändert: es kommt zur Bildung einer langen, schmalen Herzsilhouette (Rheinweinflaschenform).

Daß mit dieser abnormen, ungünstigen Lage des Herzens auch die Arbeit desselben erschwert ist, liegt auf der Hand. Natürlich werden greifbare Symptome erst in höhergradig ausgebildeten Fällen zutage treten. Während es in normaler Weise gleichsam bequem auf dem Diaphragma liegend arbeiten kann, hat es bei höhergradigem Tiefstand in hängender Stellung, sich bei jeder Systole an der Trachea aufziehend seine Arbeit zu verrichten. Daß abnorme Verhältnisse für die Herzarbeit bestehen, zeigt das positive Oliver-Cardarellische Symptom (Wenckebach). Bekanntlich vollführt das Herz, wenn ihm seine Unterlage entzogen wird, keine reine, median gerichtete Bewegung aus, sondern es dreht sich gleichzeitig auch mit der Spitze nach vorne. Dadurch wird die Ausflußrichtung des Blutes aus dem Herzen geändert, eine Tatsache, die sicherlich auch eine schlechte Einwirkung auf den Kreislauf hat.

Wenn man sich die angeführten Tatsachen: die schlechte respiratorische Verschieblichkeit des Zwerchfells, die bis zur Pseudoparadoxie gehen kann, die schlechte inspiratorische Erweiterung des Thorax, die sogar in eine Einziehung übergehen kann, und die ungünstige Lage des Herzens beim abnormen Tiefstand des Diaphragma, vor Augen hält, so versteht man die Tatsache, daß dieser Zustand zu Kreislaufstörungen führen kann. Diese sind in ausgesprochenen Fällen, wie dies Wenckebach beschrieben hat, schon ohne genauere Analyse der Herztätigkeit und der Kreislaufverhältnisse, sehr auffällig. Die Symptome arterieller Anämie stehen im Vordergrund: baldige Ermüdung, Schwindelgefühl, kalte Extremitäten, kleiner frequenter Puls, Herzklopfen, blasse Haut. Es wird vom Herzen zu wenig Blut in das arterielle System hineingepumpt. Zuweilen sieht man Fälle mit leichter Zyanose der Lippen, dies allerdings nur in selten hochgradigen Fällen, wie ich solche nur zweimal gesehen habe.

Bei subtilerer Untersuchung der Zirkulationsverhältnisse bei Menschen mit Diaphragmatiefstand bei Enteroptose fand Wenckebach außerdem ein paradoxes Verhalten der Halsvenen und des Radialpulses. Normalerweise zeigen die Venen des Halses einen inspiratorischen Kollaps, bei Enteroptotikern aber kann es zu einem inspiratorischen Anschwellen kommen. Diese Erscheinung ist verständlich, wenn man bedenkt, daß die fördernde Wirkung auf den venösen Kreislauf fehlt oder wenigstens behindert ist. Der Pulsus paradoxus kann nach Wenckebach ebenfalls aus der Verschlechterung der Zirkulation während der Inspiration erklärt werden. Daß die abnorme Lage des Herzens für den Kreislauf ungünstig ist, wurde oben hervorgehoben. Durch das weitere inspiratorische Tiefertreten des Diaphragma werden in der Einatmungsphase die Arbeitsbedingungen weiter verschlechtert und es kommt dazu, daß der Puls während der Inspiration immer kleiner, während der Exspiration immer größer wird, um in der Atempause am größten zu sein.

Der schädliche Einfluß des Zwerchfelltiefstandes auf Atmung und Herztätigkeit läßt sich, wie gezeigt, leicht direkt nachweisen. Es ist nun sehr naheliegend anzunehmen, daß auch die Funktion der Abdominalorgane durch die schlechte Zwerchfellarbeit leidet, doch ist hier die Erkenntnis, ob der Tiefstand des Diaphragma oder die ptotische Verlagerung des betreffenden Organes an der Funktionsstörung schuld ist, sehr schwer. Meines Wissens bestehen darüber in der Literatur keine Mitteilungen.

Am Magen kommt die Ptose (ptotische Elongation) wohl immer mit Zwerchfelltiefstand kombiniert vor. Diese Magenveränderung ist häufig die Ursache einer Verlängerung der Austreibungszeit. Ursache hiefür wird wohl in erster Linie die Ptose und Atonie und die vergrößerte Hubhöhe des Magens sein, es wäre aber denkbar, daß die mangelhafte Diaphragmaarbeit an der gestörten Funktion mitschuldig sein könnte.

Die bei Menschen mit Zwerchfelltiefstand so häufige Obstipation hat sicherlich seine Ursache nicht allein in der Ptose des Darmes, sondern auch im Fehlen der fortwährend gesetzten Druckschwankungen durch die mangelhafte Diaphragmatätigkeit. Ob auch eine Änderung des Blutchemismus (s. Simon, S. 59) eine Verminderung der Peristaltik hervorruft, bleibe dahingestellt.

Die Entleerung der Gallenblase und des Nierenbeckens leidet sicherlich auch unter der mangelhaften Diaphragmaarbeit, und es wäre denkbar, daß hier mit eine Ursache für Steinbildung liegen könnte. Ob die Steinbildung bei Menschen mit Enteroptose häufiger ist, ist mir nicht bekannt.

Der Tiefstand des Diaphragma kann auch ein einseitiger sein; als Ursache kommen hier in Betracht: der Pneumothorax, der Flüssigkeitserguß und Erkrankungen der Lunge mit Entspannung derselben.

Bei Ansammlung von Gas in der Pleurahöhle kann die Lunge, wenn sie nicht an der Basis adhärent ist, vollkommen abgelöst werden. Da dann eine der den Diaphragmastand beherrschenden Kräfte, und zwar eine kranialwärts ziehende, wegfällt, kommt immer ein Tiefstand des Diaphragma zustande (Abb. 47). Dieser ist auch an solchen Pneumothoraces zu konstatieren, die einen höheren negativen Druck haben. So sah ich einen Fall mit einem negativen Druck von —4 und trotzdem einen recht beträchtlichen Tiefstand. Es ist dieser also kein Zeichen für Überdruck im Pneumothorax. Wenn sich die Gasansammlung nur über den lateralen Anteilen des Diaphragma z. B. befindet und die medialen Teile noch durch Adhäsionen mit der Lunge in Verbindung stehen, so kommt es zu einem partiellen Tiefstand eines Diaphragma. Der Tiefstand des Diaphragma kann so zustande kommen, daß dasselbe, in toto seine Kuppelwölbung beibehaltend, sich senkt. In anderen Fällen aber kann das Zwerchfell seine Wölbung einbüßen und nach unten durchhängen, so daß seine ehemalige Kuppel mehr kaudalwärts sich befindet als seine Insertionslinie (s. Abb. 48, 49).

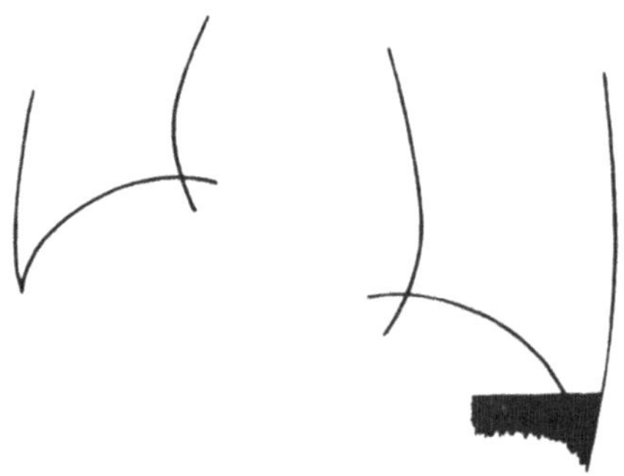

Abb. 47. Linksseitiger Pneumothorax. Enddruck + 1 + 3. Tiefstand des linken Diaphragma

Die zweite Erkrankung, die zu einem einseitigen Tiefstand des Diaphragma führt, ist der Flüssigkeitserguß (Pleuritis exsudat., Hämatothorax, Empyema pleurae). Der Tiefstand kann in vivo nur auf der linken Seite der Röntgenuntersuchung zugänglich sein, da rechterseits die schattendichte Leber das Diaphragma nicht isoliert sichtbar werden läßt. Linkerseits kann man infolge der gewöhnlich vorhandenen oder künstlich herstellbaren Luft- oder Gasansammlung im Magen oder Kolon die Unterfläche des linken Diaphragma sehen und so den Tiefstand desselben diagnostizieren. Das gewöhnliche, sogar recht häufige Bild ist das, daß man die Magenblase recht beträchtlich tiefer stehen sieht als das sichtbare rechte Diaphragma; es sind Unterschiede im Höhenstande bis zu 4 bis 5 cm; dabei aber sieht man die obere Begrenzung der Gasblase nach oben konvex, so daß

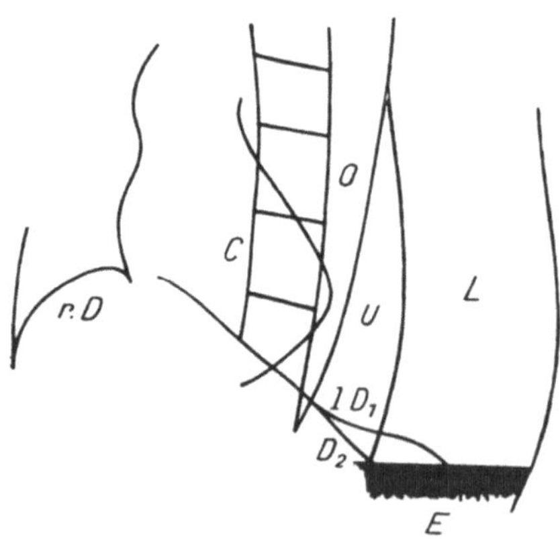

Abb. 48. Pneumothorax artefic. sin. Druck + 20 cm H_2O
D_1, D_2 verschiedene Kuppen des linken Diaphragma. *L.* Pneumothorax. *E.* Exsudat. *O.* Ober-, *U.* Unterlappen. *C.* Herz

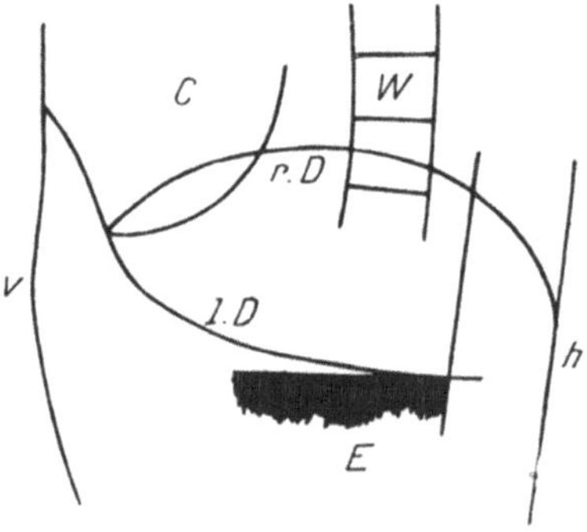

Abb. 49. Derselbe Fall wie in Abb. 48 von der Seite (ds) gesehen
v. vorne. *h.* hinten

man den Schluß ziehen kann, daß das Diaphragma in toto ohne Formveränderung nach abwärts verschoben wurde. Seltener sieht man Patienten, bei denen die nach abwärts verlagerte Magenblase von oben her eingedellt ist und daher eine nach oben konkave Grenzlinie aufweist. Auch der physikalischen Untersuchung sind diese einseitigen Diaphragmatiefstände zugänglich. Rechterseits verraten sie sich durch Tiefertreten der Leber, linkerseits aber kann das nach unten durchgedrückte Diaphragma direkt der Palpation zugänglich werden (Wenckebach [4]), was nach meiner Erfahrung allerdings recht selten ist. Erkrankungen, die eine Entspannung des Lungengewebes hervorrufen, dabei aber mit dem Diaphragma keinerlei direkten Kontakt aufweisen (Infiltrationen, wandständiger Erguß usw.), rufen auch einen mäßigen Tiefstand des Diaphragma hervor. Durch die Entspannung des Lungengewebes wird der aufwärts gerichtete Zug am Zwerchfell abgeschwächt, der Muskeltonus gewinnt die Überhand und drückt das Diaphragma tief.

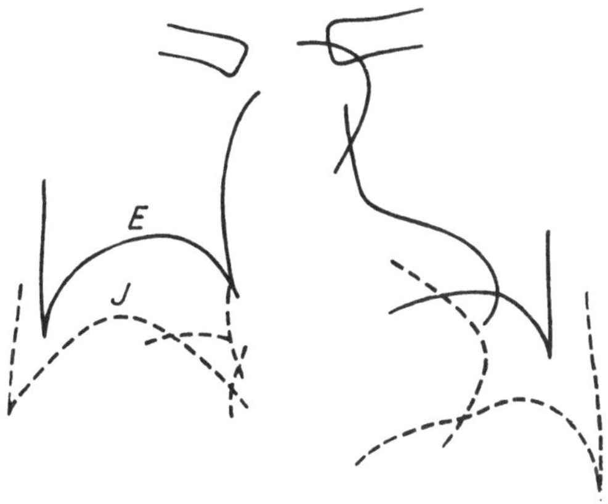

Abb. 50. Hochstand des Diaphragma infolge enormen Ascites
E. ruhige und forcierte Exspiration. *J.* tiefe Inspiration

Wie der abnorme Tiefstand des Diaphragma für die Tätigkeit des Organes von Nachteil ist, so ist es auch der abnorme Hochstand. Dieser kann verschiedene Ursachen haben. Wenn er das ganze Diaphragma betrifft, so liegt der Grund in der Regel in einer Änderung des intraabdominellen Druckes, und zwar im Sinne einer Erhöhung. Fettleibigkeit, Gravidität, Überfüllung des Darmes, große Tumoren, Ascites, Peritonitis sind die Ursachen des Zwerchfellhochstandes.

Man findet in derartigen Fällen bei der Durchleuchtung die Zwerchfellkuppe in der Höhe des achten hinteren Interkostalraumes der achten Rippe oder gar in der Höhe des siebenten Interkostalraumes oder der siebenten hinteren Rippe. Die Form des Diaphragma ist auch in charakteristischer Weise geändert, so daß man die Diagnose „Hochstand" machen könnte, wenn man auch das Diaphragma allein im engen horizontalen Blendenspalt auf dem Röntgenschirme sähe. Es ist stärker gewölbt und die Phrenikokostalwinkel sind spitzer, da das Diaphragma der Thoraxwand in großer Ausdehnung anliegt. Die stärkere Wölbung kommt oft erst während der Inspiration zum Ausdruck, wenn man dann das Diaphragma in größerer Ausdehnung vor sich sieht (Abb. 50). Infolge der Erhöhung des Bauchdruckes weichen die muskulären Wände des Bauchraumes, die vorderen Bauchdecken und das Diaphragma in zentrifugaler

Richtung aus: erstere nach vorne, letztere nach oben. Dadurch wird die Tätigkeit des Diaphragma in zweierlei Weise beeinträchtigt. Erstens bietet der dauernd erhöhte Druck im Bauchraume dem Zwerchfell eine dauernde Mehrarbeit, die es auf die Dauer nicht leisten kann; es werden daher die inspiratorischen Exkursionen des Diaphragma abnehmen, kleiner werden und damit die Wirkung des Zwerchfells auf Atmung und Kreislauf eine schlechtere. Daß das Diaphragma eine dauernde Mehrarbeit nicht leisten kann und trotz der günstigen Bedingungen, nämlich der Tatsache einer hohen Ruhelage und der dadurch gegebenen Möglichkeit großer inspiratorischer Senkung, schlecht arbeitet, haben Hofbauer und Holzknecht nachgewiesen.

Während außerdem unter normalen Verhältnissen während der Inspiration die vorderen Bauchdecken nachgeben, sich vorwölben und dadurch dem Diaphragma die Arbeit des Herabsteigens erleichtern, fällt auch dies hier weg. Die ohnehin schon gedehnten Bauchdecken können nicht noch viel weiter vorgewölbt werden und bieten so dem Zwerchfell ein Hindernis. Abgesehen von der Erschwerung der Inspirationsbewegung ist auch das exspiratorische Höherrücken des Diaphragma eingeschränkt, da ja dasselbe schon zu hoch steht. Die schlechte Zwerchfellarbeit drückt sich auch in der respiratorischen Reserve aus. Während normalerweise die exspiratorische Exkursion von der Ruhelage aus die inspiratorische um das Doppelte übertrifft, sehen wir bei Diaphragmahochstand ein Verhältnis beider Exkursionen von 1 : 1 eintreten (s. Abb. 51), ja in besonders hochgradigen Fällen gar kein Höhertreten während forcierter Exspiration (s. Abb. 50).

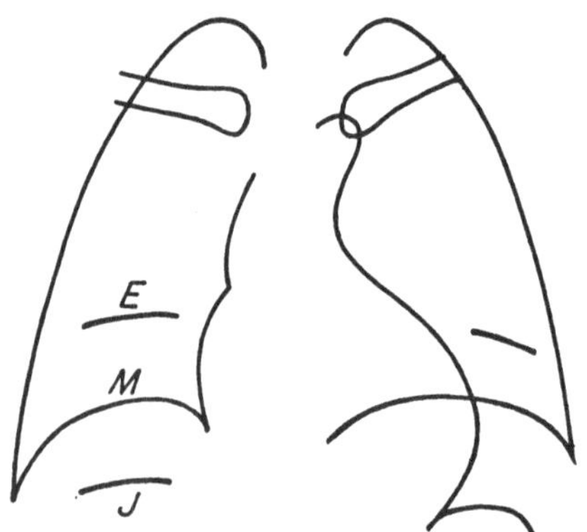

Abb. 51. Bewegungsskizze des Diaphragma einer im 10. Monat Graviden
M. Mittelstellung. *E.* forc. Exspiration. *J.* tiefe Inspiration

Genau so wie der Tiefstand des Diaphragma das Herz in seiner Arbeit stört, so tut es auch der Hochstand. Während dort ein hängendes Herz zu sehen ist, so kommt es hier zur Ausbildung einer Querlagerung. Diese abnorme Situation erschwert durch Veränderung der Ausströmungsrichtung des Blutes dem Herzen die Arbeit. Einen Hinweis darauf können wir ebenso wie beim abnormen Tiefstand im Auftreten von akzidentellen Herzgeräuschen erblicken. So schreibt Dietlen (S. 207): „Systolische akzidentelle Geräusche werden nach fast übereinstimmenden Mitteilungen der Autoren bei Exspiration verstärkt oder treten überhaupt nur bei Exspiration auf. Auch die größere Häufigkeit von akzidentellen Geräuschen bei Frauen, und zwar bei solchen mit kurzem Brustkorb und hohem Zwerchfellstand (Korsett), die mir aufgefallen ist, sowie bei Kindern würden hieher gehören. Auch die Schwangerschaftsgeräusche fallen in diese Gruppe. Ganz zweifellos kommen bei pathologischem Zwerchfellstand mit entsprechender Herzverlagerung sehr häufig akzidentelle Geräusche vor.“

Da der Diaphragmahochstand außerdem regelmäßig eine aortische Konfiguration des Herzens hervorruft, so werden bei Menschen dieser Art recht häufig Herzfehler, Aortenerkrankungen, ja Aneurysmen diagnostiziert; dies um so eher, als die Patienten ja sehr häufig kurzatmig sind.

Der Zwerchfellhochstand mit seinen subjektiven Veränderungen führt recht oft zu einer falschen Beurteilung eines Falles, sowohl klinisch als röntgenologisch. Man findet eine breite Herzdämpfung, den Spitzenstoß, außerhalb der Mamillarlinie und eine Verbreiterung des Gefäßbandes. Bei der klinischen Untersuchung schützt vor der Diagnose der Hypertrophie und Dilatation des Herzens die Beobachtung, daß der Spitzenstoß im vierten Interkostalraum gelegen ist, bei der Durchleuchtung die Untersuchung der Aorta in schräger Richtung. Die sichere Entscheidung, ob zu breit oder normal, fällt einem aber in noch genug Fällen oft recht schwer.

Nach diesen allgemeinen Ausführungen über den Hochstand muß aber noch darauf aufmerksam gemacht werden, daß bei einer Anzahl von Menschen dieser Art, besonders bei jenen, bei denen die Vergrößerung des Bauchinhaltes eine physiologische ist, die Störungen von Atmungs- und Herztätigkeit nicht immer zu finden sind. So kann ich nach meiner Erfahrung die Angaben Dietlens bestätigen, welcher angibt, daß er bei Schwangeren (Abb. 51) größere inspiratorische Verschieblichkeit gefunden hat als bei den gleichen Frauen nach der Entbindung. Er fand z. B. vor der Entbindung eine durchschnittliche inspiratorische Senkung von 4,6 cm gegenüber 3,5 cm nachher.

Auch bei Fettleibigen sieht man nach Dietlen verschiedene Typen, solche, welche nie atemlos sind, solche, welche es unter dem Einfluß der Arbeit werden und endlich solche, die es schon in der Ruhe sind. „Zum Teil dürfte daran das Zwerchfell schuld sein. Bei Beschwerdefreien sieht man trotz Hochstandes eine gut respiratorische Verschieblichkeit des Diaphragma. Bei anderen vermißt man die gute Beweglichkeit und darf dann mangelhafte Lungenlüftung und mangelhaften Druckausgleich in der Verteilung des Venenblutes zwischen Brust- und Bauchhöhle als Ursachen der Beschwerden annehmen.“

Außer diesem durch krankhafte oder physiologische (Schwangerschaft) Zustände hervorgerufenen Zwerchfellhochstand gibt es noch Veränderungen dieser Art, die auf konstitutionelle Abnormitäten zurückgeführt und als degeneratives Stigma aufgefaßt werden. So beschrieb Byloff (2) drei Patienten, bei denen sich kein Grund des Zwerchfellhochstandes finden ließ; da bei denselben andere „degenerative Stigmen“, wie „kindliche Entwicklung des Thorax“ und „allgemeine Unterentwicklung des Körpers“ vorhanden waren, so ist er geneigt, den Zwerchfellhochstand als Zeichen einer degenerativen Konstitution zu betrachten. Die Ursache des Diaphragmahochstandes dürfte letzten Endes in Abnormitäten des Knochengerüstes oder der Muskulatur gelegen sein.

C. v. Noorden weist in einem Vortrage über Chlorose auf „die längst bekannte" Tatsache hin, daß bei dieser Krankheit ein Zwerchfellhochstand vorhanden ist, der sich klinisch und röntgenologisch nachweisen lasse. Der Hochstand des Diaphragma sei die Folge einer Retraktion der Lungenränder. Die Bewegungsfreiheit des Diaphragma bleibt dabei erhalten. Die Chlorotischen weisen ferner einen abnorm oberflächlichen Atemtypus auf, der mit dem Lufthunger derselben wenigstens teilweise im Zusammenhang sein dürfte. Hiefür spreche auch der vortreffliche Erfolg, den systematische Atemübungen auf den mittleren Zwerchfellstand der Chlorotischen und gleichzeitig auf das Gefühl des Lufthungers ausüben.

Nach H. Pollitzer zählt dieses „Volumen pulmonis dimminutum" nicht nur zu den Symptomen der Chlorose, sondern auch zu denen des Morbus Basedowi und der chronischen Malaria. Wichtig erscheint es mir, hervorzuheben, daß nicht nur der Lungenrand sich nach oben zurückzieht, sondern daß nach v. Noorden es zu einem tatsächlichen (auch der Kuppe) Hochstand des Diaphragma kommt, der auch röntgenologisch nachweisbar ist.

Das Tragen eines Korsetts führt wohl auch regelmäßig einen Zwerchfellhochstand herbei, wie dies Dietlen beschreibt. Auch Wenckebach (4) verleiht dieser Meinung Ausdruck und sagt: „. . . besonders wenn es ein Korsett ‚droit devant' ist, welches den Unterbauch eindrückt, scheint mir die notwendige Folge Zwerchfellhochstand zu sein."

Über den Einfluß dauernd getragener fester Stützkorsette auf das Herz berichtete Brösämlen. Er fand bei zwölf von siebzehn Patienten, die vor und nach Anlegung des Stützkorsetts untersucht worden waren, deutlich nachweisbare Veränderungen des Herzens: Hypertrophie der rechten Kammer und verstärkten zweiten Pulmonalton. Diese Störungen waren erst im zweiten oder dritten Jahre des Korsetttragens eingetreten. Kürzere Zeit (z. B. ein Jahr) rief keine Veränderungen hervor. Die Ursache dieser Veränderungen ist wohl in der Behinderung der Zwerchfellatmung und des dadurch bedingten Wegfalles der Saug- und Pumpwirkung des Diaphragma gelegen; dadurch hat das Herz mehr Arbeit zu leisten.

Es wäre noch darauf hinzuweisen, daß ein Diaphragmahochstand bei beiderseitiger Phrenikuslähmung (z. B. beiderseitige Phrenikotomie aus therapeutischen Gründen, beiderseitige Lähmung bei alkoholischer Neuritis) vorkommen kann. (Siehe später unter Phrenikuslähmung.)

Weniger allgemeines Interesse, dafür mehr diagnostische Bedeutung beansprucht der einseitige Hochstand des Diaphragma.

Sieht man einen einseitigen Zwerchfellhochstand, so kann man wohl in den meisten Fällen die Ursache für denselben nachweisen, wenn man sich die oben (S. 29, 30) geschilderten Kräfte vor Augen hält, die das Zwerchfell in seiner bekannten, bestimmten Lage festhalten. Man beginne daher in solchen Fällen zuerst mit der Untersuchung der Lunge, dann folgt die Absuchung des Bauchraumes und endlich die Funktionsprüfung des Zwerchfells selbst. Außerdem hat man noch die Beschaffenheit des knöchernen Thorax zu beachten, da auch hier Anomalien bestehen können, die das Diaphragma in seiner Stellung beeinflussen können.

Von den Erkrankungen im Thorax kommen in dieser Richtung nur die schrumpfenden Prozesse in Betracht und von diesen wieder nur diejenigen, bei denen die Pleura diaphragmatica mitergriffen ist.

Aßmann gibt an (I. Auflage, S. 282), daß bei Schrumpfungsprozessen der Lunge infolge Emporsteigens des Zwerchfells ein Hochstand desselben entsteht. „Es ist hiebei keine notwendige Voraussetzung, daß diaphragmale Pleuraverwachsungen bestehen.“ Meiner Erfahrung nach müssen pleurale Adhäsionen an der Basis vorhanden sein, um einen Zwerchfellhochstand hervorzurufen. Andernfalls sieht man einen Tiefstand des Diaphragma eintreten, dessen Ursache die Emphysembildung der von Schrumpfung freien Lungenteile ist.

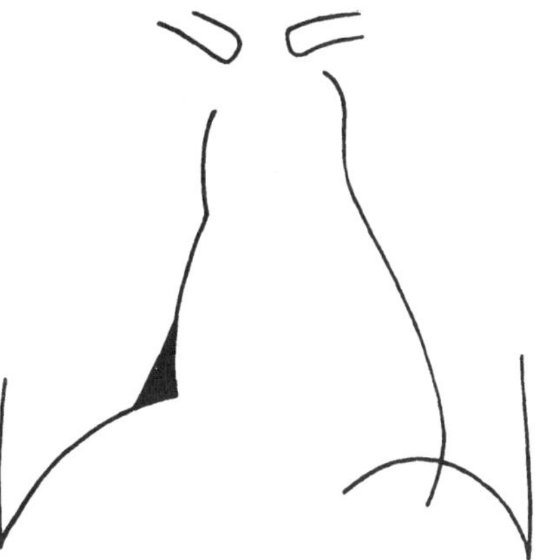
Abb. 52. Mediastinale Schwarte im rechten Herzzwerchfellwinkel. Hochziehung des rechten Diaphragma

Es handelt sich in erster Linie um Tuberkulose, chronische Pneumonie, Bronchuskarzinome und Pleuraschwarten (Abb. 52). In so manchen Fällen dieser Art kann man über den wirklichen Diaphragmastand nichts aussagen, da dieses in den Schatten des krankhaften Prozesses so eingehüllt ist, daß man es nicht sehen kann. Linkerseits kann man sich durch Luftfüllung der Magen- oder Kolonblase helfen. Wenn man das Diaphragma in derartigen Fällen sehen kann, so erkennt man, daß es nie in schöner Kuppelwölbung hochgegangen ist, sondern daß immer einzelne Teile stärker kranialwärts verlagert sind als andere. In der Regel sind es die lateralen Anteile, welche durch Schwarten an die Thoraxwand fixiert und hochgezogen sind. Dabei kann es vorkommen, daß das Diaphragma, wenn es sich inspiratorisch zu senken sucht, in gerader oder sogar nach oben konkaver Linie ausgespannt wird. Daß die Beweglichkeit eines solchen Diaphragma leidet, ist klar. Wenn sich auch die medianen Anteile der Kuppellinie noch nach abwärts zu senken imstande sind, so sind die Bewegungen der hochgezogenen Anteile weitgehend reduziert. Ja, es kann bei tiefer Inspiration dazukommen, daß die wandständigen Teile des Diaphragma inspiratorisch mit der Thoraxwand gehoben werden, eine pseudoparadoxe Bewegung ausführen. In seltenen Fällen dieser Art kann es auch, wie im Kapitel Funktionsprüfung (S. 59) erwähnt, zu echter paradoxer Bewegung kommen, die erst bei der Ausführung des „Schnupfens“ nachweisbar wird.

Die Bronchusstenose führt zu einem mehr weniger ausgesprochenen gleichseitigen Zwerchfellhochstand mit Bewegungsstörungen. Infolge

Luftverarmung der befallenen Seite kommt es zu einer Verkleinerung der Lunge, sozusagen zu einer Schrumpfung in toto und infolgedessen zu einem Zwerchfellhochstand. Larynx- und Trachealstenosen rufen naturgemäß nur beiderseitige Veränderungen hervor, die wohl in der Regel durch einen Tiefstand charakterisiert sind; ich wenigstens habe in derartigen Fällen (Tumorkompression) nur Tief- und nie einen Hochstand gesehen. Vorstellbar ist, daß man bei einem Fall mit hauptsächlicher oder ausschließlicher Behinderung der Inspiration bei freier Exspiration infolge zunehmender Luftverarmung einen Hochstand sehen kann; dies scheint jedoch sehr selten zu sein.

Fr. Kraus beschrieb einen Hochstand des linken Zwerchfells bei Fällen mit Pleuritis diaphragmatica. Unter dieser Bezeichnung versteht man ein Krankheitsbild, bei dem sich die entzündlichen, pleuralen Veränderungen ausschließlich oder hauptsächlich an der Pleura diaphragmatica ausgebildet haben. Sie können als selbständiges Krankheitsbild oder als Begleitsymptom einer basalen Pneumonie auftreten. Die klinischen Symptome dieser Lokalisation der Entzündung der Pleura sind von verschiedenen Autoren, besonders von Fr. Kraus, N. Ortner und Stenitzer, beschrieben worden. Im Vordergrund der Erscheinungen stehen Schmerzen in den unteren Thoraxpartien, in der Herzgegend, in der Höhe des Zwerchfells, die ins Epigastrum, in den Rücken, in die Schulter- oder Lendengegend ausstrahlen können. Spontanschmerzen können auch beim Schlucken während des Durchtrittes der Speisen durch den Hiatus oesophageus diaphragmatis auftreten. Druckschmerz des Nervus phrenicus ist ein regelmäßig vorhandenes Symptom; besonders häufig ist der Mussysche Druckpunkt am Halse nachweisbar. Die Spontanschmerzen werden durch die Atmung verstärkt, treten bei tiefer Atmung so heftig in Erscheinung, daß die Patienten beim Versuch der tiefen Inspiration stöhnen. Dadurch kommt es zu einem reflektorischen Stillstand des Diaphragma der befallenen Seite, zu einer merklichen schwächeren Atmung derselben. Die Patienten empfinden Lufthunger. Quälender Husten, Singultus und Erbrechen kann vorkommen. Gewöhnlich besteht Fieber. Stenitzer beschreibt das Vorkommen des „respiratorischen Bauchdeckenreflexes“ nach R. Schmidt (blitzartige Kontraktion der oberen Ansatzpartie des Rectus abdominis der kranken Seite bei tiefer Inspiration).

In einem gewissen Gegensatz zu dieser reichhaltigen klinischen Symptomatologie der Pleuritis diaphragmatica sieht man ein typisches Röntgenbild kaum je. Ich konnte wenigstens bisher dergleichen nur selten beobachten.

Es handelte sich um einen 40jährigen Krankenpfleger, der drei Wochen vor der Untersuchung eine „Grippe“ durchmachte. Seither habe er das Gefühl, daß in seiner linken Brustseite, speziell in der Herzgegend, etwas nicht in Ordnung sei. Dort fühle er ein Brennen und beim Schlucken habe er das Gefühl, als ob der Bissen dort an ein Hindernis anstoße; stecken bleibe nichts. Während des Essens bekomme er häufig einen Anfall von Singultus, der erst sistiere, wenn er zu essen aufhöre. Nach längerer Pause könne er weiter essen, ohne neuerlichen Singultus. Beim Bücken seien die unangenehmen Sensationen in der Brust stärker. Bei der Röntgenuntersuchung wurde folgender Befund erhoben: Ösophagus normal. Das linke Zwerchfell steht beträchtlich höher als das rechte; die Bewegungen sind beiderseits normal.

Auch andere haben schon ihre Verwunderung über diese Tatsache ausgesprochen, so z. B. Weiß. Andere übernehmen die Beschreibung früherer Autoren ohne ihre eigene Erfahrung mitzuteilen, so z. B. Aßmann oder Stähelin, was wohl dafür spricht, daß die so bedeutenden und geschätzten Autoren keine eigene Erfahrung über das Röntgenbild dieser Krankheit haben.

Bei Fällen mit den klinischen Symptomen einer Pleuritis diaphragmatica sieht man im Röntgenbilde entweder gar keine pathologische Veränderung (auch freie Beweglichkeit ist vorhanden), oder es besteht lediglich eine Einschränkung oder Aufhebung der respiratorischen Verschieblichkeit, oder aber man findet das typische Bild der Pleuritis exsudativa, das sich in nichts von dem Röntgenbild der gewöhnlichen Exsudate unterscheidet. Einen abnormen Hochstand des Diaphragma und eine vergrößerte Gasblase unter dem linken Zwerchfell, beides von F. Kraus beschrieben, habe ich nie gesehen; man kann dies keinesfalls als typisch bezeichnen. Ich glaube auch nicht, daß der Endausgang einer Pleuritis diaphragmatica eine Lähmung des Zwerchfells werden kann (F. Kraus). Meines Erachtens handelt es sich bei der als Pleuritis diaphragmatica bezeichneten Erkrankung um eine Pleuritis sicca oder exsudativa, die sich von der gewöhnlichen durch die Schmerzhaftigkeit unterscheidet: es liegt hier eine besonders schmerzhafte Affektion der Pleura vor. Warum in dem einen Fall eine Pleuritis zu heftigen Schmerzen führt, in einem anderen Fall dem Patienten aber nicht die geringsten sensiblen Erscheinungen verursacht, kann man nicht erkennen.

Die Diagnose einer Pleuritis diaphragmatica wird auch viel zu oft gemacht. Eine Pericarditis, eine schmerzhafte Affektion der Milz, des Magens, der Leber, der Gallenwege und des Pankreas wird des öftern fälschlich für eine Pleuritis diaphragmatica gehalten. Umgekehrt kann bei Bestehen einer solchen schmerzhaften Pleuritis irrtümlicherweise eine andere Krankheit vermutet werden: Angina pectoris, Pericarditis, Affektionen der Milz, der Leber, der Gallenwege und des Magens, ja eine Lumbago werden vermutet. Anderseits darf nicht vergessen werden, daß Erkrankungen dieser Organe eine Pleuritis verursachen können.

Man kann daher die Meinung vertreten, daß die Aufstellung des Begriffes einer Pleuritis diaphragmatica als eines eigenen Krankheitsbildes nicht berechtigt ist. Die unter diesem Namen beschriebenen Phänomene sind nur ein Symptom einer Pleuritis, die die basale Pleura ergriffen hat und in manchen, eben diesen Fällen, besonders schmerzhaft verläuft.

Die bis nun erwähnten Änderungen im Diaphragmastande bei Erkrankungen im Brustraume befallen beide Seiten ziemlich häufig und in gleicher Weise ohne Bevorzugung von rechts und links. Anders steht es mit den Veränderungen im Bauchraume. Diese haben eine bessere Angriffsmöglichkeit am linken Zwerchfell, da das rechte durch die Leber geschützt ist. Man findet daher einen linksseitigen Diaphragmahochstand weitaus häufiger als einen rechtsseitigen.

Die gewöhnlichste Ursache des linksseitigen Zwerchfellhochstandes ist eine Gasblähung entweder des Magens oder des Dickdarmes oder beider Organe zu gleicher Zeit. Besteht eine Gasblähung des Magens allein, so spricht man von Aerophagie (Bouverett) oder Pneumatosis ventriculi (Rieder) (Abb. 53). Letzterer Name erscheint zweckmäßiger, weil er nichts über die letzten Endes doch unklare Ätiologie aussagen will, sondern nur die Tatsache der Luftansammlung feststellt, während der erstere voraussetzt, daß der Patient Luft schluckt, wobei man die Empfindung hat, daß der Patient bewußt (es soll ein Zeichen von

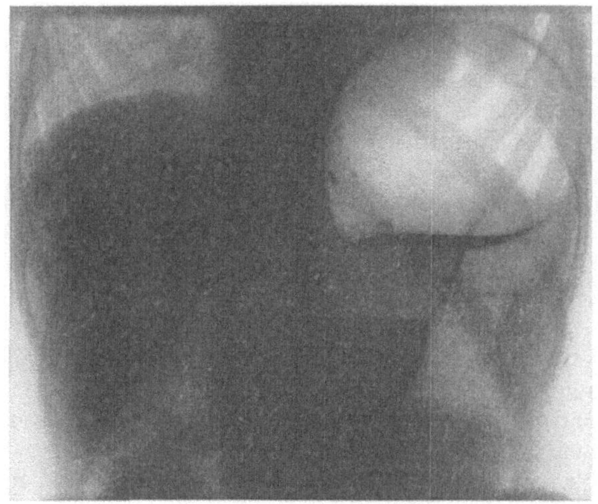

Abb. 53. Pneumatosis ventriculi. Hochstand des linken Zwerchfells

Hysterie sein) oder unbewußt die Luft allein verschluckt. Nun scheint dem ja nicht so zu sein; keiner der Patienten und niemand seiner Angehörigen weiß etwas davon zu erzählen. Natürlich muß letzten Endes die Luft verschluckt worden sein; dies geschieht bei den in Rede stehenden Patienten geradeso wie bei Normalen während des Essens. Nebenbei soll erwähnt werden, daß die Luft, die man mit dem bekannten gurgelnden Geräusch verschluckt (eine Belustigung für viele Knaben) nie, wie man sich bei gleichzeitiger Durchleuchtung überzeugen kann, in den Magen hinabkommt, sondern im Brustteil des Ösophagus, diesen stark erweiternd, angesammelt wird. Der Unterschied zwischen dem Normalen und dem Menschen mit Pneumatosis liegt meines Erachtens darin, daß der eine seinen Magen von der Luft befreien kann, der andere aber nicht. Die Luft wird in der Regel durch Ructus aus dem Magen durch den Ösophagus nach außen entfernt. Dies kann nun der „Aerophage" nicht. Die Luft wird daher zum größten Teil durch den Pylorus in den Darm ausgestoßen; daher sieht man in diesen Fällen regelmäßig einen mehr weniger stark ausgeprägten Meteorismus (auch des Dünndarmes). Nach der dargelegten Meinung wäre daher in diesen Fällen die Abnormität im linken Diaphragma zu suchen; diesem fehlt die Kraft, den Ructus zu bewerkstelligen. Wenn man nun das linke Diaphragma derartiger Menschen in der Richtung untersuchen will, ob seine Kraft normal ist oder nicht, so hat man die oben angeführte Funktionsprüfung durchzuführen. Die Betrachtung während der ruhigen Atmung ergibt keine Anhaltspunkte, denn wir sehen das linke Diaphragma nicht nur normalsinnige Bewegungen ausführen, sondern finden in der Regel, daß die Exkursionen links größer sind als rechts, da beide ungefähr den gleichen inspiratorischen Tiefstand erreichen. Auch die angestrengte Atmung zeigt dasselbe Resultat. Anders aber ist das Resultat bei Beobachtung des Schnupfphänomens: man sieht dabei, allerdings mit Ausnahmen, eine deutliche paradoxe Hebung. Dies dürfte ein Beweis dafür sein, daß es sich in diesen Fällen um eine Muskelschwäche des Diaphragma handelt. Etwas Genaueres, ob es sich um eine Muskelerkrankung oder um eine nervöse Störung (Nervus sympathicus ?) handelt, wissen wir nicht, da eine anatomische Untersuchung in dieser Richtung meines Wissens bisher nicht ausgeführt worden ist. Daß nicht das Luftschlucken allein die Schuld am Hochstand sein kann, dürfte auch dadurch bewiesen sein, daß die Aufblähung des Magens in der Regel trotz Vergrößerung der Gasblase keinen oder keinen nennenswerten Zwerchfellhochstand hervorruft. Für eine Schwäche des Diaphragma sprechen auch die Mitteilungen F. Rosenfelds; er war bei Patienten mit Diaphragmahochstand in der Lage, durch Elektrisieren des Nervus phrenicus oder durch gymnastische Übungen das Diaphragma so weit zu stärken, daß es nicht mehr jedem Druck von unten nachgab.

Dieser abnorme Zustand hat auch klinische Bedeutung, da die Patienten davon Beschwerden haben. Sie leiden unter einem Druck unter dem Sternum, sie haben ein Völlegefühl. Aber auch ernstere Symptome können vorgetäuscht und auch ausgelöst werden, und zwar die der Angina pectoris. Man stellt sich vor, daß infolge der Hebung und Rechtsverlagerung des Herzens eine Zerrung der Nerven des Herzens und der Aorta hervorgerufen wird, die das Bild der Angina pectoris vortäuschen. (Gastrokardialer Symptomenkomplex). Ob Angina pectoris bei ganz intaktem Zirkulationsapparat infolge ein- oder beiderseitigen Zwerchfellhochstandes zustandekommen kann, ist nicht einheitlich beantwortet worden. Auch Magenerkrankungen, besonders das Ulcus ventriculi, haben wohl hie und da diese Ätiologie. Es herrscht hier ein ähnlicher Zustand, wie er später als Regel bei der Eventratio beschrieben werden kann. Infolge einer Drehung des Magens kommt es zu einer Knickung der kleinen Kurvatur, an welcher Stelle aus mechanischen Gründen das Ulcus chronicum sich leichter ausbilden kann. Für die Eventratio liegen dafür schon ziemlich zahlreiche Beobachtungen vor, für die Pneumatosis allerdings bisher nicht.

Eine Therapie für diesen Zustand gibt es eigentlich nicht. Die gewöhnlich verwendeten Mittel, wie Tierkohle (mehrere Eßlöffel täglich), Asa foetida und Aqua carminativa regia haben entweder geringen oder keinen Erfolg. Wie oben erwähnt, hat Rosenfeld berichtet, mit Elektrisieren und gymnastischen Übungen (wohl Atemgymnastik) die Kraft des Diaphragma gefestigt zu haben. Die jüngst von Steenhuis ausgeführte Magenfistel zum Entweichen der Gase ist wohl immer zu vermeiden.

Daß nicht das Luftschlucken an sich, sondern die Unmöglichkeit einer Entleerung der normalerweise verschluckten Luft die Ursache der Pneumatose ist, sieht man ferner auch daraus, daß bei Hindernissen an der Cardia oesophagi (Karzinom, Spasmus) häufig eine große Magengasblase vorhanden ist. Man muß daher alle Fälle mit dem Bilde der Pneumatose einer Ösophagus-Untersuchung unterziehen.

Eine Vergrößerung der Magengasblase sieht man ferner bei Tracheotomierten. Wie H. Stern gezeigt hat, tritt bei einem Teil der Laryngektomierten der Magen als Windkessel der Sprachbildung ein. Die normale Gasblase vergrößert sich auf das Vier- bis Fünffache und die angesammelte Luft wird ruckweise durch Kontraktion von Zwerchfell und Bauchwand ausgetrieben, vikariierende Stimmbänder im Pharynx bewegend. Nicht alle Patienten weisen diesen Sprechmechanismus auf; manche benützen den Hypopharynx als Windkessel. Diese haben dann keine große Magengasblase. Die Patienten haben nach meiner Erfahrung immer einen zum mindesten mäßigen Hochstand des linken Diaphragma. Es muß hier darauf aufmerksam gemacht werden, daß ein gewisser Widerspruch besteht zwischen der oben auseinandergesetzten Annahme über die Ursache der Pneumatose und der Tatsache der großen Magenblase bei Laryngektomierten; denn diese haben keine Schwierigkeiten, die Luft wieder zu entleeren. Doch wissen wir über letztere Befunde noch zu wenig, da ja Stern selbst nur sechs Fälle mitteilte.

Bei Gasblähung des Darmes herrschen dieselben Verhältnisse. Es gibt auch hier Fälle, in denen das linke Diaphragma nicht, und Fälle, in denen es beträchtlich in die Höhe gedrängt wird. Wenn man für diese Differenzen die letzte Ursache nicht im Diaphragma suchen kann, weiß ich keine Vorstellungsmöglichkeit. Bei Gasblähung des Dickdarmes findet man recht häufig nur einen Teil eines Diaphragma in die Höhe gedrängt, einen partiellen Hochstand; doch darüber später. Beim Dünndarmmeteorismus, wie man ihn bei Stenosen dieses Darmabschnittes gewöhnlich, sehr selten bei Gärungsdyspepsie findet, sieht man die linke Seite in toto hochgedrängt, aber die Konturlinie ist kein schön geschwungener Bogen mehr, sondern sie trägt mehrere kreisförmige Ausbuchtungen.

Vergrößerung einzelner Bauchorgane ruft in manchen Fällen, durchaus nicht regelmäßig, einen einseitigen Zwerchfellhochstand hervor; rechts ist es die Leber, links die Milz und die Niere. In der Mehrzahl der Fälle entwickeln sich diese Organe bei Vergrößerung in kaudaler Richtung, so daß man am Diaphragma nichts wahrnehmen kann. Warum in einem Teil die Entwicklung kranialwärts erfolgt, kann man nicht sagen; vielleicht spielt auch hier die Beschaffenheit des Diaphragma eine Rolle wie es oben bei der Pneumatose auseinandergesetzt wurde. In manchen Fällen mag auch ein Hindernis im Abdomen, wie Adhäsionen die Vergrößerung nach abwärts verhindern. Rechterseits ist in erster Reihe die Leberstauung (Abb. 54) zu nennen, hierauf folgen die Lebervergrößerungen bei Zirrhosen, Lues, Cholangitis und Karzinom. Links kommen alle chronischen Milztumoren in Betracht; nie sah ich Hochstand bei akutem Milztumor. Nephritische Vergrößerung der Niere reicht zur Verschiebung des Diaphragma nicht hin, wohl aber Tumoren (Hypernephrom) und Hydronephrosen. Dieser Unterschied im Stande des Zwerchfells kann in horizontaler Rückenlage in manchen Fällen stärker, in manchen geringer ausgesprochen sein.

Bei Vergrößerung des ganzen Magens infolge von Pylorusstenose kommt es nur selten und auch dann nur zu geringem Hochstand des linken Diaphragma.

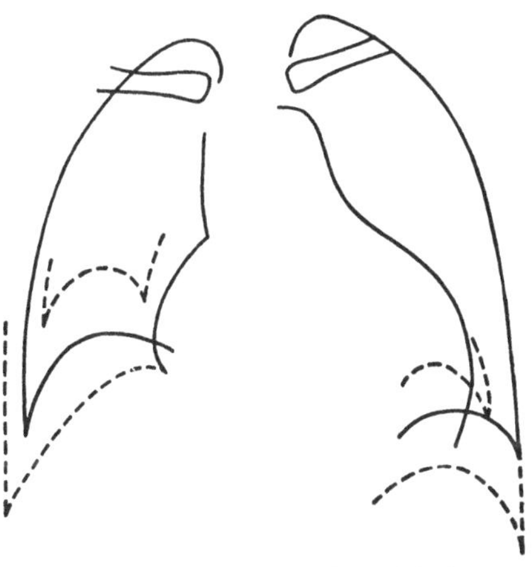

Abb. 54. Hochstand des rechten Diaphragma infolge Leberstauung. Bewegungsskizze

Bei diesen Formen des einseitigen Zwerchfellhochstandes führt die Perkussion oft zu falschen Schlüssen, indem man die hochstehende Leber z. B. für einen Flüssigkeitserguß im Pleuraraum hält. Darauf hat jüngst Ortner hingewiesen und ferner den Rat gegeben, daß man nach Vornüberneigen neuerdings perkutieren soll; dann findet man Aufhellung des Schalles, da die schwere Leber nach vorne sinkt und die Lunge sich rückwärts einschieben kann.

Ein interessanter Irrtum ist mir bei der Perkussion des unteren Lungenrandes der linken Seite des öfteren begegnet, der eventuell diagnostische Bedeutung erlangen könnte. Perkutiert man bei einem Patienten mit vergrößerter Milz an dieser Stelle, so findet man einen Hochstand der Lungengrenze, diagnostiziert somit einen Hochstand des Diaphragma, eine Lungenfiltration oder Pleuraerguß. Bei der Durchleuchtung sieht man überraschenderweise auf den ersten Blick eine normalstehende linke Diaphragmakuppe. Aber der Phrenikokostalwinkel ist verschlossen, die vergrößerte Milz preßt den zur lateralen Thoraxwand strebenden Zwerchfellteil an die Thoraxwand an (Abb. 55), so daß der untere Lungenrand tatsächlich, aber nur im Phrenikokostalwinkel höher steht.

Partieller Hochstand kommt sowohl rechts als links vor. Rechts ist entweder ein gasgeblähter, zwischen Leber und Diaphragma eingeschobener Dickdarm (Chilaiditti-Weinbergersche Hepatoptose) oder ein zirkumskripter Lebertumor (z. B. Echinococcus, Ca-Metastase) schuld, links ist es wohl in der Regel eine Gasblase. Wenn Gasblasen eine zirkumskripte

Vorwölbung des Diaphragma bedingen, dann muß man wohl annehmen, daß sie unter einem besonders hohen Druck stehen. Es ist ja bekanntlich ohne weiteres möglich, daß eine Gasblase einen beträchtlichen Druck (bis mehrere Atmosphären s. Reich) aufweisen kann, der vom umgehenden intraabdominalen Druck völlig unabhängig ist. Durch Baucheinziehen kann der oberhalb einer Gasblase gelegene Teil des Zwerchfells stärker vorgewölbt werden als der übrige.

Dem Einteilungsprinzip gemäß sollte hier der Hochstand des Diaphragma bei Erkrankungen desselben besprochen werden. Doch soll vorher noch kurz auf die Standanomalien bei Veränderungen des knöchernen Thorax eingegangen werden.

Daß bei Kyphoskoliosen Differenzen im Stande des Diaphragma vorkommen, hat Bachmann erwähnt. Er referiert die Literatur bis zum Jahre 1899; er fand im ganzen fünfzehn Arbeiten, die sich mit diesem Gegenstand befaßten. „Referieren wir das Angeführte, so stimmen Petit, Bampfield, Bouvier, Busch und May in der Ansicht überein, daß bei Wirbelsäulenverkrümmung das Zwerchfell höher als normal steht. Engel hingegen sucht nach einem Grund für das Tieferstehen des Muskels und findet ihn in gleichgradigen Erkrankungen der Lunge und des Herzens, und nur Jörg und Malgaigne sprechen von einem Tiefstand des Zwerchfells.“ Zahlenangaben über den Stand des Zwerchfells fehlen bis Bachmann gänzlich. Dieser Autor bestimmte den Stand des Diaphragma nach den Rippen. Er faßt seine Ergebnisse folgendermaßen zusammen: „Von einem regelmäßigen Vorkommen von Zwerchfellhochstand bei Wirbelsäulenverkrümmung im allgemeinen kann keine Rede sein. Vielmehr überwiegt durchwegs ein Stand des Diaphragma, der tiefer ist als normal. Ganz besonders ist dies der Fall bei linkskonvexer Skoliose des Rückgrates.“ Soviel kann man aber aus seinen Tabellen doch ersehen, daß in den Fällen von „rechtskonvexer Skoliose“ (offenbar der Brustwirbelsäule), d. i. linkskonvexer Lendenwirbelsäule das linke Diaphragma in mehr als der Hälfte der Fälle (16 von 27) zu hoch steht. Meine (5) eigenen, gemeinsam mit L. Reich gemachten Beobachtungen über diese Frage sind folgende: Die beiden Hälften des Diaphragma können gleich oder verschieden hoch stehen, wobei das rechte nicht immer höher stehen muß als das linke. Es können recht beträchtliche Differenzen im Stande vorkommen; das linke Diaphragma kann in transversaler Richtung gleich breit, schmäler oder breiter als das rechte erscheinen und

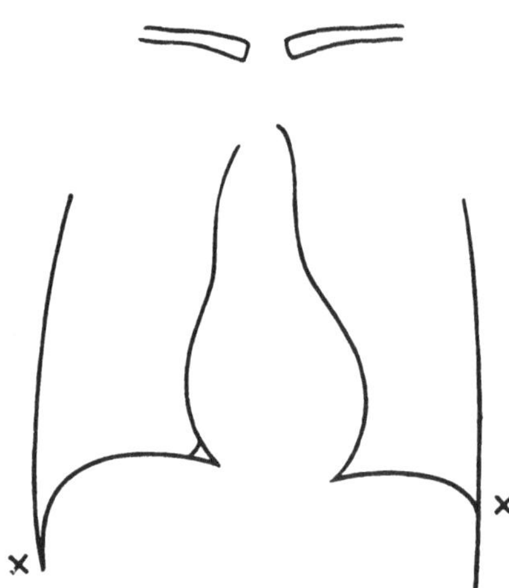

Abb. 55. Hochstand des linken Phrenikokostalwinkels bei normalem Stand der Kuppe

gleich große geringe oder größere Exkursionen machen. Gelegentlich sieht man eine auffällige Stufenbildung in der Gegend des Centrum tendineum. Auch im linken Seitenbild zeigt das Diaphragma Abweichungen von der Norm, derart, daß seine Krümmung bald verstärkt ist, dann reicht der sternale Phrenikokostalwinkel so tief oder noch weiter kaudalwärts als der lumbale, beide sind sehr spitz; bald erscheint die Wölbung stark abgeflacht, dann nähern sich die Insertionswinkel einem rechten. Entsprechend dem ungemein variablen p. a. Durchmesser der unteren Thoraxapertur sieht man enorm kurz oder abnorm lang ausgespannte Diaphragmen. In der Rückenlage steigt das Diaphragma bei Kyphoskoliotikern nicht immer höher. Ob diese Erscheinung eine Eigentümlichkeit der Kyphoskoliose ist oder eine Variante des Normalen, können wir nicht entscheiden.

In linker Seitenlage sollte erwartungsgemäß das linke Diaphragma höher stehen als das rechte, wie es ja bei normalen Menschen regelmäßig der Fall ist. Bei Kyphoskoliotikern aber ist es gar nicht selten, natürlich in Fällen, in denen das linke Diaphragma nicht schon in aufrechter Körperstellung höher steht, daß das linke Diaphragma trotz linker Seitenlage tiefer oder gleich hoch steht wie das rechte. Die Erklärung hiefür dürfte darin gelegen sein, daß den Baucheingeweiden durch die Verengerung des linken Hypochondriums ein Andrängen gegen das linke Diaphragma unmöglich oder wenigstens schwer gemacht wird.

Diese Abnormitäten im Diaphragmastande dürften ihre Erklärung durch ihr gesetzmäßiges Verhalten verraten, das darin besteht, daß an der konvexen Seite der Brustwirbelsäule das Diaphragma tiefer, an der konkaven höher steht. An dieser Seite schieben sich nämlich die Rippen zusammen, wodurch diese Thoraxhälfte kürzer wird und damit die Ansatzpunkte des Zwerchfells gehoben werden. Das Gegenteil findet sich auf der konvexen Seite der Brustwirbelsäule.

Auch für die gewöhnlich zu beobachtende Funktionseinschränkung des höherstehenden Zwerchfells läßt sich eine Erklärung finden. Infolge der Gegenkrümmung der Lendenwirbelsäule kommt es unterhalb des hochstehenden Zwerchfells zu einer Einengung des subphrenischen Raumes. Ausgiebige Zwerchfellexkursionen werden dadurch unmöglich.

Henszelmann beschrieb Veränderungen des Diaphragmastandes bei einseitigem Krückengebrauch. Die Zwerchfellhälfte der Seite, auf der die Krücke gebraucht wird, steht tiefer, ist flacher und zeigt geringe oder keine exspiratorische Beweglichkeit. Die elektrische Erregbarkeit sei herabgesetzt. Bei beiderseitigem Krückengebrauch seien keine Veränderungen am Diaphragma nachweisbar. Die Erklärung sei darin gelegen, daß die Rippen gehoben werden; dadurch werde das Diaphragma angespannt und so komme es zur Bewegungseinschränkung und zum tieferen Stand. In schweren Fällen entwickle sich eine Inaktivitätsatrophie des Diaphragma. Diese letztere Erklärung muß abgelehnt werden; denn in diesem Falle müßte ja das Diaphragma höher stehen. Die Erklärung ist die: Infolge einseitigen Krückengebrauches entwickelt sich eine Skoliose der Wirbelsäule und mit dieser die oben beschriebenen

Veränderungen im Diaphragmastande, es kommt auf der anderen Seite zu einem Hochstand des Diaphragma.

Einseitiger Hochstand des Zwerchfells tritt ferner auf in Fällen von Lähmung des Diaphragma, Hernia diaphragmatica, Eventratio diaphragmatica (Relaxatio diaphragmatis). Da zur Differentialdiagnose dieser Krankheiten auch Bewegungsstörungen besonders notwendig sind, sollen diese vorher beschrieben werden.

Anomalien der Bewegung

Bei ganz gesunden Menschen sieht man in der Regel beide Diaphragmahälften arbeiten und beide dieselben Exkursionsgrößen erreichen, wenigstens bei Betrachtung mit freiem Auge ohne exakte Meßmethoden. In so manchen Fällen aber bemerkt man eine kaum wahrnehmbare oder ganz deutliche Differenz in der Tätigkeit beider Zwerchfelle, ohne daß die weitere Untersuchung durch klinische Methoden oder durch Röntgenstrahlen sonst eine krankhafte Veränderung nachweisen könnte. Man sieht, daß eine Seite „nachhinkt", sei es in bezug auf die Zeit oder die Exkursionsgröße. Die eine Seite kann ein bißchen später beginnen oder etwas früher aufhören als die andere, oder die eine macht viel kleinere Exkursionen als die andere, braucht dazu aber dieselbe Zeit. Irgend etwas anderes läßt sich am Diaphragma dabei nicht nachweisen (keine sichtbare Adhäsion). Die Erklärung dieser Erscheinung ist schwer oder unmöglich; diagnostisch ist sie nicht verwertbar; sie dürfte bei Neurasthenikern öfter vorkommen. Es wäre denkbar, daß doch pleurale Adhäsionen vorhanden sind, die dem Nachweis entgehen.

Diese zeitlichen Differenzen können so weit gehen, daß man geradezu den Eindruck gewinnt, als wären in einem derartigen Fall beide Diaphragma voneinander vollkommen unabhängig. Besonders ausgeprägt sah ich dieses Phänomen in einem Fall, bei dem ein linksseitiger Zwerchfellhochstand infolge Pneumatosis ventriculi bestand. Die Funktionsprüfung des Diaphragma ergab dabei normale Verhältnisse.

Eine weitere funktionelle Störung sind die Krämpfe am Diaphragma; diese werden in klonische und tonische eingeteilt.

Der klonische Krampf des Diaphragma ist eine tägliche Erscheinung und mit dem Namen Schluchzen (Singultus) belegt. Bei der Durchleuchtung von Patienten mit Singultus sieht man eine kurze ruckartige Kaudalbewegung (Inspirationsstadium) und eine etwas länger dauernde Exspirationsbewegung. Bei Betrachtung eines unbekleideten Menschen sieht man während des Singultus eine starke Vortreibung des Epigastriums, blitzartige Einziehung der Interkostalräume entsprechend den Ansatzpunkten des Diaphragma und eine geringe Hebung des Thorax infolge der Inspirationsbewegung. In der Mehrzahl der Fälle hat der Singultus nicht sehr viel zu bedeuten und ist eine sehr rasch vorübergehende, kaum störende Erscheinung. Unangenehm für den Patienten und seine Umgebung wird der Singultus, wenn er lange Zeit bestehen bleibt, Essen, Sprechen, Schlafen usw. stört und zu Schmerzen im Oberbauch an den Ansatzpunkten des Diaphragma führt: Gürtelschmerz

(Ortner). So soll bei Hysterischen der Singultus durch viele Monate bestehen bleiben können. Die Ursache des Singultus ist häufig nicht klar erkennbar. Besonders in den leichten harmlosen Fällen, wo er oft bei ganz gesunden Menschen nach der Mahlzeit auftritt. Bei der Erforschung der Ursache eines Singultus hat man sich, wenn man schematisch vorgehen will, folgende Möglichkeiten vor Augen zu halten: Der Krampf des Diaphragma ist eine Reizerscheinung, deren Ursprung entweder im Zentralorgan, in der Nervenleitung oder im Erfolgsorgan, dem Diaphragma selbst, angreifen kann. Der Reiz im Gehirn kann direkt zustande kommen infolge von organischer Erkrankung desselben, z. B. bei Apoplexie, Gliosis, Encephalitis, Meningitis; Stauung in der Medulla oblongata; der Reiz kann aber auch aufs Gehirn durch die Blutbahn übertragen werden, so bei Urämie, Alkoholvergiftung, bei schweren infektiösen Darmkrankheiten (Dysenterie Kroh [2]). Besonders interessant sind die Fälle mit halbseitigem Singultus bei toxischen Zuständen (s. Kremer), weil sie ein Licht werfen auf die zerebrale Vertretung des Zwerchfells im Gehirn (s. S. 115).

Reizung des Nervus phrenicus kann auch die Ursache des Singultus werden. So berichtet L. R. Müller über dieses Symptom bei Karzinom der Bronchien des Hilus, bei Aneurysma der Aorta. Bei Pericarditis (L. Hess), Pleuritis, Pneumonie und Mediastinitis kommt Singultus vor.

Reize, die am Diaphragma direkt angreifen, führen auch zu Singultus. Seine gewöhnliche Ursache ist nach Pottenger eine entzündliche Erkrankung des Diaphragma. Das Zustandekommen des postoperativen Singultus, besonders nach Bauchoperationen, ist so zu verstehen, daß durch Übergreifen eines entzündlichen Prozesses (Peritonitis) eine Reizung des Diaphragma zustande kommt, oder daß die Endausbreitungen des Nervus phrenicus (Leber!) oder die mit ihm in Verbindung stehenden sympathischen Fasern gereizt werden (L. R. Müller, W. Felix). Die Beobachtung von Henri Claude und Armand Delille, daß quälender Singultus das erste und hervorstechendste Symptom einer schweren tuberkulösen Erkrankung des ganzen Zwerchfelles war, gehört hieher (zitiert nach W. Neumann). Entzündliche Erkrankungen der Organe des oberen Bauchraumes können Ursache eines Singultus werden, z. B. die Cholecystitis. Die meisten Fälle von Singultus erfordern keine Therapie. Hofbauer behauptet, durch Verabreichung von Asa foetida den Singultus „dauernd zum Verschwinden zu bringen“. Dies kann wohl nur für Hysterische Geltung haben, bei einer Encephalitis z. B. wird das nicht gelingen. Kappis konnte einen langdauernden, jeder Behandlung trotzenden Singultus suggestiv durch Kompression des Larynx heilen. Eine andere Suggestivbehandlung ist von Poenitz angegeben worden. Er läßt die Kranken absichtlich und bewußt „schlucksen“, was sie nicht fertig bringen; dadurch sollen sie geheilt werden.

Bei schweren Fällen, in denen der Singultus lebenbedrohend wird, muß man sich zum chirurgischen Eingriff entschließen. Man muß nicht gleich zur Durchschneidung, die ja eine dauernde Lähmung hervorruft, greifen (Sauerbruch), sondern soll sich mit einer vorübergehenden Lähmung durch Infiltration eines oder beider (Kroh [2]) Phrenici begnügen. Sollte nach Aufhören der Wirkung des Novokains der Singultus wiederkehren, kann eine neue Infiltration vorgenommen werden. Versager dieser Therapie sind berichtet worden; es dürften in einem solchen Fall die Nebenwurzeln nicht erreicht worden sein.

Viel seltener ist der tonische Zwerchfellkrampf. Duchenne beschrieb das Krankheitsbild: Das Epigastrium ist vorgewölbt, der helle Lungenschall reicht tief herab, die Abdominalatmung fehlt, während die oberen Thoraxpartien lebhaft arbeiten. Der Kranke empfindet Atemnot und Schmerzen an den Insertionsstellen des Diaphragma (Oppenheim, S. 1668, 6. Aufl.). Eppinger hat einen tonischen Zwerchfellkrampf im Röntgenbilde beobachtet und gibt folgende Beschreibung: Es handelte sich um einen Mann mit kostoabdomineller Atmung. Das Diaphragma senkte sich sofort in tiefe Inspirationsstellung und blieb in dieser Stellung während des ganzen Anfalles ohne jede Bewegung. Nachher ging es unter raschen respiratorischen Bewegungen wieder in die Höhe, hatte aber auch nach fünf Minuten seine alte Höhe noch nicht erreicht.[1]

Hysterie, Tetanus und Tetanie sind die Krankheiten, bei denen dieser Krampf vorkommt. Im Röntgenbild erwartet man einen maximalen Tiefstand des Diaphragma mit Abflachung der Kuppeln, Eröffnung der Phrenikokostalwinkel, starke Wellung der Kuppellinie und vollständigen respiratorischen Stillstand. Zwerchfellkrämpfe scheinen mir bei der Tetanie besonders selten zu sein; ich habe sehr viele Tetanien gesehen, aber nie sicher einen Diaphragmakrampf wahrgenommen. In einzelnen Fällen täuschen Larynxkrämpfe einen Zwerchfellkrampf vor, da das Diaphragma infolge des Glottisverschlusses sehr große Anstrengungen zu machen hat und daher langsam immer weiter kaudalwärts rückt.

Falta erwähnt im Handbuch Mohr-Staehelin ebenfalls nichts von Zwerchfellkrämpfen bei der Tetanie. Norris und Landis erwähnen als weitere Ursachen des tonischen Diaphragmakrampfes noch die Strychninvergiftung und das hydrophobe Stadium der menschlichen Wut.

Bei Tic und Chorea minor kommt es in seltenen Fällen auch zu funktionellen Bewegungsstörungen. So sah ich eine Frau, die einen Tic

---

[1] Während des Asthma bronchiale-Anfalles beobachtet man einen Tiefstand des Diaphragma, das nur minimale oder gar keine Exkursionen aufweist. Es handelt sich dabei aber um keinen Krampf des Diaphragma, da es bei Kontrolle in den nächsten Stunden und Tagen denselben Stand zeigt, sondern um einen Tiefstand infolge Lungenblähung. Aßmann ist diesbezüglich derselben Meinung (Lehrb., S. 209). H. Schlesinger hat schon im Jahre 1898 auf Grund der Tatsache, daß er auf dem Röntgenschirm Beweglichkeit sah, gegen die Zwerchfellkrampftheorie Stellung genommen, die von Wintrich und Bamberger gestützt worden war. Auch Levy-Dorn, Moritz und Götzl und Kienböck sahen Bewegungen während des Anfalles.

des Gesichtes hatte; gleichzeitig mit den Zuckungen der Gesichtsmuskulatur trat eine kurze ruckartige Abwärtsbewegung des Diaphragma ein, das sich für die klinische Beobachtung der Kranken als ein leises Geräusch offenbarte, wie man es beim Singultus hören kann. Die Abwärtsbewegungen erfolgten an beiden Diaphragmen nicht gleichzeitig, bald war das linke, bald das rechte der Anfänger. De la Camp sah eine Hemichorea dextra, bei der „auch die rechte Zwerchfellhälfte die stärkeren Zuckungen . . . zeigte". F. H. Lewy beschäftigte sich mit der Beeinträchtigung von Artikulation und Phonation durch die gestörte Zwerchfellfunktion bei Chorea minor.

Auch bei epileptischen Krämpfen beteiligt sich das Diaphragma mit epileptischen Zuckungen (s. S. 117, 118).

Als Übergang von den funktionellen Bewegungsstörungen zu den organischen möchte ich das Williamssche Phänomen beschreiben. Gleich vorwegnehmen möchte ich, daß dieses Symptom meines Erachtens keine wesentliche diagnostische Bedeutung hat, wohl aber recht interessant ist. Aßmann ist derselben Meinung; er sagt: „Einen wesentlichen Wert für die Diagnose der beginnenden Tuberkulose kann ich dem W. S. sowohl wegen seines inkonstanten Vorkommens hierbei als besonders wegen der so häufigen Beobachtung bei andersartigen Erkrankungen nicht zuerkennen."

Das Williamssche Phänomen besteht darin, daß das Diaphragma der kranken Seite bei der Atmung zwar normalsinnige, aber geringere Ausschläge macht als das der gesunden Seite. Dabei sind keine Adhäsionen sichtbar. Bewegungsbeschränkungen, die durch sichtbare Adhäsionen hervorgerufen werden, sollten nicht zum W. S. gerechnet werden. Bedeutung wird dem Symptom deshalb beigemessen, weil es ein Frühsymptom für beginnende Tuberkulose (Apicitis) sein soll. Dieses Symptom hat eine unverhältnismäßig häufige Bearbeitung in der Literatur gefunden. De la Camp und Mohr haben experimentell nachzuweisen versucht, daß dieses Symptom dadurch zustande komme, daß der Nervus phrenicus an der Stelle, wo er an der medialen Seite der Lungenspitze den Thoraxraum passiert, durch die begleitende Spitzenpleuritis geschädigt wird. Nach diesen Autoren wäre das W. S. als eine Parese des Nervus phrenicus zu betrachten. Dies scheint mir nicht richtig zu sein. Eine Parese des Nervus phrenicus müßte ein Bild hervorrufen, das der Paralyse des Nervus phrenicus entspräche, nur in viel geringerem Ausmaße ausgeprägt wäre. Es müßte daher in den in Betracht kommenden Fällen eine Andeutung von Diaphragmahochstand zu sehen sein. Nichts dergleichen habe ich je gesehen. Die Bewegung müßte nicht eingeschränkt allein sein, sondern man müßte bei der Funktionsprüfung wenigstens einen Ansatz zu paradoxer Bewegung wahrnehmen. Nie aber habe ich dies gesehen. R. C. Matson sagt, daß vielleicht folgende Erklärung des W. S. möglich sei: Während des Verlaufes von akuten oder chronischen Infektionskrankheiten des Respirationstraktes können infiltrative und proliferative Veränderungen in den bronchialen und in den peribronchialen Geweben sich abspielen, wodurch die normale Elastizität der Bronchien vermindert wird. Wenn auch diese Veränderungen gering sind und sich nicht bis zur Oberfläche erstrecken, so kann die Abwärtsbewegung des Diaphragma doch verspätet oder vermindert sein.

Holzknecht und Hofbauer suchen die Erklärung des Phänomens in einer verminderten, „vitalen Retraktionskraft" der Lungen, welche eine Folge der Lungenverdichtung sei. Da in solchen Fällen die Kräfte, die das Diaphragma nach oben ziehen, geschwächt sind, kommt es zu einem natürlich nur mäßigen Tiefstand des Diaphragma der kranken Seite. Wenn das Diaphragma bei der Inspiration von Haus aus schon tiefer steht, können die Ausschläge natürlich nicht mehr so groß sein als die der gesunden Seite. Dadurch wäre das Williamssche Phänomen erklärt. Dagegen wäre einzuwenden: Sollte wirklich ein so geringer Verlust an „vitaler Retraktionskraft" (nur ein kleiner Bruchteil der Lunge ist affiziert) diese Wirkung auslösen, wo wir anderseits immer wieder Fälle mit großen Infiltrationsbezirken sehen, bei denen keine Bewegungseinschränkung am Diaphragma nachweisbar ist? Ferner kann ich mich nicht erinnern, in den Fällen mit positivem W. S. einen abnormen Tiefstand des Diaphragma gesehen zu haben.

Walsham und Overend geben als weitere mögliche Ursache des Williamsschen Phänomens eine Störung im Vagusreflex durch mechanische Irritation des Vagus an. An einem Patienten, bei dem Eppinger und Hofer wegen Angina pectoris einen Nervus vagus durchschnitten hatten, konnte an der Diaphragmabewegung keine Abnormität konstatiert werden. Ferner scheint mir gegen die von Walsham und Overend angenommene Störung im Vagusreflex noch die Beobachtung Rechts (mündliche Mitteilung) zu sprechen, der beim Vagusdruckversuch eine Vergrößerung der Zwerchfellexkursionen sah.

Schließlich möchte ich eine Ursache anführen, die mir neben den oben erwähnten, mechanisch wirkenden, unsichtbaren pleuralen Adhäsionen die wichtigste Ursache für das W. S. zu sein scheint. Infolge der entzündlichen Prozesse, sei es in der Lunge oder an der Pleura, kommt es zu einem reflektorischen Stillstand oder wenigstens zu einer reflektorischen Bewegungseinschränkung. Über den Weg dieses Reflexes hat Pottenger in seinem Lehrbuch über „Symptoms of visceral diseases" geschrieben. Die afferenten Impulse gehen durch die sensorischen sympathischen Fasern, welche ihre Zellkörper in den Ganglien der hinteren Wurzeln der Nerven haben, welche von den oberen fünf oder sechs Thorakalsegmenten kommen. Der Impuls geht dann zu allen Segmenten des Halsmarkes aufwärts, besonders zum dritten und vierten, wo er auf die motorischen Neurone des Nervus phrenicus übertragen wird. Es ist also die Bewegungseinschränkung oder Aufhebung ein „viszeromotorischer Reflex".

Als im Prinzip identisch sollen hier anschließend die Bewegungsstörungen angeführt werden, die bei Erkrankungen in der Brust- und Bauchhöhle vorkommen. Entzündliche Erkrankungen der Lunge, wie Pneumonie, auch ohne daß sie die basalen Lungenteile erreichen, führen zu Bewegungseinschränkungen.

Die histologische Untersuchung des Diaphragma einer an Pneumonie verstorbenen Frau bringt die Aufklärung für eine derartige Bewegungsstörung. Da es sich hier das erstemal notwendig erweist, die Histologie heranzuziehen, so soll die Gelegenheit dazu benützt werden, um das Notwendige aus der normalen Histologie des Diaphragma anzuführen.

Das normale Diaphragma ist ungefähr 3 bis 4 mm dick; der Dickendurchmesser wechselt natürlich in den verschiedenen Partien des Zwerchfells. Die Pars sternalis ist wesentlich dünner als die Pars lumbalis. Die beiden serösen Überzüge lassen sich makroskopisch voneinander

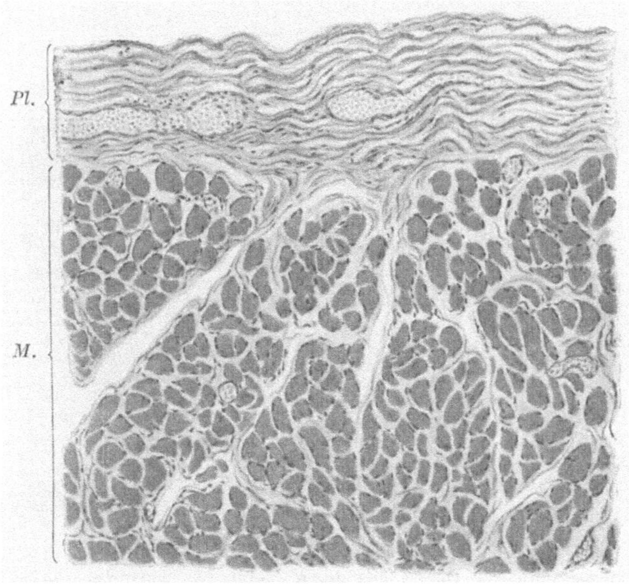

Abb. 56. 45jähriger Patient. Normales Diaphragma. Querschnitt
Pl. Pleura. *M.* Muskulatur. (Vergrößerung 90:1)

unterscheiden. Die Pleura diaphragmatica bildet eine homogene dichte, weißgraue Membran, das Peritoneum diaphragmaticum eine gleichsam zerschlissene, gefensterte Schichte, durch deren Lücken man die Muskulatur durchschimmern sieht. Im mikroskopischen Präparat sieht man, daß die Pleura ungefähr doppelt so dick ist wie das Peritoneum. Die Pleura diaphragmatica weist häufig an der Oberfläche gleich unterhalb des Epithels eine zartere Struktur auf als in den tiefen Schichten, wo sie manchmal fibrösen Charakter zeigt. Spärliche Fettzellen sind regelmäßig anzutreffen. Der Gehalt an elastischer Substanz ist groß.

Die Muskelschicht zeigt schon makroskopisch oft, aber durchaus nicht immer eine deutliche Zweischichtung, die durch Einlagerung einer Bindegewebsschicht die parallel zur Oberfläche des Diaphragma verläuft, hervorgerufen wird. Die einzelnen Muskelfasern sind zu größeren Muskelbündeln durch Bindegewebssepten, die von den serösen Häuten kommen, vereinigt (Abb. 56). Diese Bindegewebsansammlungen enthalten gewöhnlich reichlich Gefäße, spärlich Fettzellen und Nervenfasern. Elastische Fasern sind in geringer Anzahl vorhanden, dringen bis zu den einzelnen Muskelfasern vor, einige von diesen in der ganzen Zirkumferenz oder auch nur teilweise umschlingend (Abb. 57). Die Muskelfasern zeigen einen Querschnitt, der in seiner Größe zwischen denen des Musculus gastrocnemius und eines Augenmuskels gelegen ist (J. Schaffer). Entsprechend der Tatsache, daß das Zwerchfell ein Muskel

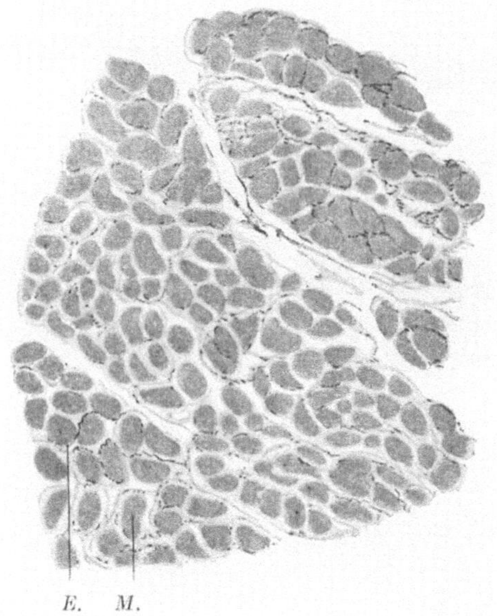

Abb. 57. 38 jährige Patientin. Querschnitt durch ein normales Diaphragma

M. Muskelfaser. *E.* Elastica in normaler Menge. (Vergrößerung 90:1)

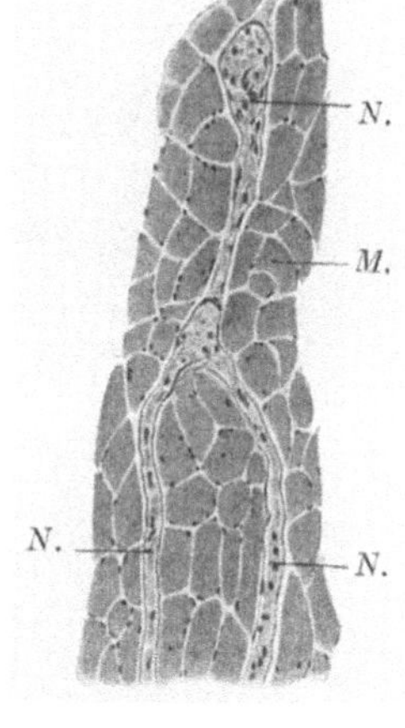

Abb. 58. 34 jährige Patientin. + Ca. uteri rec. Normales Diaphragma

M. Muskulatur. *N.* Nervenfaser. (Vergrößerung 350:1)

ist, der zeitlebens sehr viel Arbeit leisten muß, herrschen die trüben Muskelfasern vor. Bekanntlich wird die Trübheit durch die Sarkosomen bedingt. Die Kerne der Muskelfasern liegen in der Regel an der Oberfläche der Fasern, unterhalb des Sarkolemms; aber auch vereinzelte innenständige Kerne werden angetroffen. Sie sind gewöhnlich große, helle, ovale Gebilde; doch findet man auch längliche, stäbchenförmige Kerne, die an die Kerne der glatten Muskulatur erinnern. Bei verschiedenen Individuen ist das Verhältnis zwischen ovalen und stäbchenförmigen Kernen verschieden, bei dem einen finden sich mehr, bei einem anderen weniger stäbchenförmige Kerne, immer aber überwiegen die ovalen.

Groß ist der Nervenreichtum der Diaphragmamuskulatur, die oft einen großen Teil der Septen ausfüllen (Abb. 58). Auch Nervenendkörperchen, sogenannte Muskelspindeln, finden sich in manchen Präparaten reichlich (Abb. 59).

Nach dieser kurzen Beschreibung der normalen Histologie des Diaphragma ist das Verständnis für Veränderungen unter pathologischen Bedingungen wesentlich erleichtert. Untersucht man das Zwerchfell eines an Pneumonie verstorbenen Menschen, so sieht man nicht mehr das Bild eines normalen Diaphragma. Die Hauptveränderung zeigt die Muskulatur (Abb. 60): Die Querschnitte der Muskelfasern sind schollig verändert, ihre homogene Struktur ist verloren. Außerdem sieht man häufig eine spärliche kleinzellige Infiltration. Es ist nach diesem Bilde leicht verständlich, daß die Bewegung eines solchen Diaphragma gelitten hat, daß seine Exkursionen eingeschränkt sind.

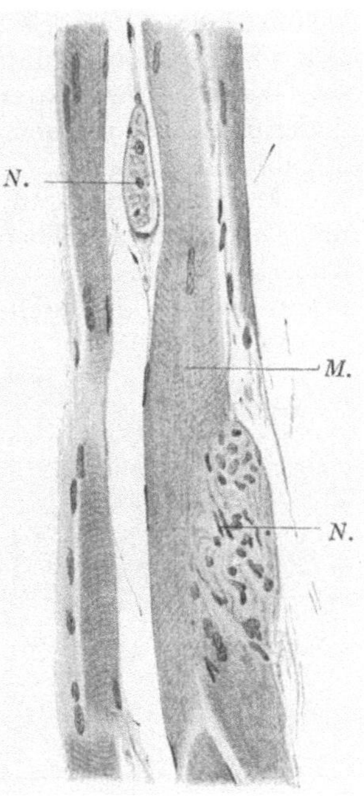

Abb. 59. 34 jährige Patientin Ca. uteri rec. *N.* Nervenendkörperchen in einer Muskelfaser *M.* (Vergr. 350:1)

Das gleiche sieht man bei Tuberkulose, aber durchaus nicht bei allen Kranken. Hier ist die interessante Mitteilung in S a u e r b r u c h s Lehrbuch der Chirurgie der Thoraxorgane anzuführen, die besagt, daß in Fällen von Miliartuberkulose der Lungen eine reflektorische Hemmung der Diaphragmabewegungen eintritt, noch bevor andere Symptome nachweisbar sind (C h a o u l).

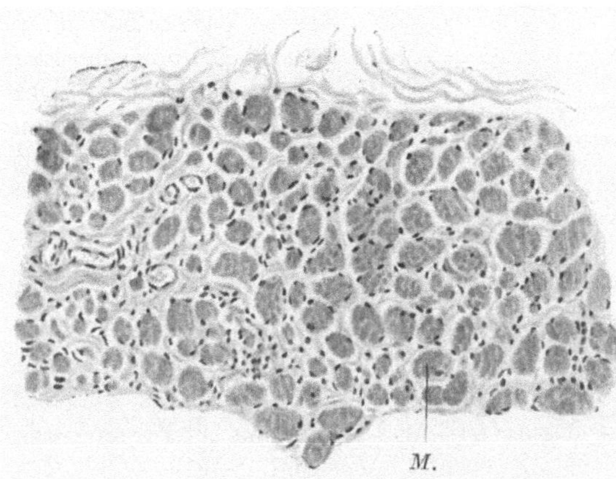

Abb. 60. 32 jährige Patientin. + Pneumonie, eitrige Bronchitis, seröse Pleuritis. Querschnitt. Parenchymatöse Degeneration der Muskelfasern *(M.)*. (Vergrößerung 200:1)

Auch in diesen Fällen ist die Zuflucht zu „reflektorischer Hemmung“ nur ein Ausweg, um eine Erklärung für einen unbekannten Vorgang zu haben. Aber eine histologische Untersuchung des Diaphragma deckt in solchen Fällen Veränderungen auf, die einem sofort die Bewegungseinschränkungen klarmachen, so daß man keiner Reflexe zur Erklärung bedarf. Auf der umstehenden Abb. 61 sieht man, daß die miliare Aussaat auch im Muskel des Zwerchfells aufgegangen ist, dort zur Ausbildung eines Tuberkels mit Riesen- und Epitheloidzellen und Lymphozyten-Infiltration geführt hat. Außerdem sieht man in der Umgebung des Tuberkels eine parenchymatöse Degeneration der Muskulatur. Veränderungen genug, um eine Bewegungsstörung des Diaphragma verständlich zu machen.

Anschließend daran sei die Tatsache hervorgehoben, daß in Fällen mit chronischer Tuberkulose der Lungen hämatogen entstandene Tuberkel mit Riesen- und Epitheloidzellen vorkommen. Die Muskelfasern sind an der Stelle zerstört. Es erscheint nach diesem Befunde wahrscheinlich, daß in so manchen Fällen von Lungentuberkulose eine Bewegungsstörung des Diaphragma auf eine derartige tuberkulöse Infiltration zurückzuführen sein dürfte.

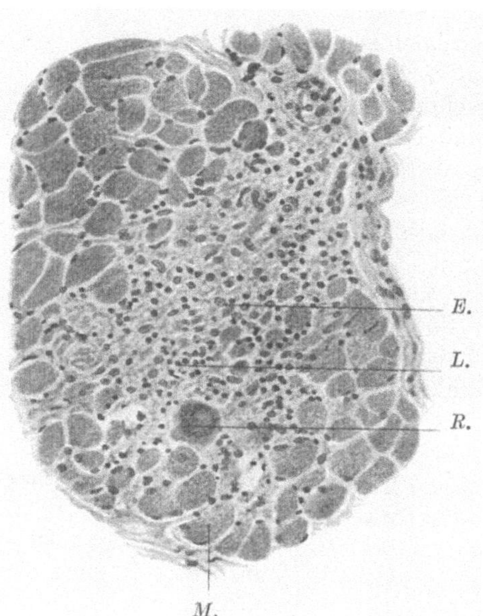

Abb. 61. $3^1/_2$ jährige Patientin. Miliartuberkulose der Lungen, Leber, Milz und Nieren. Tuberkel im Diaphragma

R. Riesenzelle. *E.* Epitheloidzelle. *L.* Lymphozyten. *M.* Parenchymatöse Degeneration der Muskulatur. (Vergrößerung 250:1)

Bei frischer Hämoptoe sah ich zweimal, daß das Diaphragma einer Seite ganz unbeweglich war. Dieser Stillstand dürfte für die Seitendiagnose der Blutung von Bedeutung sein.

Pneumonokoniosis ist nach Norris und Landis ebenfalls eine „gewöhnliche Ursache der Unbeweglichkeit". Die Pleuritis „diaphragmatica" und die trokkene Pleuritis der unteren Teile der Pleura parietalis führen ebenfalls eine Behinderung der Bewegungen herbei. Doch sieht man auch hier Fälle, in denen alle klinischen Symptome mit Schmerzen vorhanden sind und trotzdem eine normale Verschieblichkeit nachgewiesen werden kann. Ich muß Weiß hierin beistimmen. Die Bewegungsbehinderungen bei Pleuritis diaphragmatica sind besonders von Fr. Kraus studiert worden. Außerdem wies er auf den Diaphragmahochstand der kranken Seite hin und auf die große Gasblase des Magens, wenn die Erkrankung linksseitig auftritt (s. Diaphragma bei Pneumatosis ventriculi und unter Einseitiger Zwerchfellhochstand, S. 74).

Kaminer und Zondek sahen bei Brustschüssen die Bewegungsbreite des Zwerchfells auf der durchschossenen Seite bei sehr vielen Fällen wesentlich geringer. Als Ursache betrachten sie pleurale Veränderungen. Befund und Erklärung kann ich auf Grund reichlicher Eigenbeobachtung bestätigen.

Die Bewegungsstörung muß nicht das Diaphragma einer Seite in toto befallen. Auch einzelne Teile können zurückbleiben. So sieht man sehr häufig, daß die mediale Hälfte des rechten Diaphragma, bei posteroanteriorer Strahlenrichtung betrachtet, mehr oder weniger deutlich zurückbleibt, ja, manchmal sogar deutlich paradox bewegt wird (siehe Schnupfphänomen, S. 60). Da man in solchen Fällen bei seitlicher Durchleuchtung nichts Abnormes wahrnehmen kann, so möchte ich glauben, daß es sich um die inspiratorische Hebung, bzw. geringere Senkung

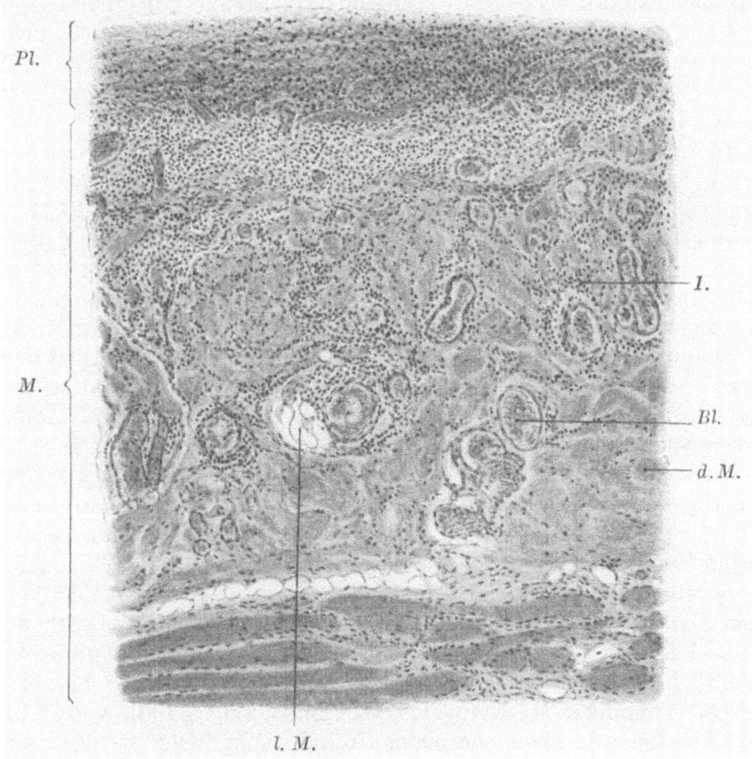

Abb. 62. 32jährige Patientin. + Pneumonie; eitrige Bronchitis; seröse Pleuritis *Pl.* Pleura. *M.* Muskulatur. *I.* Infiltration. *d. M.* degenerierte Muskelfasern im Querschnitt. *Bl.* Blutgefäße. *l. M.* lipomatös umgewandelte Muskelfasern. (Vergrößerung 90:1)

der sternalen Partien des Diaphragma handelt. Es kann daher Kaestle wohl nicht gefolgt werden, wenn er dieses Nachhinken des medialen Teiles als Symptom empfiehlt, das zweifelhafte Hiluserkrankungen wahrscheinlich machen sollte.

Bei der exsudativen Pleuritis sind sehr wechselvolle Bilder der Bewegungen wahrzunehmen. Wenn man auch beim vollentwickelten Pleuraexsudat das rechte Diaphragma natürlich nicht direkt sehen kann, so ist es doch möglich, an der Exsudatgrenze einerseits oder an der Magenblase anderseits die Exkursionen festzustellen. An frischen Exsudaten, d. i.

in der ersten Woche der Krankheit, sieht man in der Regel nur minimale oder gar keine Beweglichkeit. Die akute Entzündung führt zu einem reflektorischen Stillstand des Zwerchfells. Mit der Länge der Dauer nimmt auch die respiratorische Verschieblichkeit zu und gegen Ende der dritten Woche sieht man häufig gute Beweglichkeit; doch gibt es von dieser schematischen Darstellung sicherlich in beiden Richtungen Abweichungen. So konnte an einem Kranken, der an einer Peritonitis tuberculosa litt, das Auftreten einer Pleuritis exsudativa mit typischem Punktionsresultat beobachtet werden. Am ersten Tage bewegte sich der zirka zwei Querfinger hohe Erguß respiratorisch ausgezeichnet; es war in der Zwerchfellexkursion zwischen rechts und links kein Unterschied. Man zweifelte an der Diagnose Pleuritis. Am dritten Tag war Erguß und Diaphragma absolut stillgelegt.

Diese Beobachtung läßt den Gedanken auftreten, daß auch hier die reflektorische Hemmung nicht die Hauptsache in der Bewegungsstörung sei, sondern daß es einige Tage dauere, bis die entzündliche Veränderung den Schutzwall des Epithels überwinde und erst dann die Einschränkung oder Aufhebung der Bewegung eintrete, wenn die Infiltration die Zwerchfellmuskulatur erreicht hat. Daß es tatsächlich bei einer Pleuritis exsudativa zu schweren entzündlichen Veränderungen des Diaphragma kommt, soll an den beiden folgenden Abbildungen gezeigt werden. Abb. 62 zeigt, daß die kleinzellige Infiltration schon weit in die Muskulatur eingedrungen ist. Diese weist weitgehende Degenerationszeichen auf: Die Muskelfasern sind viel heller geworden, die Muskelkerne sind verschwunden, stellenweise sind die Muskelfasern lipomatös umgewandelt. Dieser Diaphragmateil ist sehr reich an Gefäßen. Abb. 63 zeigt weitergehende Zerstörungen. Die Muskelfasern der infiltrierten Zone (d. M.) sind nur mehr in Resten vorzufinden; ihr größter Teil ist vollkommen lipomatös umgewandelt, so daß man auf den ersten Blick den Eindruck hat, als wäre nur mehr Fettgewebe vorhanden.

Daß in der respiratorischen Beweglichkeit pleuraler Ergüsse keine Einheitlichkeit herrscht, geht auch aus einer Arbeit Pryors hervor. Er fand bei 84 Kranken (47 Empyeme, 16 Pleuritiden, 21 Fälle von Pleuritis und Tuberkulose), 14mal normale, 16mal mehr oder weniger eingeschränkte und 54 aufgehobene Beweglichkeit. Ob der Autor auf die Dauer der Erkrankung geachtet hat, wird nicht mitgeteilt.[1]

Eine ganze Reihe von Erkrankungen der Bauchorgane ruft Bewegungsstörungen am Diaphragma hervor. So hat z. B. A. Foerster berichtet, daß er bei Bauchfelltuberkulose und bei Paranephritis neben einer mäßigen Hochdrängung des Diaphragma eine Einschränkung (keine Aufhebung) der Beweglichkeit sah, dabei aber die Sinus phrenicocostales frei fand. Bei anderen entzündlichen Erkrankungen konnte er dieses Symptom nicht nachweisen. Dazu ist zu bemerken, daß diese Bewegungs-

---

[1] In letzter Zeit hat R. Lenk berichtet, daß er bei Lagewechsel des Patienten die Flüssigkeit bei Pleuritis exsudativa verschieblich fand. Diese Tatsache sagt allerdings nichts über die Beweglichkeit des Diaphragma.

einschränkung durchaus nicht alle Fälle zeigen; ja, ich sah Patienten mit Bauchfelltuberkulose, die entsprechend dem Hochstand des Diaphragma eine größere Exkursionsfähigkeit desselben aufwiesen als normale Fälle. Es wäre natürlich auch sehr gut möglich, daß die Dauer der Erkrankung eine Rolle spielt, wie dies oben bei der Pleuritis exsudativa auseinandergesetzt wurde; ferner dürfte auch die Lokalisation

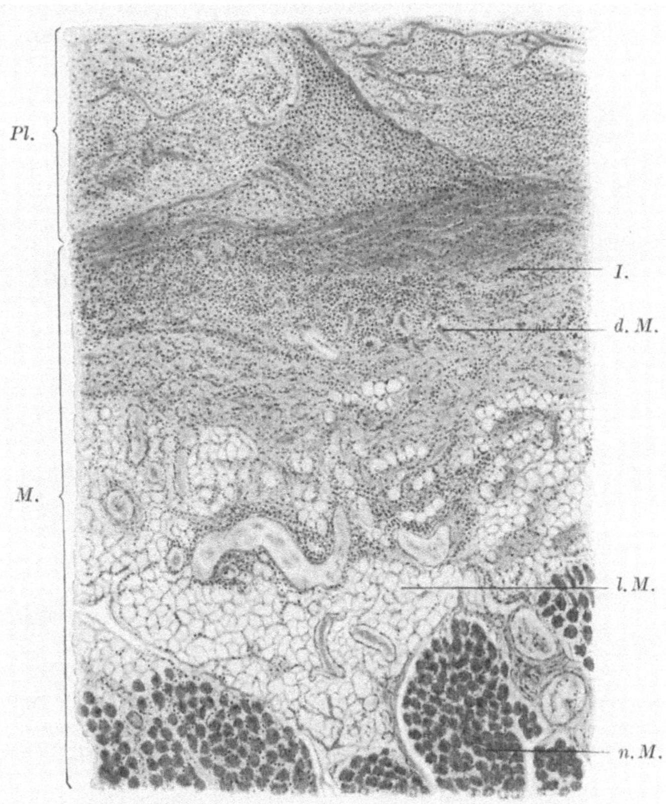

Abb. 63. 32jährige Patientin. + Pneumonie: eitrige Bronchitis; seröse Pleuritis *Pl.* Pleura. *M.* Muskulatur. *I.* Infiltration. *d. M.* degenerierte Muskelfasern. *l. M.* lipomatös umgewandelte Muskulatur. *n. M.* normale Muskelfasern. (Vergrößerung 50:1)

eine Rolle spielen, so zwar, daß jene Fälle, in denen das Peritoneum diaphragmaticum besonders beteiligt ist, eine stärkere Bewegungseinschränkung aufweisen. Ich hatte bisher keine Gelegenheit, einen derartigen Fall histologisch zu untersuchen. Es ist nach den bisherigen Ergebnissen meiner histologischen Studien wahrscheinlich, daß auch in solchen Fällen eine Erkrankung des Diaphragma selbst nachweisbar ist.

Bei entzündlichen Erkrankungen der Gallenwege, besonders der Cholecystitis sah ich des öfteren eine deutliche Beschränkung der Exkursionen nur des rechten Diaphragma, oft wenige Tage nach der ersten Konstatierung, mit dem Nachlassen der Schmerzen wieder verschwindend. Auch in diesen Fällen ist das Symptom durchaus nicht regelmäßig. Ikterus katarrhalis ruft selten Verminderung der Exkursionen des rechten Zwerchfells hervor.

Der Milzinfarkt mit Periplenitis führt ebenfalls zu einer Störung der respiratorischen Verschieblichkeit.

Beim Ulcus penetrans ventriculi oder beim Ulcus duodeni sah ich bei sehr zahlreichen Fällen keine Bewegungsstörung. Pottenger gibt

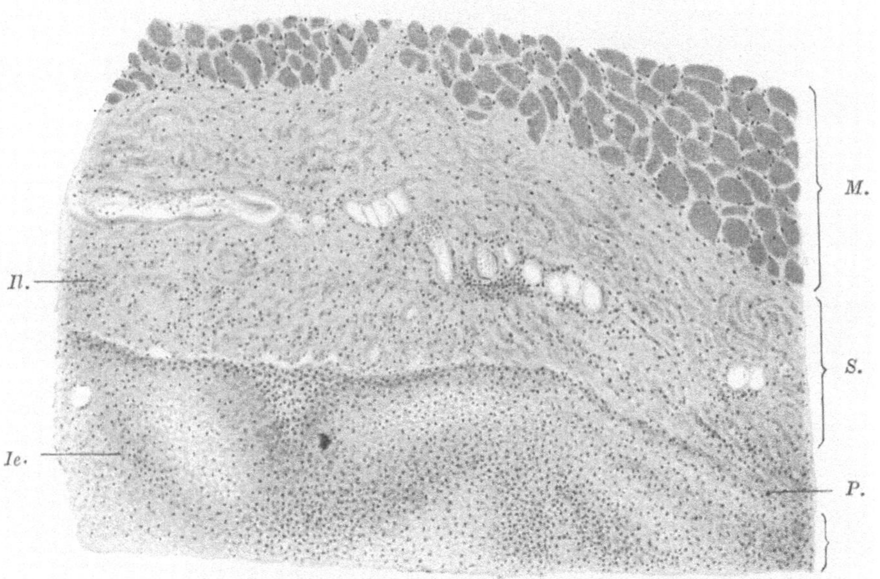

Abb. 64. 54jähriger Patient. + 5 Tage nach einer Magenresektion an Peritonitis *M.* Muskulatur. *S.* subperitoneales Gewebe. *P.* Peritoneumepithel. *E.* Exsudat. *Ie.* Infiltrat, vorwiegend Leukozyten. *Il.* Infiltrat, vorwiegend Lymphozyten. (Vergrößerung 80:1)

diese allerdings auch bei Erkrankungen des Magendarmtraktes (Appendix) an. Auch Pankreas und Nierenerkrankungen führen nach Pottenger dazu.

Die diffuse eitrige Peritonitis führt nach Aßmann ebenfalls zu einer Behinderung der Diaphragmabewegung.

Auch in diesen Fällen dürfte das Übergreifen des entzündlichen Prozesses die Ursache der Bewegungsstörung sein; wenigstens spricht ein daraufhin untersuchter Fall dafür. Schon am fünften Tage nach einer Magenresektion zeigte das Diaphragma des an Peritonitis verstorbenen Kranken, also in einem sehr frühen Stadium, das Übergreifen des eitrigen Prozesses auf das Diaphragma. Man sieht auf Abb. 64 zahlreiche Leukozyten das Peritonealepithel überschreiten, das Peritoneum diaphragmaticum infiltrierend.

Besonders hervorgehoben zu werden verdient der subphrenische Abszeß; er führt nämlich meist zu totaler Aufhebung der respiratorischen Verschieblichkeit bei mehr minder hochgradigem Hochstand des Diaphragma der befallenen Seite. Dies ist eine sehr auffallende Erscheinung, da wir sonst gewohnt sind, bei Hochstand einer Diaphragmahälfte die Exkursionen derselben besonders ausgiebig zu finden. Sei es, daß Tumoren der Leber, Gasblähung des Magens oder Kolons, eine Leberzirrhose oder Stauung der Leber zum Hochstand führen, in der Regel sehen wir die Exkursionen des Diaphragma größer werden. Es muß in diesem Punkte Schürmayer widersprochen werden, der angibt bei hochgradigem Meteorismus eine Ruhigstellung des Diaphragma gesehen zu haben; es dürfte in diesem Falle wahrscheinlich noch eine andere

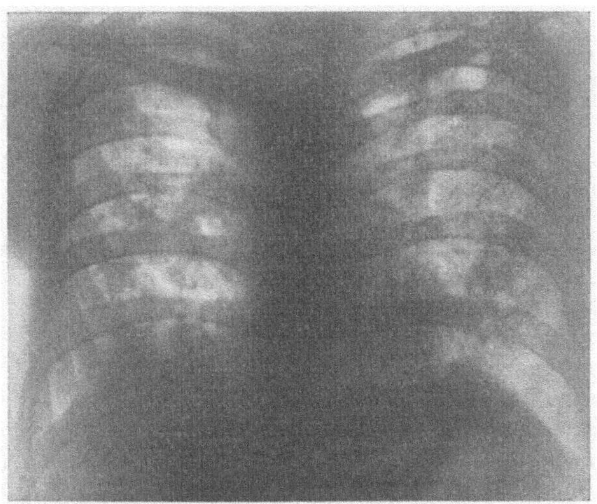

Abb. 65. Adhäsionen des Diaphragma bei Tbc. pulmon.

Ursache vorgelegen sein. Wie schon gesagt, führt der subphrenische Abszeß meist zu einer Ruhigstellung des Diaphragma; es kann aber auch vorkommen, daß das Zwerchfell nur eingeschränkte, auch paradoxe oder in seltenen Fällen sogar freie Beweglichkeit aufweist. K. Westphal sah während einer Gallensteinkolik Stillstand des Zwerchfells.

Mitteilungen über Diaphragmabeweglichkeit während des akuten Nierensteinanfalles sind mir nicht bekannt.

Die Bewegungsstörungen bei den oben genannten Erkrankungen der Bauchorgane sind, soweit sie nicht durch eine Miterkrankung des Diaphragma bedingt sind, eine reflektorisch bedingte Schutzvorrichtung. Der afferente Impuls wandert durch die sensiblen sympathischen Fasern zentralwärts zu den Thorakalsegmenten V bis XII, geht dann aufwärts praktisch zu allen Segmenten des Rückenmarkes, besonders zum dritten und vierten, wo er auf die motorischen Neurone übertragen wird (Pottenger).

Rein mechanische Ursachen können ebenfalls Bewegungsstörungen am Diaphragma hervorrufen. Hier wären in erster Linie die Adhäsionen (Abb. 65) der Pleura diaphragmatica zur Pleura pulmonalis, mediastinalis oder parietalis zu nennen. Dabei muß man der Tatsache gedenken, daß Adhäsionen auch auf rein reflektorischem Wege zu Störungen führen, wenn sie beim Zug des Diaphragma an ihnen Schmerzen verursachen. Die am leichtesten sichtbaren Adhäsionen sind die, die zu einer Verklebung des Phrenikokostalwinkels geführt haben (Abb. 66). Diese schränken die respiratorischen, besonders die inspiratorischen Exkursionen des Diaphragma wesentlich ein, ohne sie ganz aufzuheben. Der Phrenikokostalwinkel ist der unbeweglichste Punkt; er bleibt ungefähr in seinem alten Niveau, während die medialen Diaphragmateile noch recht gut beweglich sein können. Die exspiratorische Hebung des Zwerchfells leidet dabei recht häufig gar nicht. Wird das an die Thoraxwand fixierte Diaphragma inspiratorisch mit dieser stark gehoben, so findet man eine pseudoparadoxe Bewegung (Abb. 67). Ferner kommt es dabei während des Inspiriums zu einer Abflachung des Diaphragma, die zu einer geradlinigen Ausspannung desselben auf der Höhe der Einatmung führen kann (Abb. 68). Wenn man auch bei normalen Fällen von einer gewissen Abflachung während des tiefen Inspiriums sprechen kann, so hochgradig wie bei den in Rede stehenden Adhäsionen ist sie doch nie. Diese Abflachung ist diagnostisch von einem gewissen Werte, da sie einen auf schwer sichtbare, versteckte Adhäsionen aufmerksam machen kann. In derartigen Fällen kann man auf der Höhe des Inspiriums das Diaphragma unter einem rechten Winkel von der lateralen Thoraxwand abgehen sehen. Es erscheint nicht überflüssig darauf hinzuweisen, daß man selbstverständlich den Patienten bei der Suche nach Adhäsionen nach allen Seiten wenden muß, bis er schließlich um 90 Grad gedreht ist, damit man den ganzen Sinus phrenicocostalis vom sternalen bis zum lumbalen Winkel überblickt.

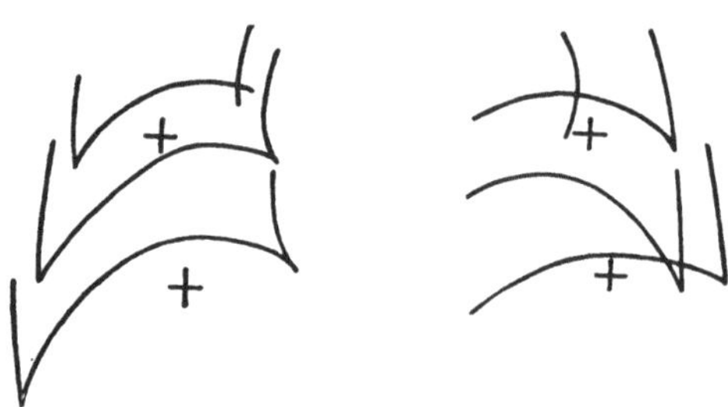

Abb. 66. Bewegungsskizze des Diaphragma bei einer Adhäsion im linken Phrenikokostalwinkel + extreme Ausschläge beim Baucheinziehen und -aufblasen

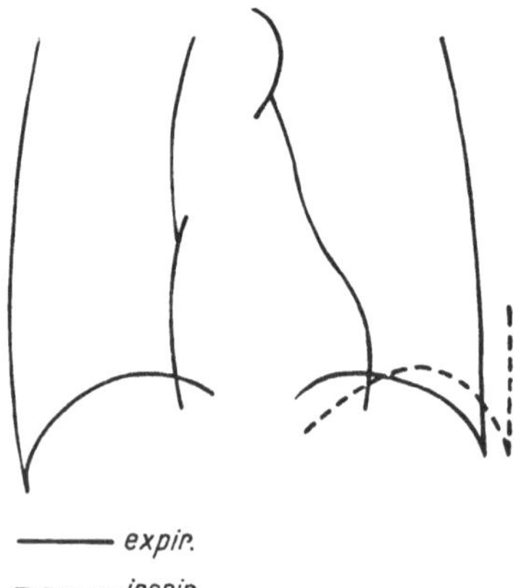

Abb. 67. Inspiratorische Hebung des lateralen Teiles des Diaphragma (Adhäsion im linken Winkel)

Die zarten Adhäsionen, die auf der Kupellinie des Zwerchfells als

„Zeltbildungen" erscheinen, machen keine sonderlichen Bewegungsstörungen; lediglich die kleine umschriebene Stelle der Anwachsung bleibt etwas zurück.

Anders hingegen verhalten sich die Adhäsionen im Herzzwerchfellwinkel (s. Abb. 52), besonders der rechten Seite; diese führen zu recht beträchtlichen Einschränkungen der Verschieblichkeit, besonders des medialen Abschnittes. Es kommt in diesen Fällen dazu, daß das Diaphragma im Inspirium einen gotischen Spitzbogen bildet. Die Diagnose dieser Adhäsionen erscheint mir in Anbetracht der Tatsache besonders schwierig, daß wir einerseits schon normalerweise diesen Winkel, sei es durch die Vena cava inferior oder durch die Lebervenen ausgefüllt sehen, anderseits die Beweglichkeit des medialen Zwerchfellteils eingeschränkt finden. Es erweckt den Eindruck, daß diese Adhäsionen zu oft diagnostiziert werden; man soll sich zu dieser Diagnose erst dann entschließen, wenn eine breite Ausfüllung des Winkels vorliegt und eine einwandfreie, weit über das normale hinausgehende Einschränkung der Beweglichkeit nachweisbar ist. Rechterseits kann ein herzsystolisches Zucken des Diaphragma nach oben (Hitzenberger) die Diagnose der pathologischen Verwachsung fördern. Linkerseits kann man dieses von Schwarz und Dietlen beschriebene Symptom nach meinen Untersuchungen nicht als pathologisch betrachten. Die Diagnose dieser Adhäsion im Herzzwerchfellwinkel rechterseits kann ferner noch dadurch erleichtert werden, daß der Rand des Diaphragma ganz unscharf, verwischt aussieht. In einem derartigen Fall konnte deutlich wahrgenommen werden, daß der rechte Herzrand bei der inspiratorischen Senkung des Diaphragma zirka $^1/_2$ cm nach rechts hinauswanderte, also ein Mediastinalwandern auftrat. Man kann daraus den Schluß ziehen, daß die medialen Teile des Diaphragma nicht rein kaudalwärts gehen, sondern gleichzeitig etwas lateralwärts verschoben werden, wie wir etwas Analoges an den lateralen Teilen wahrgenommen haben, welche kaudal und medialwärts gehen.

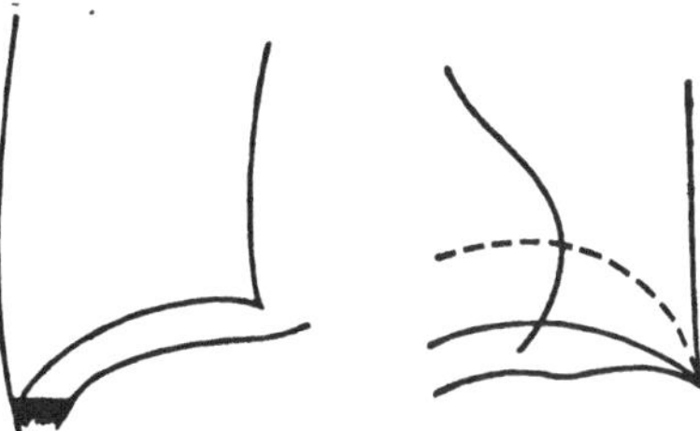

Abb. 68. Hochgradiges Emphysem: Tiefstand des Diaphragma. Adhäsionen im Winkel beiderseits. Links läßt sich durch „Summen" das Diaphragma noch etwas in die Höhe treiben _ _ _

Daß die Bewegungseinschränkungen des Diaphragma bei Adhäsionen nicht nur oder nicht immer, besonders nicht in frischen Fällen rein mechanischer Art sind, beweist das von Hofbauer beschriebene Symptom der Klinophobie. Legt sich ein Patient mit einer Adhäsion z. B. im rechten Phrenikokostalwinkel auf die rechte Seite, so wird durch das Höhertreten des Diaphragma ein Zug an den Adhäsionen ausgelöst, der durch Schmerz den Kranken reflektorisch immobilisiert; legt sich dieser Patient auf die linke Seite, so wird bei der Tendenz zur Eröffnung des rechten Phrenikokostalwinkels der Zug ebenfalls Schmerzen auslösen, das Diaphragma reflektorisch ruhig gestellt werden.

Daher die Furcht eines solchen Patienten, sich auf die Seite, sei es welche immer, zu legen. Ob das Diaphragma auch Störungen seiner statischen Verschieblichkeit (Rückenlage, Bauchlage, Seitenlage, Stehen, Sitzen) zeigt, wäre zu untersuchen. Diesbezügliche Mitteilungen sind mir nicht bekannt.

Zur Illustration der mechanischen Beeinträchtigungen der Diaphragmabewegung infolge von Adhäsionen seien hier zwei histologische Bilder dieser Veränderung wiedergegeben. Die Pleura pulmonalis und diaphragmatica (Abb. 69) sind miteinander verklebt. An Stelle des freien, die Verschieblichkeit vermittelnden Pleuraspaltes befindet sich

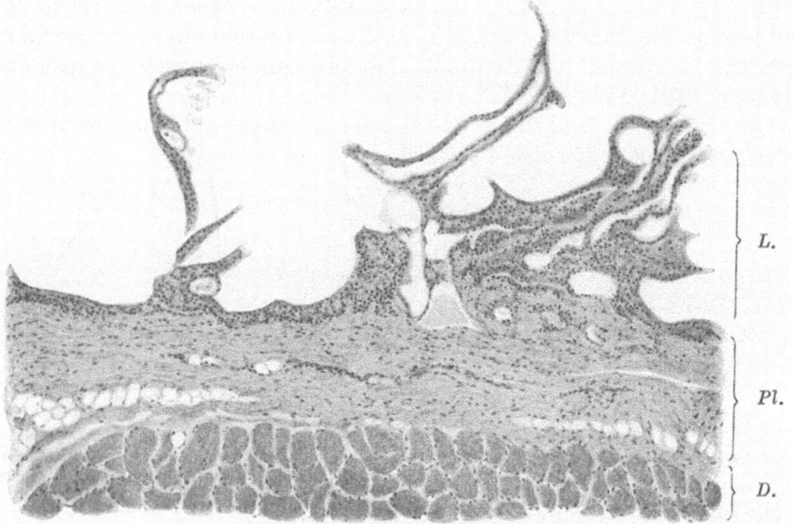

Abb. 69. 39 jähriger Patient. + diffuse fibrinös-eitrige Peritonitis. Totale, nicht schwartige Anwachsung der rechten Lunge
D. Diaphragma. *L.* Lunge. *Pl.* Pleura diaphragmatica + Pl. pulmonalis. (Vergrößerung 80:1)

ein recht derbes, fibröses Gewebe, das spärliche Fettzellen enthält. Der Gehalt an elastischer Substanz (Abb. 70) ist in den Adhäsionen bedeutend vermehrt.

Auf geänderte mechanische Bedingungen sind wohl auch die Bewegungsänderungen des Diaphragma bei Kyphoskoliotischen zurückzuführen. Es liegen hauptsächlich Beobachtungen bei linkskonvexer Skoliose der unteren Brust- und Lendenwirbelsäule vor (Hitzenberger und Reich). Bei diesen Fällen ist das linke Hypochondrium eingeengt und dadurch dem linken Diaphragma die Beweglichkeit erschwert; so sieht man daher recht oft, durchaus nicht immer, die respiratorischen Ausschläge verkleinert.

Wenn der intraabdominelle Inhalt stark vermehrt, dabei aber nicht zusammendrückbar ist (sehr großes Aszites u. dgl.), kommt es trotz Hochstandes des Diaphragma zu einer Behinderung der Atemexkursionen.

Bisher wurden nur Bewegungsstörungen beschrieben, welche sich durch eine Einschränkung der Ausschläge auszeichneten. Auch eine Vergrößerung der Exkursionen kann in seltenen Fällen auftreten. Wenn einmal Holzknecht erklärte: „Pathologisch große Ausschläge gibt es nicht“, so muß man dem widersprechen. Es gibt doch, vielleicht besser gesagt, „abnorm“ große Exkursionen des Diaphragma. Mir sind zwei Zustände bekannt, die dieses Phänomen zeigen. Der eine ist der Morbus Bechterew, der andere die Relaxatio diaphragmatis. Bei ersterem sieht

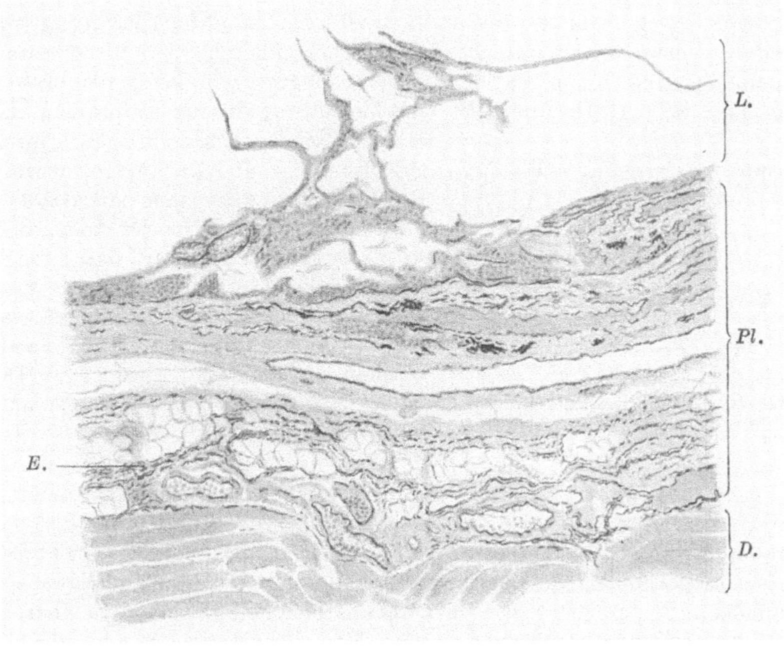

Abb. 70. 39 jähriger Patient. + diffus fibrinöse-eitrige Peritonitis. Totale, nicht schwartige Anwachsung der rechten Lunge

D. Diaphragma. *L.* Lunge. *Pl.* Pleura diaphragmatica + pulmonalis. *E.* elastische Substanz

man auf dem Röntgenschirm, daß die Exkursionen des Diaphragma bedeutend größer sind als je bei einem normalen Menschen. Schon während ruhiger Atmung sind die Bewegungen so groß wie sonst nur bei tiefster Respiration. Diese Tatsache konnte ich bisher an zwei Patienten dieser Art beobachten. Da die thorakale Atmung in diesen Fällen wegen der Ankylose der Wirbelrippengelenke aufgehoben ist, muß das Zwerchfell die Atmung besorgen. Wir sehen daher hier den reinen abdominellen Atemtypus. Unterstützt wird es in seiner erschwerten Arbeit von seinen Antagonisten, den Muskeln der vorderen Bauchwand; diese kontrahieren sich stark, erzeugen die „quere Bauchfurche“ (Hofbauer, S. 155) und bringen so das Diaphragma in eine höhere Ruhestellung; dadurch werden die größeren Exkursionen möglich gemacht. Plesch gibt ferner noch an, daß bei diesen Patienten die Zahl der Atemzüge in der Minute herabgesetzt sei (10 bis 13). Der Grund sei Schonung des Zwerchfellmuskels.

Bei der Relaxatio diaphragmatis zeigt die „gesunde" (rechte) Seite abnorm große Exkursionen. Es ist hier wiederum so, daß das rechte Zwerchfell bei ruhiger Atmung so große Bewegungen ausführt, wie ein normales Diaphragma während tiefer Respiration. Es muß die rechte Seite vikariierend für die linke einspringen.

Nunmehr wollen wir darangehen, auch solche Anomalien der Diaphragmabewegungen zu beschreiben, die eine abnorme Richtung aufweisen. Vorwegnehmen möchte ich eine, wie mir scheint, äußerst seltene Anomalie. Bei einem Patienten mit hochgradigem Lungenemphysem sah man bei posteroanteriorer Durchleuchtung die für Emphysem charakteristischen Erscheinungen. Durchleuchtete man aber in dextrosinistraler Richtung, so sah man, daß das Diaphragma auf der Höhe der Inspiration so stark kontrahiert war, daß es nicht nur abgeflacht erschien, sondern sogar nach unten konvex ausgebuchtet war. Etwas Ähnliches scheint auch Hofbauer gesehen zu haben; er erwähnt die Tatsache (S. 93) und gibt eine schematische Abbildung (Abb. 71).

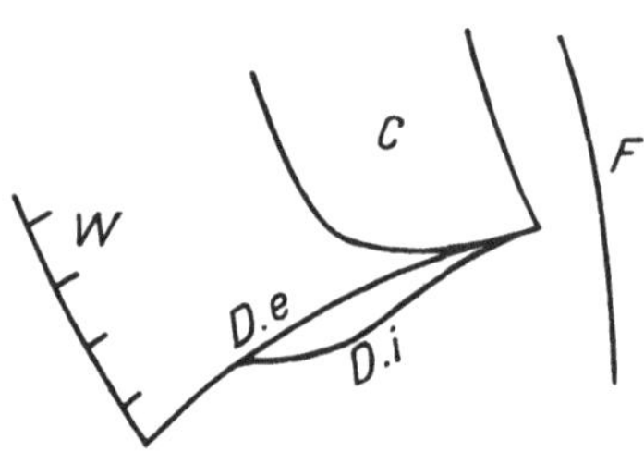

Abb. 71. Diaphragma eines Emphysematikers in seitlicher Durchleuchtung *D. e.* exspiratorische Stellung. *D. i.* inspiratorische Stellung. *C.* Cor. *W.* Wirbelsäule. *F.* vordere Thoraxwand

Bei muskulären Erkrankungen des Zwerchfells kommt es natürlich ebenfalls zu Bewegungsstörungen. Die Muskelerkrankung katexochen ist die Relaxatio diaphragmatis. Bei dieser sieht man in der Regel folgendes: Bei ruhiger Atmung minimale oder gar keine Exkursionen. Bei forcierter Atmung kann das befallene Diaphragma aber bis zu 1 cm inspiratorisch gesenkt werden. Es vollführt aber gleichzeitig eine Bewegung in toto nach der Mittellinie zu, so daß auf der Höhe der Einatmungsbewegung der höchste Punkt der Kuppe mehr median liegt und die lateralen Anteile von der Thoraxwand abrücken (Abb. 112) (Kroh F. sah bei Lähmung des linken Diaphragma im Tierversuch dasselbe). Reizt man in einem derartigen Falle den Nervus phrenicus der betroffenen Seite, so sieht man entweder keine oder eine viel geringere Senkung des Diaphragma als bei der aktiven Atmung; reizt man aber den Phrenicus der anderen Seite, so sieht man auch das kranke Diaphragma sich senken: Beweise dafür, daß in diesen Fällen extremen Zwerchfellhochstandes das kranke Diaphragma rein passiv vom gesunden mitgeschleppt wird.

Bei der Relaxatio diaphragmatica kann man auch noch eine andere interessante Bewegungsstörung wahrnehmen. In diesen Fällen liegt infolge einer typischen Lageanomalie des Magens die große Kurvatur desselben dem schlaffen Diaphragma an und erteilt demselben seine peristaltischen Bewegungen. Dadurch kommt ein Phänomen zustande, das als „Doppelbogen" des Zwerchfells in der Diagnostik eine unberechtigt große Rolle spielt (Hitzenberger, s. Abb. 113, 114).

Eine lange bekannte und viel studierte Bewegungsstörung des Diaphragma ist die sogenannte „paradoxe Bewegung". Darunter verstehen wir eine inspiratorische Hebung und exspiratorische Senkung des Diaphragma der einen, während das der anderen Seite die normalen i. e. entgegengesetzten Bewegungen ausführt. Es kommt das Wagebalkenphänomen zustande (Abb. 72). Theoretisch ist es vorstellbar, daß die paradoxe Bewegung in einem Fall von rein kostalem Atemtypus auftritt, so daß kein Wagebalkenphänomen zustande käme, sondern daß beide Diaphragmen nach aufwärts gingen, das eine mehr, das gesunde weniger.

Die erste Beschreibung und der Name des Phänomens rühren von R. Kienböck her. Dieser Autor teilte diese seine Beobachtung in einem Falle mit Pyopneumothorax im Jahre 1898 mit. Daher auch die Bezeichnung „Kienböcksches Phänomen".

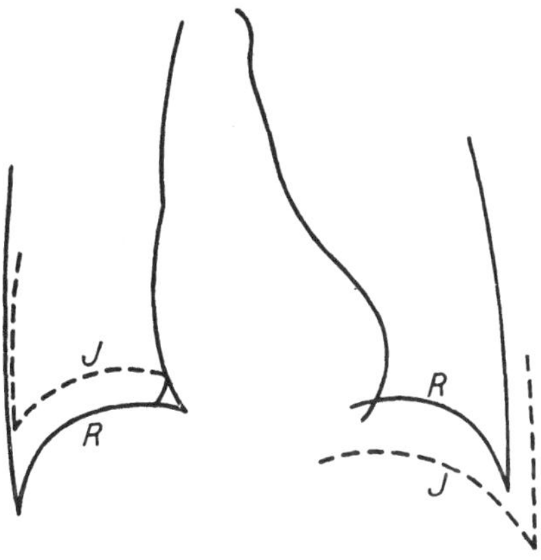

Abb. 72. Paradoxe Bewegung
J. Inspirium. *R*. Ruhige Atmung

Während in einer Reihe von Fällen die paradoxe Bewegung des Diaphragma ohneweiters schon während der Respiration wahrgenommen werden kann, kommt sie aber in anderen Fällen erst bei der Untersuchung mit Hilfe des Müllerschen Versuches oder des Schnupfphänomens zustande.

Diese paradoxe Bewegung des Diaphragma kommt bei verschiedenen Krankheiten, sowohl des Zwerchfelles selbst als auch des Thorax vor. Von den Erkrankungen des Zwerchfellmuskels oder -nerven wären zu nennen die Relaxatio und Hernia diaphragmatica, die Lähmung und pleuritische oder postpleuritische Zustände; von abnormen Zuständen im Thorax vor allem der Pneumothorax.

Die genannten Erkrankungen des Diaphragma haben alle das eine Gemeinsame, daß es bei ihnen zu einer mehr oder weniger weitgehenden Schädigung der Muskulatur gekommen ist. Für die Hernia oder Eventratio ist ja das ohneweiters klar; für die pleuritischen und postpleuritischen Zustände mußte das erst durch histologische Befunde erwiesen werden. Es ist denkbar, daß der seinerzeitige entzündliche Prozeß auf die Pleura übergegriffen und Narben zurückgelassen hat. Diese Schwielenbildung im Diaphragma kann als eine Myomalacia diaphragmatis betrachtet werden. Daß derartige Möglichkeiten bestehen, soll zuerst ein Befund aus der Dissertation Falkensteins belegen. Er fand in seinem Falle V, der eine Phthisis pulmon. pleuritis adhaesiva et fibrinosa hatte, bei der histologischen Untersuchung des Diaphragma an der

Muskulatur eine „hyaline Degeneration und Verlust der Querstreifung“.

Meine eigenen Befunde, die ich in der Voraussetzung pathologischer Veränderungen der Muskulatur des Diaphragma nach Pleuritis erhob, übertrafen meine Erwartungen. Schon die Veränderungen des Diaphragma bei der akuten Pleuritis (Abb. 62, 63) lassen es sicher erscheinen, daß diese beträchtlichen Infiltrationen der Muskulatur nicht spurlos ausheilen werden. Tatsächlich findet man nun bei Untersuchungen derselben unterhalb von Adhäsionen recht häufig Narbenbildung. So zeigt Abb. 73, die von einem Falle stammt, bei dem eine fast totale Anwachsung beider Lungen bestand, mitten in der Muskulatur eine

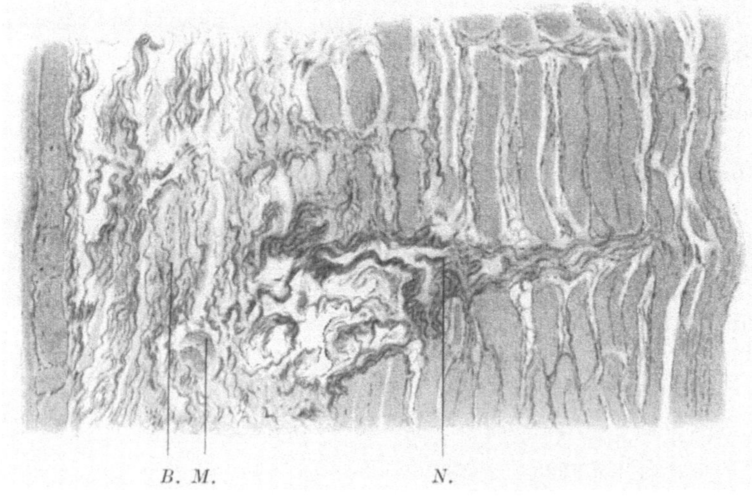

Abb. 73. 47 jährige Patientin. Chronisches Emphysem der Lungen, Bronchiektasien, fast totale Anwachsung beider Lungen. Längsschnitt van Gieson

B. Bindegewebswucherung. *N.* Narbe, senkrecht durch die Muskulatur ziehend. *M.* Reste von Muskelfasern. (Vergrößerung 60:1)

beträchtliche Vermehrung des Bindegewebes an Stelle zugrunde gegangener Muskelfasern, von denen nur mehr spärliche Reste (M) erhalten geblieben sind. Von diesem großen Bindegewebskomplex zieht senkrecht zu den Muskelfasern eine derbe, streifenförmige Narbe durch das Diaphragma. Ein anderes Präparat (Abb. 74) zeigt, daß eine Narbe von der pleuralen Oberfläche des Zwerchfelles in die Tiefe greift und ungefähr die halbe Dicke der Muskulatur durch Bindegewebe ersetzt. Einen geringen Grad von pathologischer Veränderung weist die Abb. 75 auf. Unterhalb einer bindegewebigen Verdickung der Pleura zeigt sich an der oberflächlichen Schicht der Muskulatur eine fibröse Umwandlung einiger Muskelfasern, die sich gegen die tieferen Schichten hin bald verliert. Dieser Fall ist insoferne von Interesse, als es sich höchstwahrscheinlich um eine embolische Erkrankung des Diaphragma handelt, nicht um eine primäre Pleuritis. Der Kranke litt an einer Endocarditis ulcerosa mit Milz- und Niereninfarkten. Durch diese Beispiele ist wohl der Beweis erbracht, daß die eventuelle paradoxe Bewegung eines Diaphragma nach pleuritischer Erkrankung durch Narbenbildung in der Zwerchfellmuskulatur bedingt ist.

Wenn die paradoxe Bewegung bei diesen Zuständen auch selten vorkommt, so konnte ich sie doch des öfteren, besonders mit Hilfe des Schnupfphänomens, auffinden. Ebenso fand ich in einem Fall von Echinococcus der Leber, der das Diaphragma nach oben vorgewölbt hatte, während des Schnupfens eine paradoxe Bewegung. Auch hier bestand eine Verwachsung zwischen der Oberfläche des Echinococcus und dem

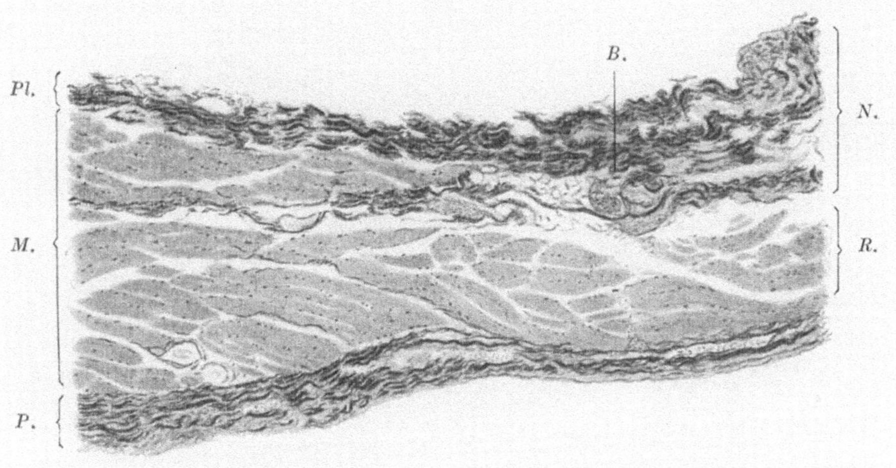

Abb. 74. 65 jähriger Patient. Ca. oesophagi. van Gieson-Färbung. Narbe im Diaphragma *Pl.* Pleura. *M.* Muskelschicht. *P.* Peritoneum. *R.* Verschmälerte Muskelschicht. *N.* Narbe. *B.* Bindegewebe. (Vergrößerung 40:1)

Diaphragma, die die Ursache für die Bewegungsstörung gewesen sein dürfte. Vielleicht aber war in diesem Falle nur der beträchtliche Hochstand des Diaphragma (s. später!) schuld. Analog dürfte folgender Fall liegen:

D. Marie, 19. Oktober 1924, klinische Diagnose: Beinahe kompletter Gallengangverschluß seit zirka einem Jahre; Leberschwellung. Befund: Das rechte Diaphragma steht sowohl in aufrechter als in liegender Position der Kranken zirka eine Handbreite höher als das linke; es zeigt bei ruhiger Respiration Einschränkung der Beweglichkeit; beim Schnupfen ausgiebige paradoxe Bewegung rechts.

Die Bewegungen des Zwerchfells bei Pneumothorax, bzw. Hydropneumothorax sind viel studiert und von den einzelnen Autoren die widersprechendsten Meinungen geäußert worden. Soviel steht als Tatsache fest: Bei einem Pneumothorax ist jede Möglichkeit vorhanden: das Diaphragma macht normalsinnige Bewegungen, bleibt ruhig stehen oder bewegt sich paradox. Ja, es ist sogar möglich, daß ein Teil des

Diaphragma sich normalsinnig, der andere Teil (derselben Seite) sich aber paradox bewegt. So zeigte eine Patientin, die einen abgekapselten Pyopneumothorax links trug, schon bei ruhiger Respiration, erst recht aber beim Schnupfen, eine paradoxe Bewegung des Empyemspiegels und eine inspiratorisch kaudalwärts gerichtete Bewegung der medialen Hälfte.

Wenn man sich alle die angeführten Möglichkeiten der paradoxen Bewegung vor Augen hält und das allen gemeinsame Moment heraussuchen will, so stößt man auf Schwierigkeiten. Ich bin auch der Meinung, die Aßmann, Bittorf und Wellmann vertreten, daß die letzte Ursache in der Erzeugung des negativen Druckes im Thorax und der dadurch

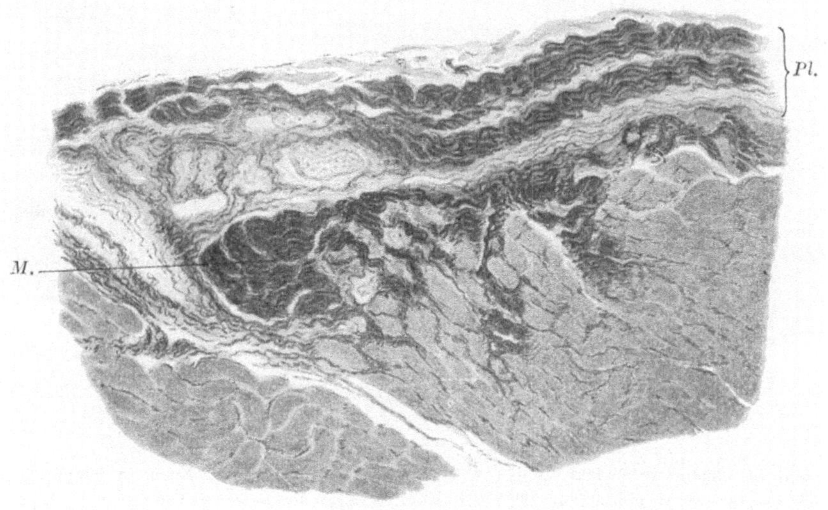

Abb. 75. Endocarditis ulcerosa chronica et acuta. Milz- und Niereninfarkte van Gieson *Pl.* Pleuraverdickung. *M.* bindegewebige Schwiele = Myomalacie. (Vergrößerung 80:1)

bedingten inspiratorischen Ansaugung gelegen sein muß[1]. Ich muß aber dem entgegenhalten, daß das gesunde Diaphragma imstande sein muß,

[1] Nur die Änderung des intrathorakalen Druckes kann die Ursache folgenden Verhaltens des Diaphragma sein. Ein Patient trägt einen artefiziellen Pneumothorax; sein Diaphragma zeigt normalsinnige respiratorische Bewegung. Nach neuerlicher Nachblasung aber zeigt es auf der Pneumothoraxseite typische paradoxe Bewegung. Was hat sich durch die Nachfüllung geändert? Der Druck im Pneumothoraxraum ist gestiegen und es muß sich nun ein gewisses Gleichgewicht im Druck rechts und links herstellen. Wenn nun der Kranke einatmet, so setzt er beiderseits den intrathorakalen Druck herab, die Luft strömt ein. Auf der Pneumothoraxseite aber weniger rasch als früher vor der neuerlichen Nachfüllung; es wird länger dauern als vorher, und dieser länger dauernde herabgesetzte Druck ist imstande, die Ansaugung des Diaphragma zu bewirken.

sich gegen die Ansaugung erfolgreich zu wehren. Es muß also die inspiratorische Ansaugung durch einen zweiten maßgebenden Faktor ermöglicht werden. Diesen müssen wir in einer direkten oder indirekten Schädigung des Diaphragma suchen. Erstere haben wir in einwandfreier Weise vor uns in den Fällen von Lähmung des Zwerchfells und der Hernia und Eventratio diaphragmatica. In diesen Fällen bereitet die Vorstellung der Ansaugung durch den negativen Druck im Inspirium wohl keine Schwierigkeiten. Ebenso kann auf Grund der oben beschriebenen Schwielenbildung im Diaphragma bei Adhäsionen bzw. Schwartenbildung diese Muskelzerstörung die Ursache der Paradoxie sein. Bei bedeutendem Zwerchfellhochstand (s. Fall mit Echinococcus S. 101) ist das Diaphragma dadurch entspannt, daß es sich in extremer Exspirationsstellung befindet. Dadurch ist es der momentanen Druckschwankung beim Schnupfen nicht mehr gewachsen. Auch in Fällen dieser Art wäre an die Möglichkeit einer direkten Schädigung des Diaphragma zu denken, sei es durch Übergreifen entzündlicher oder maligner Prozesse von der Oberfläche der Leber auf das Diaphragma.

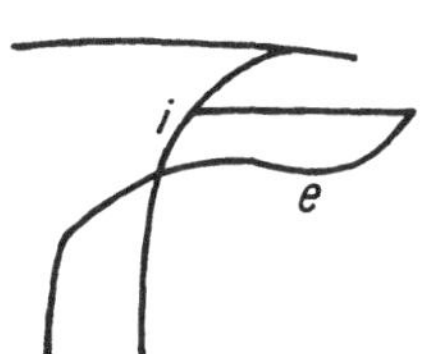

Abb. 76. Linkes Diaphragma in rechter Seitenlage. Pneumothorax links *e*. exspiratorische Stellung. *i*. inspiratorische Stellung

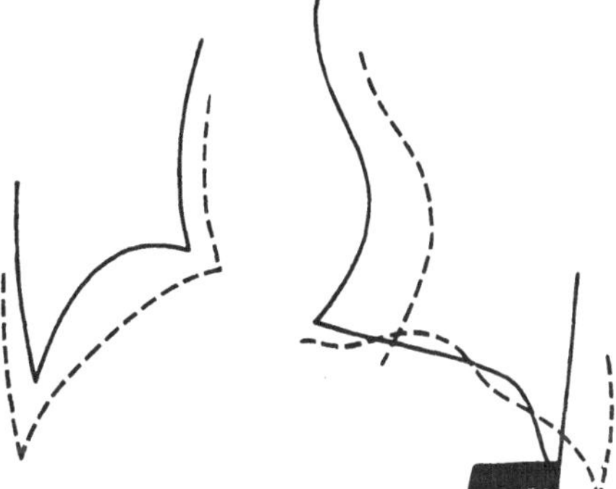

Abb. 77. Linksseitiger Pneumothorax. Tiefstand des linken Diaphragma mit „schlingernder“ Bewegung

Schwer scheint mir von dem gemeinsamen Gesichtspunkte aus die Erklärung der paradoxen Bewegung im Pneumothorax. Für einen Teil der Fälle scheint ja die Erklärung, die schon 1898 von Kienböck in seinen beiden ersten Arbeiten über diesen Gegenstand gegeben wurde, zutreffend zu sein. Er betonte nämlich in seiner zweiten Arbeit besonders die Lähmung des Diaphragma, das dem verminderten intrathorakalen und dem gesteigerten intraabdominellen Drucke nicht mehr standhalten könne und sich paradox verschiebe. Es wurde Kienböck in der Folgezeit der Vorwurf gemacht, daß er den Nachweis der Lähmung nicht erbracht habe. Nun scheint mir eben die paradoxe Bewegung der Beweis, wenn schon nicht einer Lähmung, so doch einer Schädigung zu sein. Doch muß man bei Würdigung der Experimente Bittorfs doch auch glauben, daß in manchen Fällen die Verminderung des intrathorakalen Druckes allein ohne anatomische Schädigung des Diaphragma zu paradoxer Bewegung im Pneumothorax führen kann. Dieser Autor machte nämlich in die

Thoraxwand eines Versuchstieres ein enges Loch und sah paradoxe Bewegung; machte er aber ein weites Loch, so daß durch dasselbe der verminderte Druck während der Inspiration sofort

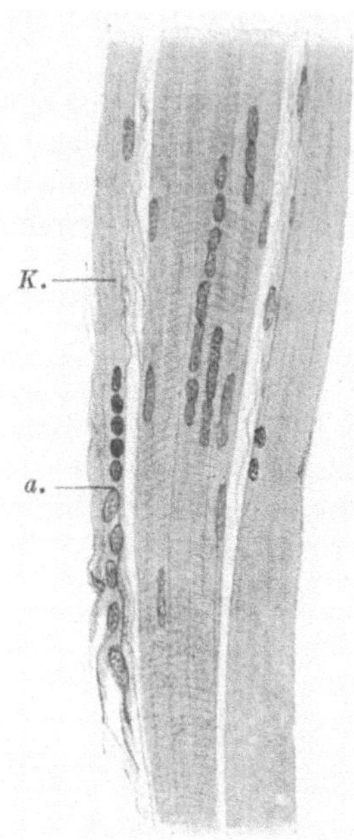

Abb. 78. 68jähriger Patient. Urämie. Seniles Emphysem

a. atrophische Muskelfaser mit Kernvermehrung (*K.*). Vergrößerung 400:1

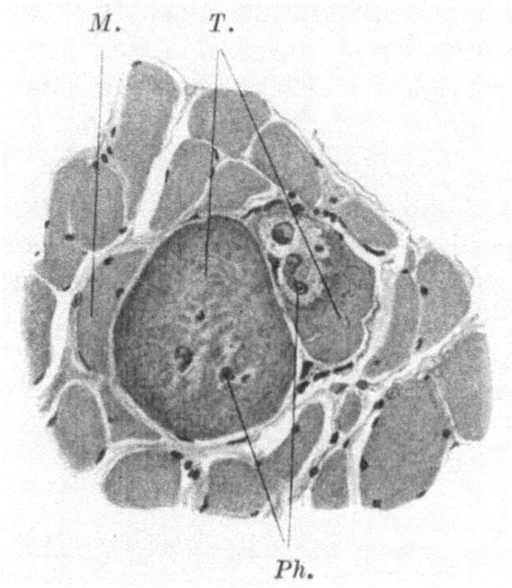

Abb. 79. 68jähriger Patient. Urämie, seniles Emphysem

T. Tote, gequollene Muskelfaser ohne Kerne mit Spaltbildung. *Ph.* Phagozyten. *M.* normale, plattgedrückte Muskelfaser. Vergrößerung 400:1

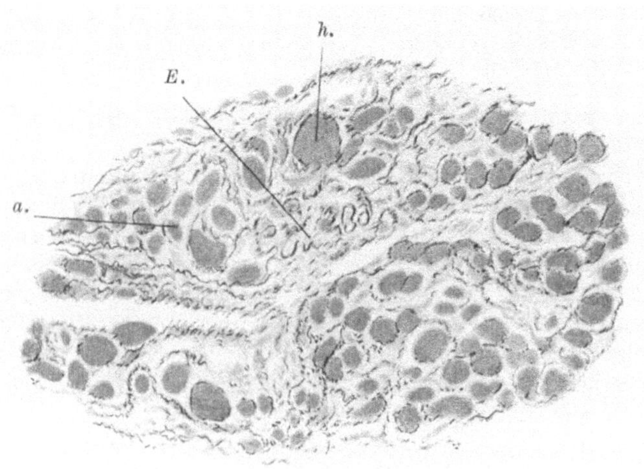

Abb. 80. 60jährige Patientin. Chronisches Emphysem der Lungen. Vermehrung der elastischen Substanz

a. atrophische Muskelfaser. *h.* hypertrophische Muskelfaser. *E.* Bindegewebswucherung mit abnorm vermehrter elastischer Substanz. (Vergrößerung 90:1)

aufgehoben werden konnte, so trat normalsinnige Bewegung ein. Wenn man in diesem Experiment auch keine anatomische Schädigung des Zwerchfells annehmen kann, so ist doch eine funktionelle vorhanden. Aßmann teilt in seinem Buche mit, daß eine ,,entgegenwirkende Kontraktion des Zwerchfells nicht oder nur unvollkommen zustande komme, weil hier das Diaphrag-

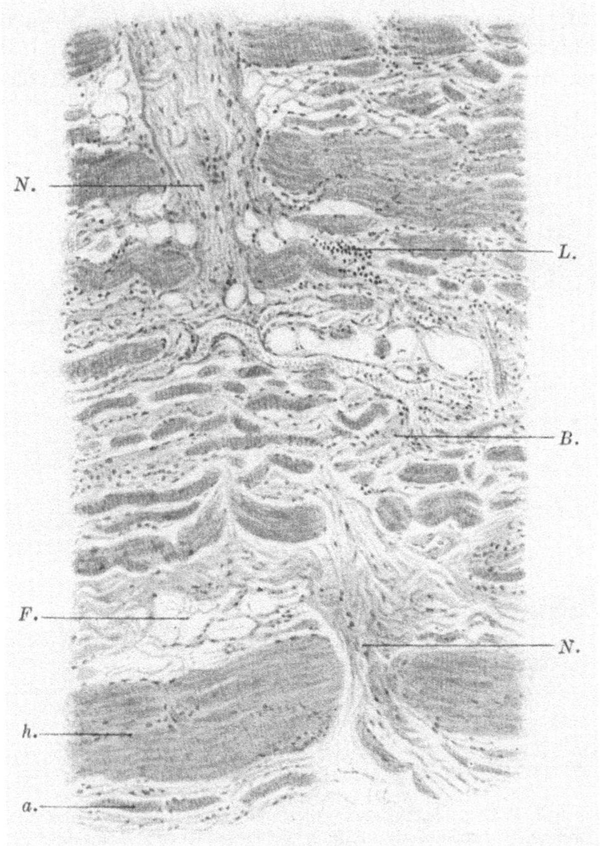

Abb. 81. 47jährige Patientin. Chronisches Emphysem der Lungen. Bronchiektasien, fast totale Anwachsung beider Lungen. Längsschnitt

N. Bindegewebige Narbenzüge senkrecht durch die Muskulatur ziehend. *B*. Bindegewebswucherung. *F*. Fettzellen. *L*. Lymphozyten. *a*. atrophische Muskelfasern. *h*. hypertrophische Muskelfasern. (Vergrößerung 120:1)

ma entspannt sei. Die Entspannung ist bei Sektionen daran deutlich erkennbar, daß das Zwerchfell in Fällen von Pneumothorax bei geschlossenem Brustkorb in das geöffnete Abdomen wie ein schlaffes Segel herabhängt, während es sonst durch den negativen Druck in seiner kuppelförmigen Wölbung erhalten wird". Unter geeigneten Untersuchungsbedingungen kann man auch auf dem Röntgenschirm sehen, daß das Diaphragma im

Pneumothorax seinen Tonus verloren hat und den Gesetzen der Schwere folgt. So zeigt die Abb. 76 eines Zwerchfells in linker Seitenlage bei linksseitigem Pneumothorax, daß es während der Ausatmungsphase von der Thoraxwand herabhängt, während der Inspiration plötzlich sich strafft und wieder normale Form annimmt. Wenn Wellman bei geöffnetem Abdomen trotz der paradoxen Bewegung eine Kontraktion im Diaphragma sah, so spricht das nicht gegen die Annahme einer funktionellen Störung. Die Erhöhung des intraabdominellen Druckes durch die Abwärtsbewegung eines Diaphragma wurde in früheren Jahren auch viel besprochen, aber später in seiner Bedeutung vernachlässigt. Daß die paradoxe

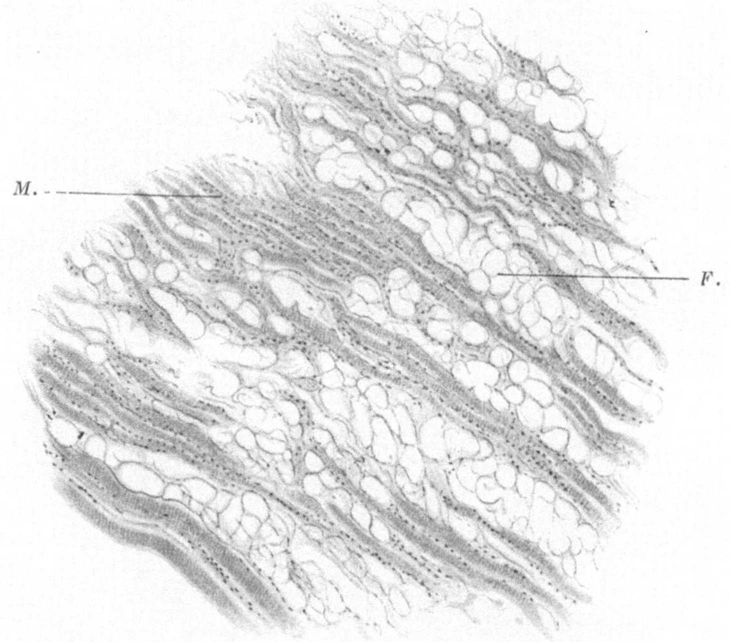

Abb. 82. 62jähriger Patient. Mächtiges vesikuläres Emphysem der Lungen, diffuse eitrige Bronchitis, starke Zwerchfelladhäsionen beiderseits. Längsschnitt. Lipomatosis diaphragmatis dextri

M. atrophische Muskelfasern mit Kernvermehrung. *F.* Fettzellen. (Vergrößerung 80:1)

Aufwärtsbewegung lediglich durch die Erhöhung des intraabdominellen Druckes zustande kommen kann, wird durch die Ergebnisse der faradischen Phrenikusreizung erwiesen. Schon Jamin hat in der Rosenthalschen Festschrift beschrieben, daß das gereizte Diaphragma sich kaudalwärts, das andere aber kranialwärts verschiebe. Diese letztere Tatsache wurde bei der Erwähnung der Jaminschen Phrenikusreizung in der Folgezeit vergessen. Bei keiner einseitigen Phrenikusreizung bleibt die paradoxe Aufwärtsbewegung der anderen Seite aus. Sie kann wohl nur durch die plötzliche Erhöhung des intraabdominellen Druckes zustande kommen. Für die Fälle von Seropneumothorax (es muß natürlich durchaus kein Pyopneumothorax sein) mag auch eine andere Erklärung Kienböcks Geltung haben. Er stellt sich vor, daß das Diaphragma, durch die Schwere des Exsudats durchgedrückt, nach

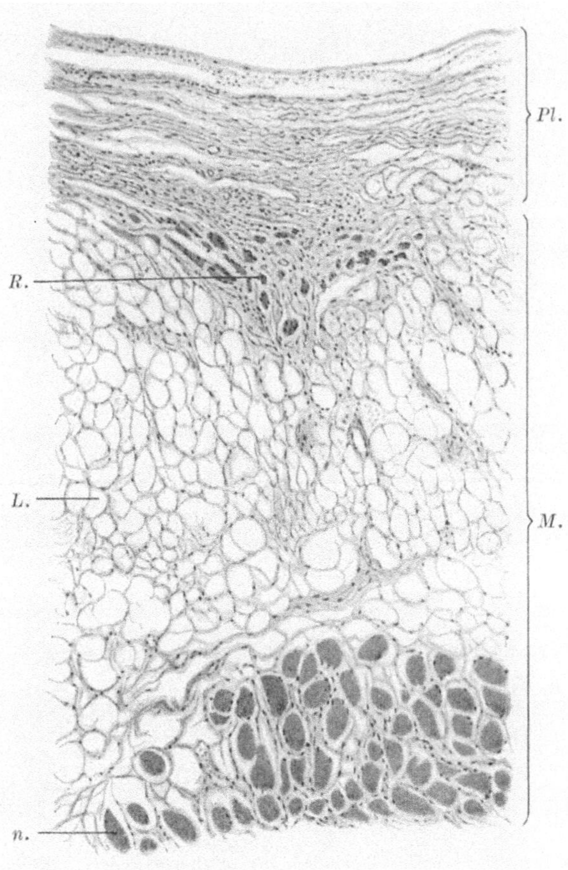

Abb. 83. 74jährige Patientin. Hypertonie, Marasmus, hochgradiges, substantielles Emphysem. Hochgradige Lipomatose des Diaphragma (Diaphragma adiposum)

M. Muskelschicht, die zum größten Teil lipomatös verändert ist. *R.* Reste von Muskelfasern. *n.* normale Muskelfasern. *Pl.* Pleura. *L.* lipomatöse Muskelfasern (Vergrößerung 80:1)

abwärts konvex ist. Kontrahiert es sich, so wird es zur Sehne des Bogens gespannt und hebt dabei sich und den Flüssigkeitsspiegel. Curschmann behauptet, daß die paradoxe Bewegung des Diaphragma bei rechtsseitigem Pneumothorax seltener sei als bei linksseitigem. Dies dürfte wohl, wenigstens nach meinen Erfahrungen, nur ein Zufall im Material gewesen sein.

Der Vollständigkeit halber sei noch erwähnt, daß man beim Pneumothorax das Zwerchfell manchmal eine „schlingernde“ (G. Schwarz) Bewegung ausführen sieht. Diese besteht darin, daß die einzelnen Punkte eine verschiedene Richtung zur selben Zeit innehaben: ein Teil geht hinauf, ein anderer hinunter usw. (siehe Abb. 77).

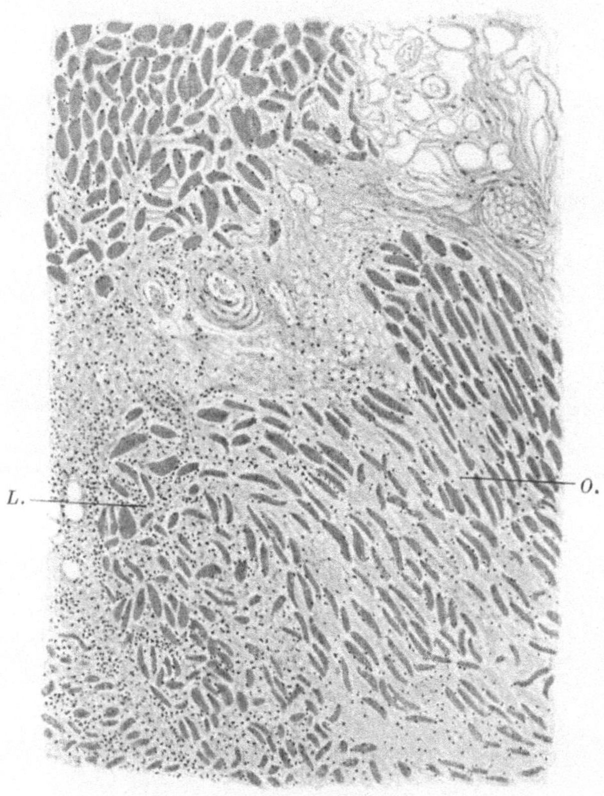

Abb. 84. 68jähriger Patient. Uraemie, Prostatahypertrophie. Seniles Emphysem. Entzündung des Diaphragma, zweites Stadium
Einwanderung der Leukozyten (*L.*). *O.* Ödem, die Muskelfasern komprimierend und auseinanderdrängend

Zusammenfassend kann man also sagen, daß bei der paradoxen Bewegung des Diaphragma die Ansaugung durch den verminderten Thoraxdruck erst dadurch möglich wird, daß entweder das Diaphragma nicht normal, irgendwie geschädigt, irgendwie seiner normalen Kontraktionsfähigkeit beraubt ist, oder daß die Erhöhung des intraabdominellen Druckes durch das Abwärtsgehen des gesunden Diaphragma das Zwerchfell der anderen Seite hinaufdrängt.

Für eine ganze Reihe von Bewegungsstörungen bringt erst die histologische Untersuchung des Diaphragma ein Verständnis. In erster Reihe muß hier der Histologie des Zwerchfells beim Lungenemphysem Erwähnung getan werden. Wenn man auf dem Röntgenschirm der Arbeit des Emphysematikerdiaphragma zusieht, so ist man bei hochgradigen Fällen erstaunt, wie wenig es sich verschiebt; manchmal sieht man nur ganz geringfügige, auf kurze Strecken beschränkte Zuckungen. Man erklärte sich diese schlechte Funktion mit dem Tiefstand des Organes, dem dadurch eine weitere Senkungsmöglichkeit genommen ist. Wenn man aber

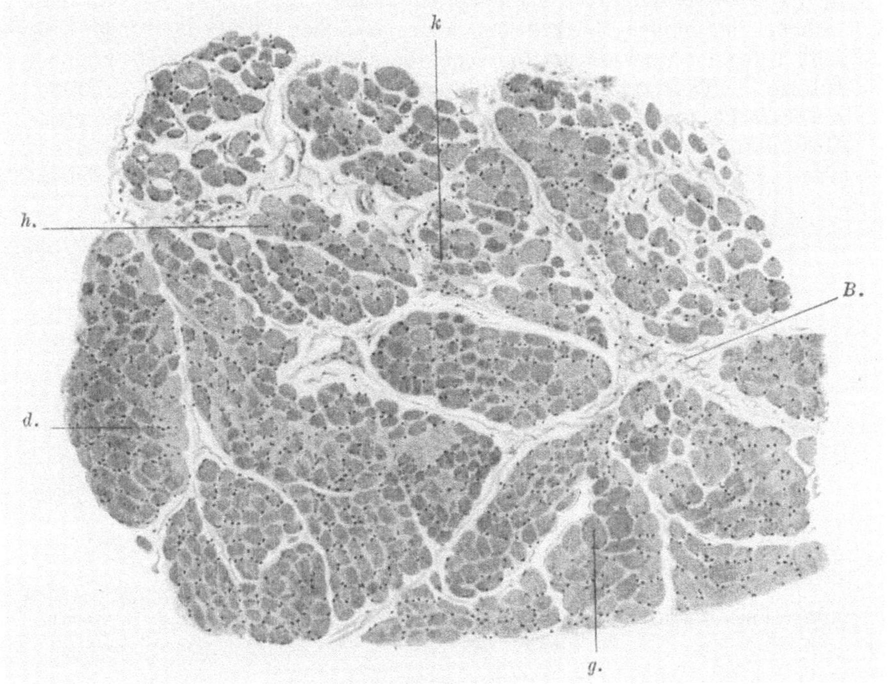

Abb. 85. 32jähriger Patient. Endarteriitis chronica deformans ramorum arteriae pulmonalis (Pulmonalsklerose)
Vermehrung des Bindegewebes (*B.*). Degenerative Veränderung der Muskelfasern. *d.* dunkle normal gefärbte Fasern. *h.* helle, kernlose oder -arme Fasern. *k.* abnorm kleine, *g.* abnorm große Fasern. (Vergrößerung 80:1)

die histologischen Präparate solcher Fälle durchmustert, so wundert man sich nicht mehr über die geringe Bewegung, denn die Muskulatur zeigt sehr weitgehende pathologische Veränderungen.

Bei bloßer makroskopischer Betrachtung hat man den Eindruck, daß das Diaphragma des Emphysematikers hypertrophisch sei. Dies gab auch H. Eppinger an; diese Angabe ging in die Literatur über ohne nachgeprüft worden zu sein. Nur eine Forscherin, H. Fromme, hat in einer sehr schönen Arbeit auf einfache Weise das Gegenteil gefunden. Sie präparierte das Diaphragma in normalen und pathologischen Fällen vollständig rein und wog es ab. Sie fand in normalen Fällen folgende Gewichtszahlen:

Bei Männern	Höchstgewicht	294 g
	Mindestgewicht	190 g
	Durchschnittsgewicht	246 g
Bei Frauen	Höchstgewicht	214 g
	Mindestgewicht	144 g
	Durchschnittsgewicht	170 g

Beim chronischen Emphysem der Lungen fand sie nun immer ein niedriges Zwerchfellgewicht. Sie sprach damals die Ansicht aus, daß man sich bei der bloßen Betrachtung leicht täuschen kann, da infolge Umschichtung der Muskulatur eine scheinbare Verdickung zustande komme. Infolge des Tiefertretens des Diaphragma spannt sich dieses in einer kürzeren Strecke aus, und es kommt dadurch zu einer Aufschichtung der Muskulatur, wie bei einem leeren Hohlorgan, z. B. bei der leeren Harnblase. Es ist also meines Erachtens durch diese Wägungen der sichere

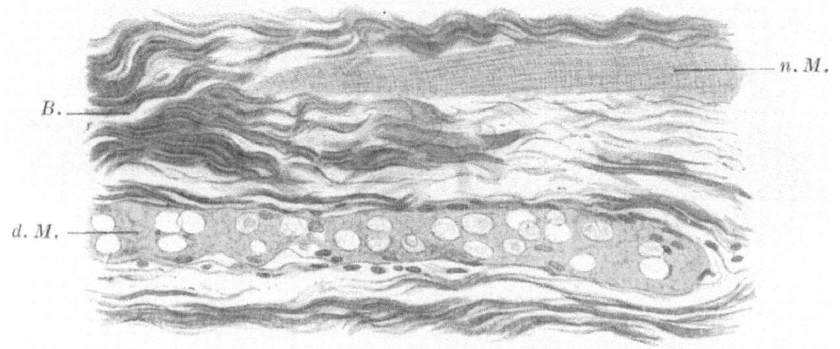

Abb. 86. Dekompensiertes Vitium
n. M. normale Muskelfaser mit Querstreifung. *d. M.* lipomatöse Veränderung. *B.* vermehrtes Bindegewebe. (Vergrößerung 250:1)

Nachweis erbracht, daß das Diaphragma des Emphysematikers nicht hypertrophisch ist. Auch Loeschke gibt an, daß das Emphysemdiaphragma atrophisch sei.

Bei der histologischen Untersuchung stellt sich aber heraus, daß atrophische Veränderungen zwar vorkommen, die Situation aber ganz und gar nicht beherrschen. Bilder der Atrophie, wie Abb. 78, sind recht selten anzutreffen. Man sieht hier eine atrophische Muskelfaser, deren Durchmesser auf ungefähr ein Viertel des normalen reduziert ist. In dieser sieht man die Kernvermehrung und Anhäufung derselben in einer Reihe. Viel häufiger, ja geradezu typisch sind weitgehende Veränderungen entzündlicher oder degenerativer Art. Auf Abb. 79 sieht man, daß die Muskelfasern ganz verschiedene Querschnitte aufweisen. Man sieht beträchtlich vergrößerte und enorm kleine Fasern. Bei starker Vergrößerung findet man Stellen, wo man durch die v. Gieson-Färbung eben noch Muskelreste nachweisen kann. Die Muskelfasern nehmen die Färbung nicht gleichmäßig an; manche zeigen einen scholligen Zerfall und als Zeichen der beginnenden Nekrose Spaltbildung (Abb. 79). In dieser gequollenen Muskelfaser sieht man eingewanderte Leukozyten, die den Abtransport besorgen. Die Kernveränderungen siehe oben. Die Querstreifung ist gut erhalten. Das Bindegewebe ist bedeutend vermehrt. Eine weitere sehr interessante Tatsache ist die Vermehrung der elastischen Substanz, wie sie Abb. 80 zeigt. (Zum Vergleich betrachte man Abb. 57.)

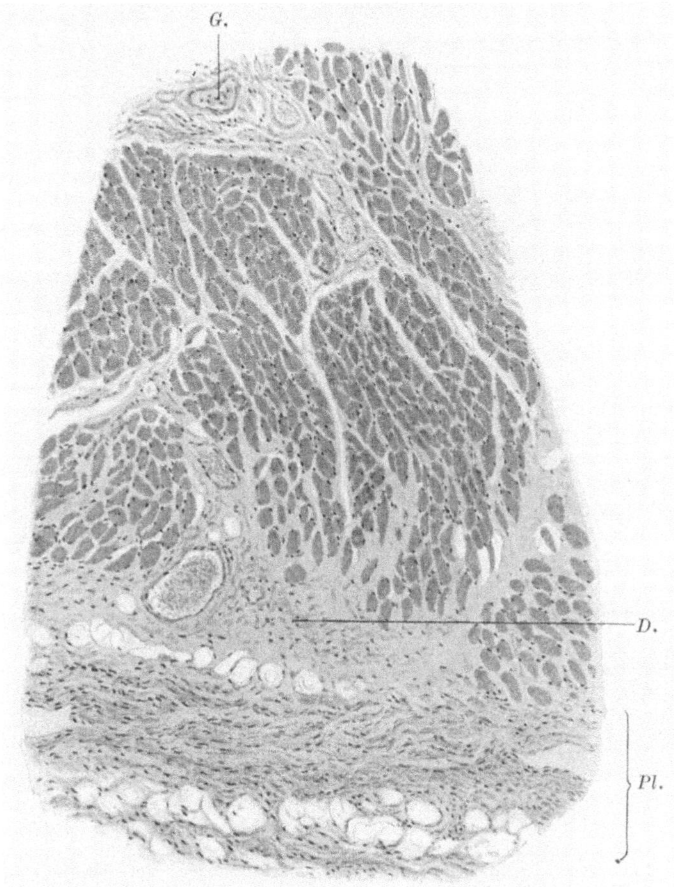

Abb. 87. 65jähriger Patient. Ca. oesophagi. Narbe im Diaphragma
G. obliteriertes Gefäß. *D.* Defekt der Muskulatur. *Pl.* Pleura. Vergrößerung 80:1

Abb. 81 veranschaulicht noch weitergehende Zerstörungen im Zwerchfell. Neben dem im vorhergehenden Beschriebenen sieht man derbe Narben, die quer durch die Muskulatur ziehen, die Kontinuität der Muskelfasern zerstörend. Lymphozytenanhäufungen sind nachweisbar.

Abb. 82 stammt von einem Patienten, der ein selten hochgradiges Emphysem der Lunge hatte. Bei der Autopsie wurden beide Diaphragmen ausdrücklich sehr dick gefunden und beschrieben. Die histologische

Untersuchung ergab das typische Bild der lipomatösen Pseudohypertrophie. Die Muskelfasern sind spärlich und außerdem noch atrophisch, zwischen ihnen aber finden sich zahlreiche Fettzellen. Den höchsten Grad dieser Veränderung stellt wohl die Abb. 83 dar. Mehr als die Hälfte des Diaphragma besteht nur mehr aus Fettgewebe. Nur knapp unterhalb der Pleura finden sich (R) spärliche Reste von Muskulatur. Auf der peritonealen Seite sind die Muskelfasern besser erhalten.

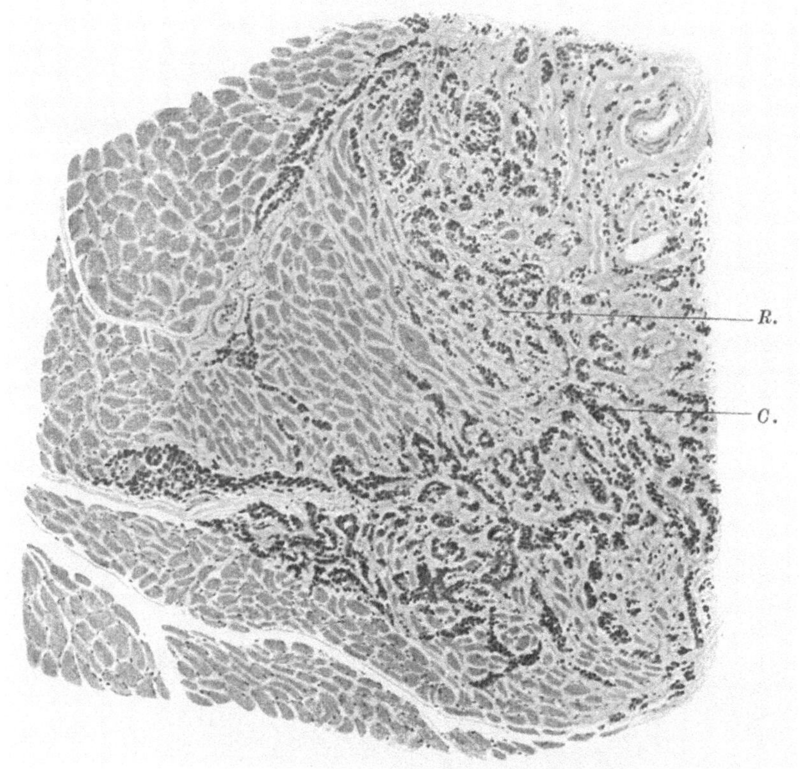

Abb. 88. 31jährige Patientin. Ca. mammae operat. Hämatogene Metastase im Diaphragma *C.* Karzinomzellen. *R.* Reste von zugrunde gegangener Muskulatur

Wenn wir uns diese histologischen Befunde des Diaphragma beim Emphysem vor Augen halten, so verstehen wir sehr gut, daß ein Zwerchfell mit so weitgehender Atrophie und Degeneration seiner Aufgabe nicht mehr gewachsen ist und oft so geringfügige Bewegungen aufweist. Die Vermehrung der elastischen Substanz ist ein Hinweis darauf, daß das Diaphragma in toto quasi eine Narbe ist, die der Stützung durch die elastische Substanz bedarf.

Die entzündlichen Veränderungen, die im vorhergehenden beschrieben worden sind, stammen alle von a b g e l a u f e n e n Entzündungen. Hier soll noch ein Bild von einer akuten Entzündung gezeigt werden (Abb. 84). Wir sehen hier das zweite Stadium einer Entzündung. Die Einwanderung der Leukozyten, die kommen, um zugrunde gegangene Gewebe abzutransportieren. Ferner besteht ein mächtiges Ödem, das die Muskelfasern stark auseinanderschiebt und auch komprimiert. Da der Patient an Urämie gestorben war, so wäre daran zu denken, daß es sich hier um eine toxisch urämische Entzündung des Diaphragma handle. Daß eine so starke akute entzündliche Veränderungen zu Bewegungsstörungen des Zwerchfells führt, ist ja klar.

Wie sehr der Zustand der Lungen auf den Zustand des Zwerchfells von Einfluß ist, zeigt uns der nächste Fall (Abb. 85). Bei einem Patienten

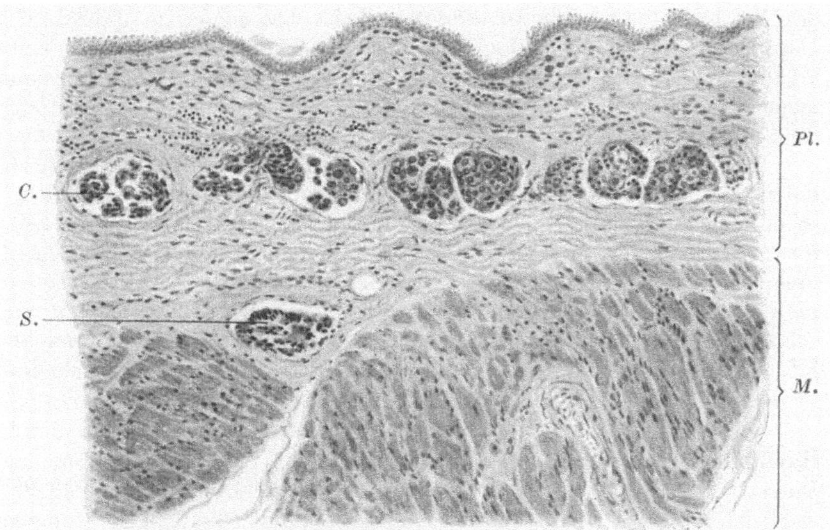

Abb. 89. Lymphogene Ausbreitung des Karzinoms im Diaphragma
Die Krebszellennester (*C.*) in den Lymphgefäßen der Pleura; Ausbreitung in den Lymphgefäßen der Muskelsepten (*S.*)

mit Pulmonalsklerose findet sich ein typisches Bild degenerativer Veränderungen des Diaphragma. Ungefähr die Hälfte der Muskelfasern zeigt eine abnorme helle Farbe, deren Kerne sind sehr spärlich oder ganz verschwunden.

Interessant ist die Tatsache, daß bei Erkrankungen des Herzens, der Kreislauforgane überhaupt, recht weitgehende Veränderungen der Muskulatur des Diaphragma gefunden werden. Über diese Frage besteht auch eine Mitteilung in der Literatur. Falkenstein hat in seiner schon zitierten Arbeit drei Fälle beschrieben, die die Obduktionsdiagnose Myodegeneratio cordis mit allgemeiner Stauung hatten, bei denen er degenerative und entzündliche Erscheinungen in der Muskulatur des Diaphragma nachweisen konnte. Die Muskelfasern zeigten wachsartige, hyaline und fettige Degeneration, manchmal Vakuolenbildung und Kernvermehrung. Das Bindegewebe war vermehrt. Auch ich fand diese Veränderungen des Diaphragma bei Erkrankungen des Herzens. Abb. 86 stammt von einem Kranken, der an einem dekompensierten Vitium zugrunde gegangen war. Auf dem Bilde sieht man neben einer normalen Muskelfaser eine krankhaft veränderte. Diese hat ihre Querstreifung verloren, ihr Protoplasma zeigt zahllose ganz kleine kreisrunde Aufhellungen, die der Muskelfaser ein scholliges Aussehen verleihen. Außerdem enthält diese Muskelfaser viele Fettzellen. Es besteht also eine Lipomatosis. Das Bindegewebe ist bedeutend vermehrt, es drängt die beiden Muskelfasern auseinander.

Die Feststellung, daß bei muskulären Erkrankungen des Herzens solche, man kann wohl sagen Zerstörungen des Zwerchfellmuskels eintreten, ist wohl sehr interessant. Der Gedanke wird wachgerufen, daß es sich hier um eine koordinierte Erkrankung handeln, daß eine Erkrankung des Muskelsystems vorliegen könnte. Zahn hat schon im Jahre 1878 Degeneration (körnige Trübung, wachsartige Degeneration, fettige Entartung) im Zwerchfell bei Zirkulationsstörungen im kleinen Kreislauf nachgewiesen und die Meinung vertreten, daß die vermehrte CO_2-Spannung im Blute die Ursache dieser Muskelveränderungen sei.

Erkrankungen der Gefäße des Diaphragma selbst führen auch zu Erkrankungen der Muskulatur des Diaphragma. So kann man auf Abb. 87 sehen, daß bei D ein Defekt der Muskulatur vorliegt, der eine flache keilförmige Gestalt hat, mit der Basis gegen die Serosa, mit der Spitze nach innen gerichtet. Ganz an der Oberfläche sieht man gar keine Muskelfasern mehr, nach innen werden sie dann wieder in spärlicher Zahl sichtbar, um schließlich wieder dicht nebeneinander zu liegen. Ursache dieser Defektbildung ist wohl die Obliteration eines Gefäßes (G), dem die Ernährung dieses Bezirkes oblag. Es handelt sich um einen Infarkt im Diaphragma.

Abb. 88 zeigt ein Diaphragma, dessen Muskulatur teilweise durch Karzinomgewebe zerstört und ersetzt ist. Beim Anblick eines solchen Bildes versteht man sehr gut, daß ein solches Zwerchfell in seiner Beweglichkeit wesentlich gehemmt ist, da so viel seiner kontraktionsfähigen Substanz zerstört ist. Das Präparat stammt von einer hämatogenen Metastase eines Mammakarzinoms. Anders sieht das Bild der lymphogenen Metastasen aus, wie es in Abb. 89 gezeigt wird. Man sieht das Karzinomgewebe in der Subserosa wuchern und entlang der Bindegewebssepten in die Tiefe gehen. In diesem Stadium ist noch keine Zerstörung der Muskulatur nachweisbar, doch ist diese später sicher auch noch zu erwarten.

Nach diesen histologischen Bildern des Diaphragma-Karzinoms ist man berechtigt, bei einem klinisch festgestellten Karzinom dann, wenn man Bewegungsstörungen des Diaphragma sieht, für die man sonst keine Ursachen findet, daran zu denken, daß Metastasen die Beweglichkeit des Diaphragma gestört haben könnten.

Zwerchfellähmung

Bevor auf diese Erkrankung eingegangen werden kann, muß die Frage der Innervation des Zwerchfells erörtert werden. Diese wurde von alters her bis in die neueste Zeit sehr viel studiert.

Vier Nerven bzw. Nervengruppen kommen in Betracht: der Nervus phrenicus, die Nervi intercostales, der Nervus sympathicus und der Nervus vagus.

Der Nervus phrenicus entspringt aus dem vierten Zervikalsegment. Die meisten Autoren nehmen an, daß er auch Zuzüge aus dem dritten und fünften Halssegment erhält, doch wird dies nicht allgemein anerkannt. So sagt Oppenheim: „Vielleicht reicht ein Ursprungsgebiet noch bis ins dritte Halssegment.“ Russel (zit. nach Schlaepfer [2]) fand beim Macacus wenigstens auch Beziehungen des Nervus phrenicus zu C 6, da er bei Reizung dieser Wurzel noch Kontraktionen des Zwerchfells nachweisen konnte. Dieser Autor beschreibt ferner die Tatsache, daß den einzelnen Wurzelgebieten bestimmte Diaphragmateile entsprechen. Er fand bei Reizung von C 4 Kontraktionen der medialen, von C 5 der mittleren, von C 6 der lateralen Teile des Diaphragma. Andere Autoren nehmen an, daß der Phrenicus entweder aus dem dritten und vierten oder aus dem vierten und fünften Zervikalsegment komme. Daß bestimmte Muskelpartien des Diaphragma bestimmten Punkten im Vorderhorne des Rückenmarkes entsprechen, dafür sprechen Beobachtungen an Kranken. So sah ich eine Patientin, bei der eine Lues cerebrospinalis bestand, die unter anderen Symptomen eine Parese des rechten Armes verursachte. Das Zwerchfell zeigte bei der p. a. Durchleuchtung einen Hochstand seiner rechten Hälfte, besonders aber seines medialen Anteiles (Abb. 90). Bei seitlicher Betrachtung stellte sich heraus, daß es die vorderen Anteile waren. Die Exkursionen des rechten Diaphragma waren eingeschränkt, außerdem bestand ein Nachhinken dieser Hälfte. Beim Schnupfen kam es zu einer paradoxen Bewegung des medialen Teiles des rechten Diaphragma. Es handelte sich in diesem Falle also um eine Schädigung dieses Teiles des Nervus phrenicus, der die medialen, vorderen Anteile des Zwerchfells versorgte, also nur eines Teiles des Phrenicus. Eine solche Veränderung ist natürlich nur im Kerngebiete möglich.

Über die Lokalisation des Zwerchfells in der Hirnrinde lassen sich bei dem derzeitigen Stand unserer Kenntnisse keine bindenden Angaben machen, obwohl Versuche an Katzen einigermaßen befriedigende Resultate ergaben. In der bisherigen Literatur finden sich wenige positive Angaben über die motorische Region des Diaphragma. Wenn man Analogieschlüsse von den Kenntnissen über die übrige Atemmuskulatur machen darf, so liegt es nahe, anzunehmen, daß das Diaphragma bilateral vertreten ist, d. h. daß Reizungen der bezüglichen erregbaren Punkte schon einer Hemisphäre von doppelseitiger Innervation gefolgt sind. Mögliche Orte der zentralen Vertretung wären die vordere Zentralwindung (Gegend der Arm- und Schulterzentren) wegen der Beziehungen des Nervus phrenicus zum Plexus brachialis oder das Stirnhirn (Gegend der Rumpfmuskulatur). Francois Franck (1887), Bayer u. a. leugnen aber die Möglichkeit, daß sich die Atmung nur von bestimmten Zentren der motorischen Region erregen lasse, sondern sind der Meinung, daß sie von der ganzen motorischen Region gleichmäßig beeinflußbar ist. Dafür spreche die Tatsache der Modifikation der Atmung durch die verschiedensten Sinneseindrücke. Fr. Franck betont, daß es für Kehlkopf und Zwerchfell keine isolierten Zentren gebe.

Diesen Autoren stehen eine Reihe anderer gegenüber, die nicht nur ein Atemzentrum, sondern ein In- und Exspirationszentrum und ein isoliertes Zentrum für das Diaphragma gefunden zu haben glauben, z. B. Monakow, Rothmann, Horsley und Beevor, Unverricht, Munk (1882), Preobraschensky. Rothmann schreibt: „Die Beeinflussung der Atmung sowohl durch Reizung wie durch Exstirpation der Stirnlappen ist sicher erwiesen.“ Unverricht (1888) fand so wie Preobraschensky (1890) (Abb. 91) eine Stelle (Umgebung des vordersten und gleichzeitig lateralsten Abschnittes des Sulcus, der die zweite von der dritten Stirnwindung trennt), von der aus er die Atmung in Exspirationsstellung zum Stillstande bringen konnte. Letzterer war ferner in der Lage, eine Stelle (einige Millimeter hinter dem Hemmungszentrum) zu finden, deren Reizung in zehn Versuchen an Katzen dreimal einen Inspirationstetanus des Zwerchfells hervorrief. Munk endlich hat an der oberen Fläche des Stirnlappens einige Millimeter vor der Hauptstirnfurche und etwas lateral von deren medialem Ende eine Stelle gefunden, von der aus er bei maximaler Inspirationsstellung des Thorax eine tetanische Kontraktion des Zwerchfells erzeugte.

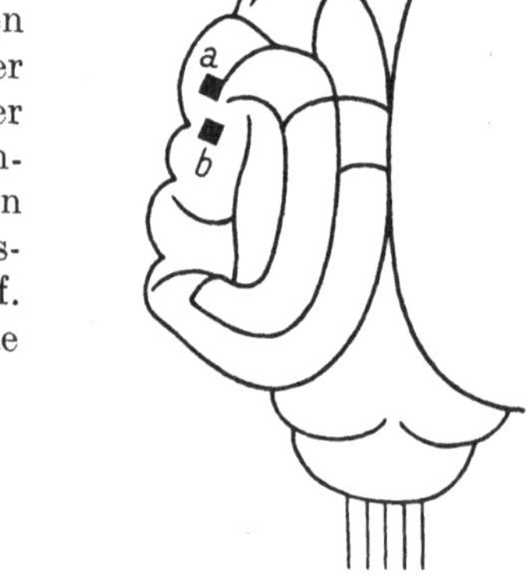

Abb. 91. Motorische Rindenzone des Zwerchfells nach Preobraschensky
a. Hemmungszentrum für die Exspiration. *b*. Inspirationstetanus

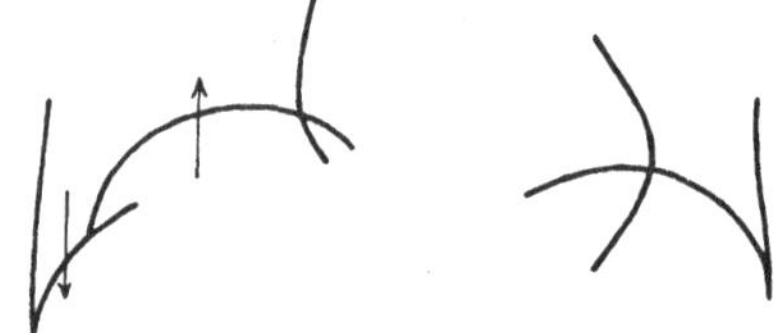

Abb. 90. Partielle Lähmung des rechten Diaphragma und Lähmung des rechten Armes infolge Meningitis spinalis luetica

Um über die so widersprechend beantworteten Fragen ein eigenes Urteil zu gewinnen, wurden gemeinsam mit E. Spiegel experimentelle Untersuchungen angestellt, deren Ergebnisse hier kurz mitgeteilt seien.

Es wurden in fünf Versuchen an Katzen folgende Resultate mit Regelmäßigkeit gewonnen. Bei Reizung einer Stelle vor dem Sulcus cruciatus (ob rechts oder links, ist gleichgültig) tritt gleichzeitig mit einer Kontraktion der kontralateralen Vorderpfote eine krampfartige, inspiratorische Senkung des Diaphragma beiderseits auf. Bei zwei Tieren blieb die Kontraktion des Diaphragma aus, wenn der Nervus phrenicus durchschnitten war.

In zwei anderen Versuchen war aber merkwürdigerweise die Phre-

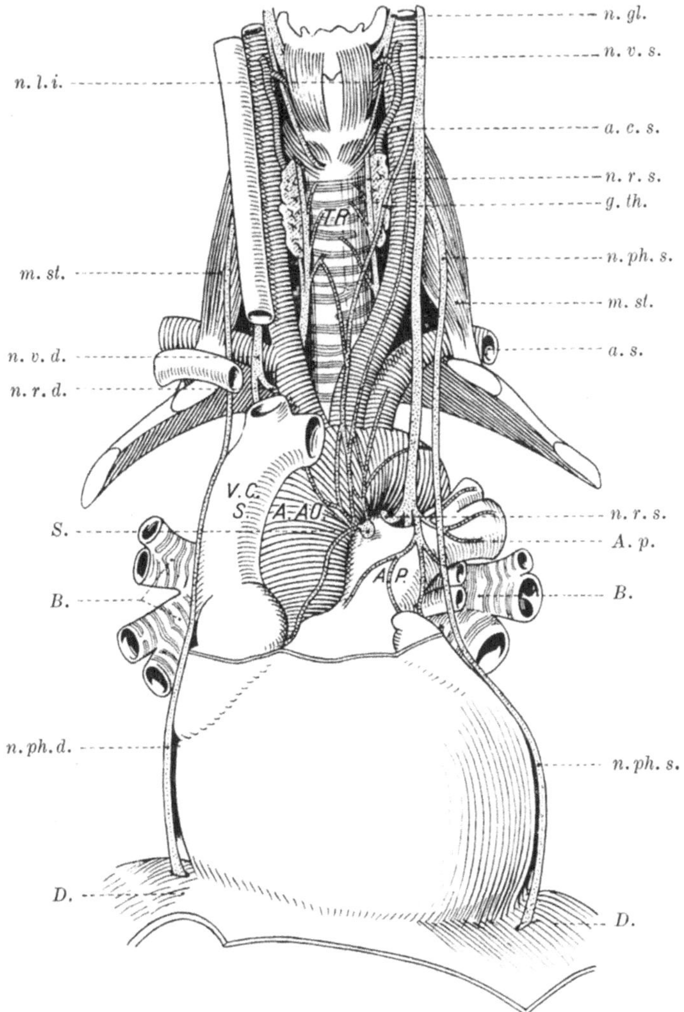

Abb. 92. Topographie der nn. phrenici. Aus Corning

n. gl. nerv. glossopharyng. *n. v. s.* n. vagus sin. *n. l. i.* n. laryngeus inf. *a. c. s.* art. carotis sin. *n. r. s.* nerv. recurrens sin. *g. th.* gland. thyreoidea. *n. ph. s.* n. phrenicus sin. *m. st.* m. sternocleidomast. *a. s.* arteria subclav. *n. r. d.* nervus recurrens dexter. *S.* Sympathicus. *A. p.* arteria pulmon. *B.* Bronchien. *n. ph. d.* nerv. phrenicus dexter. *D.* Diaphragma

nikusdurchschneidung erfolglos, die Zuckungen am Diaphragma traten weiter ein. Ja sogar die Halbseitendurchschneidung des Rückenmarkes (autoptisch kontrolliert, richtig durchtrennt) störte die Kontraktionen nicht.

Bei zwei Katzen traten unter dem Einfluß der Gehirnreizung epileptische Krämpfe der Vorderpfote mit Epilepsie des Diaphragma auf.

Alle diese Kontraktionsphänomene konnten nur bei Reizung dieser bestimmten, oben bezeichneten Stelle der Hirnrinde, nicht einer anderen erzeugt werden.

Diese Versuche sprechen also dafür, daß bei der Katze wenigstens das Diaphragma eine motorische Region im Großhirn besitzt, die im Bereiche der motorischen Region der vorderen Extremität gelegen ist.

Eine Krankenbeobachtung legte den Gedanken nahe, daß beim Menschen doch eine einseitige Vertretung im Gehirne vorhanden sein könnte, die außerdem ungekreuzt sein müßte.

Patient Z. Psychiatrische Klinik Wagner-Jauregg. Jackson-Epilepsie im Status epilepticus. Patient ist somnolent, reagiert auf Anruf. Bei Betrachtung des Patienten sieht man, daß der linke Arm und Teile der linken Schultermuskulatur in rhythmischen Intervallen zucken. Auf derselben Seite werden die Muskeln der Thoraxwand im selben Rhythmus kontrahiert, die Interkostalräume werden vorgewölbt. Ein Litten-Phänomen ist nicht erkennbar, das Epigastrium wird etwas vorgewölbt. Bei der Durchleuchtung sieht man die auffallende Tatsache, daß das rechte Diaphragma im selben Rhythmus kontrahiert wird und sich nach abwärts bewegt, während das linke eher paradox aufwärts steigt. Diese Erscheinung legt die Annahme nahe, daß das Diaphragma in der motorischen Rindenregion des Gehirns ungekreuzt vertreten ist. Patient erholte sich nach einigen Wochen allmählich. Die klinische Diagnose lautete: Encephalitis.

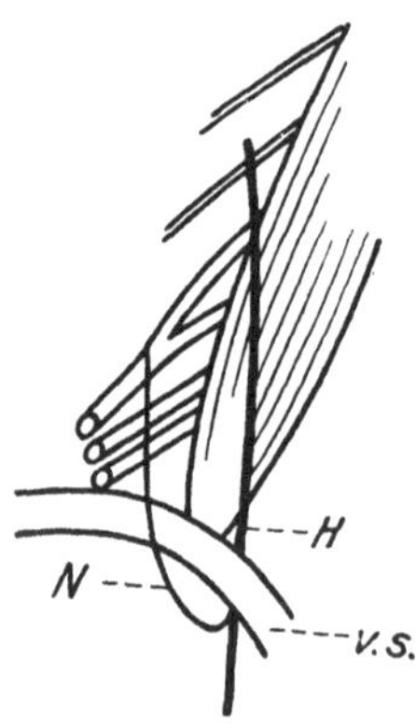

Abb. 93. (Nach A. Plenk und R. C. Matson) *H.* Hauptphrenikus. *v. s.* vena subclavia. *N.* Nebenphrenikus

Der Stamm des Nervus phrenicus liegt im Bereiche des Halses (Abb. 92), beiderseits der vorderen Fläche des Musc. scal. ant., auf, nähert sich dann am Thoraxeingange dem medialen Rande des Muskels und tritt zwischen der Art. und Vena subclavia in den Thorax bzw. Mediastinalraum ein. Der Nerv kreuzt also die Art. subclavia unmittelbar vor ihrem Eintritte in die hintere Scalenuslücke und liegt hier lateralwärts vom Vagusstamme. Der Nervus phrenicus dexter verläuft senkrecht, der Nervus phrenicus sinister in weit lateralwärts gerichtetem Bogen zum Zwerchfell. Der Nervus phrenicus dexter kreuzt die Art. mammaria intern., liegt dann zwischen dem rechten Umfange der Vena cava super. und der Pleura mediast. dextra und von der Einmündungsstelle der Vena cava sup. in den rechten Vorhof an zwischen dem Pericard. mediastinale und der Pleura mediastinalis entsprechend der lateralen Wandung des rechten Vorhofes. Der Nervus phrenicus sinister verläuft, nachdem er die Art. mamm. intern. gekreuzt, der Pleura mediast. sinister angeschlossen zwischen dieser und dem Perikard im Bogen den linken stumpfen Herzrand entlang zum Diaphragma. Er liegt tiefer im Thorax als der rechte Nervus phrenicus. Beide verlaufen also ventral von den zur Bildung der Radices pulmonum zusammentretenden Gebilden, die Nervi vagi dagegen dorsal von denselben. Die Einmündung der Phrenici in das Diaphragma erfolgt in den mehr frontal gelegenen Abschnitten (Abb. 92).

Dieser typische Verlauf wird aber nicht immer vorgefunden. In zahlreichen Fällen (nach Angaben von Walter Felix in zirka 20% der Fälle) läßt sich ein Nebenphrenikus (Abb. 93) nachweisen. Dieser liegt lateral (manchmal bis zu 3cm) vom Hauptstamm des Nervus phrenicus. Er kommt aus C 5 und verläuft häufig in der Bahn des Nervus subclav. bis kurz vor dem Eintritt desselben in den Musc. subclav. Er überkreuzt die Vena subclavia, zieht quer vor dem Ansatz des Musc. scalen. ant. an die erste Rippe zur oberen Brustkorböffnung und kann sich hier oder in seinem weiteren Verlaufe innerhalb des Brustkorbes mit dem Hauptphrenikus vereinigen. Die Varietät kann ein- und beiderseitig auftreten; sie wurde schon 1853 von Luschka, später (1881) von Krause, 1889 von Laskin beschrieben. Neuerdings haben sich Felix, Goetze, A. Plenk und Matson[1] ausführlich mit diesem wichtigen Problem beschäftigt. Es ist ja klar, daß die einfache Phrenikotomie des Hauptstammes des Nervus phrenicus den Nebenphrenikus ungestört läßt; so versteht man dann die gar nicht so seltene Tatsache, daß sich nach einer derartigen Operation am Diaphragma keine oder minimale Störungen zeigen, da das Diaphragma weiter motorisch versorgt wird.

Eine Kommunikation beider Phrenici miteinander findet nicht statt. Die Scheidungslinie des Innervationsgebietes beider Nerven bildet die Mittellinie. Wird ein Nervus phrenicus z. B. an der oberen Umschlagstelle des Perikards 2 cm lang reseziert (Schlaepfer Karl), so sieht man nach 2 bis 4½ Monaten eine progrediente Atrophie des gleichseitigen Diaphragma mit einer scharfen Grenze an der Mittellinie.

Der Stamm des Nervus phrenicus soll aber nicht nur spinale Nerven erhalten, sondern er empfängt sehr reichliche Zuzüge vom Sympathicus. Im unteren Drittel des Halsteiles empfängt er nach Kure (6) und Shimbo sympathische Fasern aus dem Ganglion cervicale medium und inferius und zuweilen auch aus dem Ganglion thoracale primum. Felix berichtete außerdem, daß die Äste von den Grenzstrangganglien des Halses nicht direkt, wie bisher angenommen wurde, in den Phrenicus hineingehen, vielmehr passieren dieselben oder entstehen erst in einem der Pleurakuppel aufliegenden Plexus. Der Plexus seinerseits wird aus sympathischen Nervenästen und Ganglien, zum geringeren Teil aber auch aus spinalen Ästen der untersten Zervikal- und des ersten Thorakalnerven gebildet. Die in den Phrenicus hineinführenden Äste können daher aus sympathischen und spinalen Fasern gemischt sein. Aus dieser Tatsache heraus verstünde man auch das histologische Bild des Nervus phrenicus, das sich nach den Angaben der Japaner Shimbo und Aoyagi von dem anderer spinaler Nerven durch seinen enormen Reichtum an marklosen Nervenfasern unterscheiden soll.

Die Bedeutung der sympathischen Fasern im Phrenicus suchen die Arbeiten der Japaner unter Führung Ken Kures zu erweisen. Sie berichten, daß die Durchschneidung der spinalen Wurzeln zu einer In-

[1] Die Arbeit der beiden letztgenannten Autoren sei als besonders instruktiv der Operationsskizzen wegen empfohlen.

aktivitätsatrophie, die Durchschneidung der sympathischen Fasern aber zu einer Degeneration der Muskulatur des Diaphragma führe. Der Sympathicus leiste daher die trophische Innervation. Es wird auf diese Angaben bei Besprechung der Eventratio diaphragmatica nochmals zurückzukommen sein.

Inwieweit diese Berichte den Tatsachen entsprechen, bin ich vollständig zu kontrollieren derzeit nicht in der Lage. Es wäre denkbar, daß vom Bauche aus tatsächlich sympathische Fasern in größerer Anzahl in das Diaphragma eintreten. Den histologischen Bau des Nervus phrenicus aber habe ich sowohl an menschlichen als auch an tierischen (Hund) Präparaten untersucht. (Die Japaner arbeiteten hauptsächlich an Affen.)

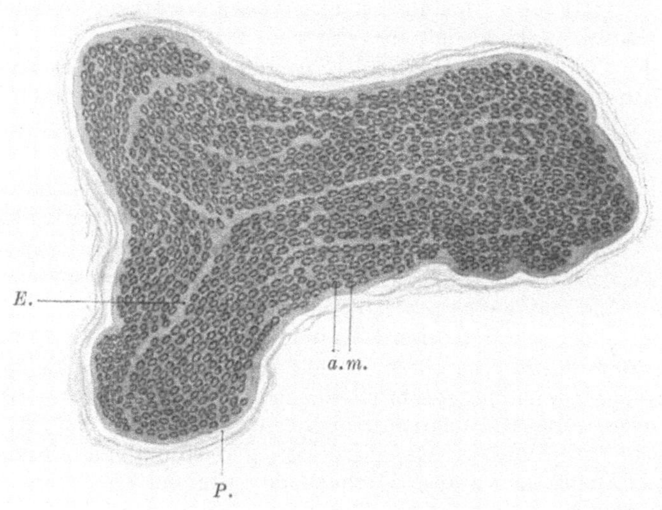

Abb. 94. Normaler Nervus phrenicus des Hundes. Weigertsche Markscheidenfärbung *m.* Markscheide. *a.* Achsenzylinder. *P.* Perineurium. *E.* Endoneurium Vergrößerung 240:1

An den untersuchten Schnitten (Abb. 94) konnte kein von den übrigen spinalen Nerven abweichendes Verhalten konstatiert werden. Der ganze Querschnitt ist, wie die beigegebene Abbildung zeigt, von markhaltigen Nervenfasern erfüllt; es ist kein Platz zu sehen, in dem die große Menge markloser sympathischer Nervenfasern liegen könnte, wie sie von den Japanern abgebildet werden.

Daß im Nervus phrenicus auch eine zentripetale Leitung möglich ist, ist seit langem bewiesen. So konnte J. Schreiber schon im Jahre 1883 nachweisen, daß bei Reizung des zentralen Phrenikusstumpfes (beim Hunde) regelmäßig eine Blutdrucksteigerung auftrete. In den letzten Jahren konnten die Untersuchungen auch am Menschen während der Operation (Phrenikotomie) ausgeführt werden. Man fand bei Reizung des zentralen Stumpfes einen Schmerz auf der Schulter, eine Blutdrucksteigerung und eine reflektorische Beeinflussung des Atmungsvorganges. Damit ist die zentripetale (sensible) Leitung erwiesen.

Umstritten ist die Frage, ob der Nervus phrenicus Äste abgibt, bevor er im Diaphragma angelangt ist. Nach manchen Autoren, z. B. (Luschka), sollen Äste zur Pleura costal., mediast., und zum Perikard gehen. Andere bestreiten diese Behauptung. Felix dürfte wohl infolge der Exaktheit seiner Untersuchungsmethode (Serienschnitte durch Embryonen) die Frage entschieden haben, und zwar im negativen Sinne. Er konnte keine Zweige für die obgenannten Organe finden.

Die motorische Versorgung des Diaphragma wird wohl zum größten Teil durch den Nervus phrenicus geleistet; ob er der einzige motorische Nerv ist, darüber wurde sehr viel Kontroverses behauptet. Bertelli, Ramström, Russel, Fuchs, Eisler, v. Gössnitz, Schlaepfer u. a. nehmen an, daß der Phrenicus der alleinige motorische Nerv sei, während eine ebenso stattliche Reihe namhafter Autoren behauptet, daß dies nicht zutreffe. Hieher gehören die Namen Luschka, Pansini, Cavalié, Henle, Schwalbe, Timofejew, Ellenberger, Baum und Felix. Sie nehmen an, daß motorische Äste auch von den Interkostalnerven geliefert werden. Felix und Kure und seine Mitarbeiter glauben bewiesen zu haben, daß auch der Sympathicus sich an der motorischen Innervation beteilige. Cavalié nimmt das gleiche für den Nervus vagus an. Sich aus diesen widersprechenden Angaben ein Urteil zu bilden, erscheint mir recht schwer oder unmöglich. Wenn man W. Felix folgen will, so wäre folgendes Schema (Abb. 95) der motorischen Innervation anzunehmen: Die medialen, vor der Wirbelsäule gelegenen lumbalen Teile erhalten ihre motorische Versorgung vom Phrenicus und Sympathicus, zu beiden Seiten von ihnen liegen je ein Feld, das dem Nervus intercost. XII. unterworfen ist, die übrigbleibenden Teile werden ausschließlich vom Nervus phrenicus versorgt.

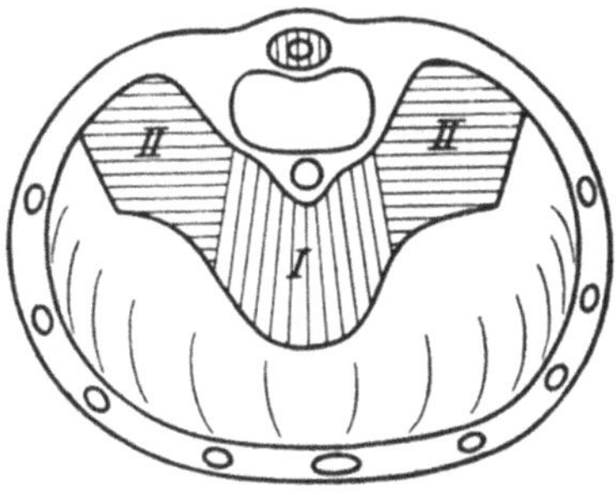

Abb. 95. Schema der motorischen Zwerchfellinnervation

I Phrenicus + Sympathicus. *II* Nerv. intercost. XII. Der Rest nur vom Phrenicus innerv.

Die sensible Versorgung wird vom Nervus phrenicus und den Nervi intercostales VI. bis XII. bestritten. Diese Tatsache geht wohl eindeutig aus den bekannten experimentellen und klinischen Befunden hervor. Einwandfrei scheinen mir die Verhältnisse der sensiblen Innervation durch Capps und Colemann geklärt zu sein. Sie gingen in Fällen mit Flüssigkeitserguß im Pleuraraum mit einem Draht ein und reizten unter dem Röntgenschirm die verschiedenen Stellen der Pleura parietalis, visceralis und diaphragmatica. Die uns hier interessierende Pleura diaphragmatica erhält ihre sensible Versorgung nach diesen Untersuchungen vom Nervus phrenicus und den unteren sechs Interkostalnerven. Sie fanden nämlich, daß Reizung der zentralen Partien Schmerzen in der Nacken- und Schultergegend auslöst, Schmerzen, wie sie in gleicher Weise auch bei Reizung des zentralen Stumpfes des Nervus phrenicus gefunden werden (s. S. 120 oben und später Schema Abb. 97). Berührung eines 3 bis 5 cm breiten vorderen und seitlichen Randes und des hinteren Drittels der Diaphragma-Oberfläche, führt zu Schmerzen über den unteren Thoraxpartien, dem Versorgungsgebiet der Interkostalnerven. Bei Reizung des peritonealen Überzuges des Diaphragma fanden die Autoren bei Berührung der Randpartien Schmerzen an den lateralen unteren Thoraxpartien und den anschließenden Teilen der Bauchwand, bei Berührung der zentralen Teile Schmerzen in der Schultergegend und über dem Musculus trapezius: Zeichen dafür, daß auch das Peritoneum diaphragmaticum vom Nervus phrenicus und den Interkostalnerven sensibel versorgt wird.

Es ist ferner noch auf die Behauptung hinzuweisen, daß die Phrenikusfasern in den serösen Überzügen des Diaphragma mit dem Sympathicus Verbindungen eingehen (Felix). Der Plexus phrenicus enthält außerdem sympathische Ganglien und Adrenalkörper.

Die Kenntnis der Innervation des Zwerchfells ermöglicht das Studium der Schmerzphänomene bei Erkrankungen des Diaphragma, bzw. seiner serösen Überzüge und der dem Zwerchfell anliegenden Organe.

Das Auffallendste ist wohl der Schulterschmerz. Wenn auch früher die Tatsache des Schulterschmerzes bekannt gewesen ist, so recht geläufig wurde das Symptom den meisten Ärzten erst seit der Anlegung des Pneumoperitoneums zu röntgendiagnostischen Zwecken. Es ist eine dem Patienten und dem Arzte gleich auffallende Erscheinung, daß mit dem Eintritt[1] von Luft ins Peritonealkavum ein heftiger Schmerz, gewöhnlich in der rechten Schulter auftritt. Die Schmerzen können oft sehr heftig sein, meist aber sind sie in ganz erträglichem Ausmaß vorhanden, oft so gering, daß sie der Patient erst bemerkt, wenn er gefragt wird, in manchen Fällen fehlen sie auch ganz und gar. Das Pneumoperitoneum pflegt dann schmerzlos zu verlaufen, wenn das Diaphragma vor der Anlegung desselben höher stand als nachher. So sah ich in Fällen von Leberzirrhose, in denen nach Ablassen von z. B. 16 l Erguß und Einblasung von 5 l O_2 nicht die geringsten Schulterschmerzen auftraten. Das Diaphragma stand tiefer als vorher, die Dehnung desselben war sicherlich geringer geworden; auch dann, wenn man durch Kompression von außen den intraabdominalen Druck erhöhte, traten keinerlei Schulterschmerzen auf. Diese Tatsache könnte mit Vorsicht zur Erklärung des Zustandekommens der Schmerzen herangezogen werden. Die Ursache der Schmerzen beim Pneumoperitoneum ist nicht ohne weiteres klar. Daß es die bloße Berührung des Diaphragma durch die Luft nicht sein kann, erhellt aus der Tatsache, daß sie manchmal erst Stunden später auftreten. Die plötzliche Dehnung des Ligam. teres kann auch nicht schuld sein, da die

---

[1] In seltenen Fällen treten die Schulterschmerzen erst viele Stunden später auf.

Schmerzen auch fehlen können, trotz offensichtlicher Zerrung des Ligamentes. Die Schmerzen scheinen aber auszubleiben, wenn das Diaphragma nach Lufteinblasung tiefer steht als vorher. Daraus könnte man den Schluß ziehen, daß die Dehnung des Diaphragma die Ursache der Schmerzen sei. Warum sie die rechte Seite bevorzugen, kann man nicht sicher ersehen. Außer dieser künstlich herbeigeführten Veränderung im Bauchraume gibt es noch eine große Reihe spontan auftretender pathologischer Zustände, die zu diesem Schulterschmerz infolge Phrenikusreizung führen. Diese sind im Thoraxraum: die Entzündungen der Pleura diaphragmatica bei Pleuritis, bei Tbc. pulmon., bei Pneumonie der Unterlappen, bei Lungenabszeß, ferner bei Perikarditis (hier sei nachgetragen, daß Capps und Colemann bei Berührung des Perikards Schulterschmerz fanden). Im Bauchraume kommen natürlich alle Krankheiten in Betracht, welche das Peritoneum diaphragmaticum

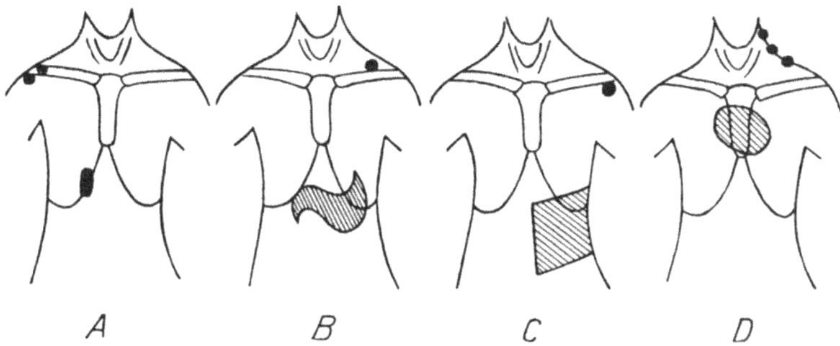

Abb. 96. Lokalisation der „ausstrahlenden Nacken- und Schulterschmerzen". (Nach Orr) *A* Gallenblasenerkrankung. *B* durchgebrochenes Zwölffingerdarmgeschwür. *C* Pneumonie mit Pleuritis diaphragmatica. *D* Pericarditis

affizieren (Abb. 96). Dabei scheint es so zu sein, daß langsam sich ausbildende Veränderungen wenig oder gar keine Schmerzen auslösen, während die akuten Prozesse heftige Schulterschmerzen verursachen. So kann das Diaphragma bei chronischer Leberstauung infolge Herzinsuffizienz noch so hoch gedrängt sein, Schulterschmerz tritt keiner auf. Dasselbe gilt von langsam wachsenden Karzinomen oder Ca-Metastasen. Anders die akuten Zustände: Ein perforiertes Ulcus ventriculi oder duodeni; bei ersteren soll der Schmerz links, bei letzterem rechts lokalisiert sein, so daß man das Phänomen zur Differentialdiagnose verwenden kann. Die Lokalisation des Schmerzes wird wohl davon abhängig sein, wohin sich der austretende Darminhalt ergießt.

Subphrenische Abszesse und Entzündungen des serösen Überzuges der Leber (Leberabszeß) führen ebenfalls zu Schulterschmerzen. Gallenblasenerkrankungen rufen auch Schulterschmerzen auf der rechten Seite hervor. Bei Pankreatitis berichtet Ritter zwei positive, Löffelmann drei negative Fälle. Erkrankungen der Milz (z. B. Infarkt, Ruptur) führen ebenso wie Veränderungen an den Nebennieren zu Schulterschmerzen. Geplatzte Tubargravidität zeigte in zwei Fällen Oehleckers ein positives Symptom. Daß dieses auch bei allgemeiner Peritonitis vorkommt, ist einleuchtend. Lochmann berichtete über zwei Fälle von Appendicitis; ebenso Capps und Colemann.

Eine genaue Lokalisation der Schmerzpunkte in der Schultergegend verdanken wir Capps, wenigstens für die Erkrankung der Pleura diaphragmatica. Er fand die Schmerzen unter 61 Fällen (Abb. 97 *A*, *B*) von Pleuritis diaphragmatica 29mal in der Nackengegend lokalisiert, und zwar so, wie am besten aus den beiden untenstehenden Figuren zu ersehen ist. Schmerzauslösend wirken am Diaphragma mechanische Reize, z. B. der

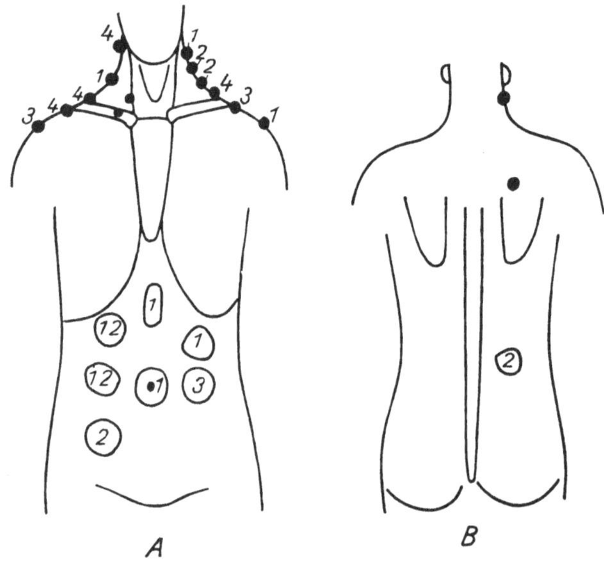

Abb. 97. Schmerzpunkte am Nacken, Bauch und Rücken in 61 Fällen von Pleuritis diaphragmatica. (Nach Capps)

Draht in den Versuchen von Capps und Colemann, Dehnung des Diaphragma im Pneumoperitoneum, chemische Reize (Mageninhalt), entzündliche Vorgänge (Pleuritis diaphragmatica, Milzinfarkt, Gallenblaseninfektionen).

Wie kommt es, daß die Schmerzen bei diesen Erkrankungen nicht im Ausbreitungsgebiet des Nervus phrenicus, sondern in dem der Nervi supraclaviculares gefühlt werden? Wie kommt dieser viscerosensorische Reflex (Mackenzie, Pottenger) zustande? Endigungen von vier Nerven könnten im Diaphragma gereizt werden (der Phrenicus, der Sympathicus, die Intercostales und vielleicht auch der Vagus). Die Interkostales scheiden bei der Besprechung des Schulterschmerzes aus, weil Reizung deren Endausbreitungen zu Schmerzen in der Thoraxwand in der Höhe des Zwerchfells führt; der Nervus vagus kommt auch nicht in Betracht, da eine zentripetale Leitung dieses Nerven nicht bekannt ist. Es bleibt daher nur mehr die Annahme einer Reizung des Nervus phrenicus, des Nervus sympathicus oder beider gleichzeitig. Gibt es eine Möglichkeit der Schmerzübertragung aus dem Gebiet des Nervus phrenicus in das der nn. supraclaviculares? Wenn Luschkas Angabe, daß nahe dem Ursprung beider Nervenstämme, nahe dem Rückenmark direkte Anastomosen zwischen beiden bestehen (zentrifugale Bogenfasern), richtig wäre, so wäre das leicht zu verstehen. Nun haben aber Nachuntersuchungen anderer Autoren diese Befunde nicht bestätigt. Eine zweite Möglichkeit wäre die, daß in den Kerngebieten beider Nerven im Rückenmark direkte Reizübertragung zustande komme. Ferner könnte man an eine Übertragung der Schmerzempfindung im Gehirn denken. Auch im vierten Spinalganglion könnte ein Übergang von einem Nervengebiet ins andere erfolgen. Gegen diese letztere Annahme macht Löffelmann geltend, daß der histologische Bau der Ganglienzellen (Fehlen von Protoplasmafortsätzen) sehr dagegen spräche. Wenn man alle diese Übertragungsmöglichkeiten als wirklich vorhanden annehmen und glauben könnte, so bliebe doch noch immer die Tatsache gänzlich unverständlich, warum man bei Reizung des serösen Zwerchfellüberzuges Schmerzen immer nur in der Schulter, nie aber im Diaphragma selbst auch spüre.

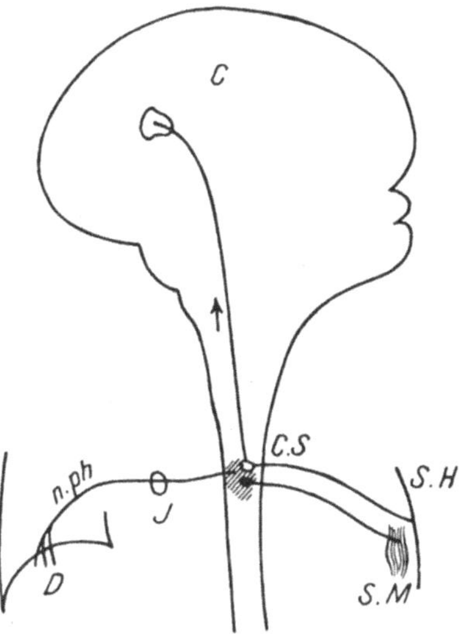

Abb. 98. Schema modif. nach Mackenzie, darstellend die Bahn der projizierten Schulterschmerzen

D. Diaphragma. *n. ph*. nervus phrenicus. *J*. Ganglion intervertebr. *C. S*. Zervikalsegment. *C*. Cerebrum. *S. M*. Schultermuskulatur. *S. H*. Schulterhaut

Felix verlegt das Schwergewicht dieser Frage auf die Verbindung zwischen Phrenicus und Sympathicus, die den Phrenicus von allen anderen spinalen Nerven unterscheide. Er erklärt, daß die Sensibilität des Phrenicus überhaupt nur durch den Sympathicus bedingt sei. Er folgert dies aus seinen anatomischen Untersuchungen, die ergaben, daß alle Serosaäste des Phrenicus mit dem Sympathicus im Zusammenhang stehen. Die zentripetale Leitung der Sympathikusbahnen habe nun ein besonderes Kennzeichen: die auf Reizung folgende ungenaue Projektion der Empfindung. „Man denke nur daran, wie häufig Schmerzen bei entzündlichen Erkrankungen der Abdominalorgane an dem Sitz der Entzündung nicht entsprechende Stellen lokalisiert werden." Es wäre also der Schulterschmerz ein Schmerz, der durch Reizung des Nervus phrenicus oder seiner Endausbreitung zustande kommt; die zentripetale Leitung ginge durch den Nervus sympathicus ins vierte Zertivikalsegment und von dort erfolge eine ungenaue Projektion in die Schultergegend. Diese Erklärung des Schulterschmerzes wurde schon 1909 von J. Mackenzie gegeben. „Eine vorzügliche Erläuterung dieses übertragenen Schmerzes liefern jene Fälle, bei welchen die Erkrankung Gewebe betrifft, die vom Nervus phrenicus versorgt werden. In Fällen von Pleuritis diaphragmatica ... fand ich eine umschriebene Hauthyperalgesie an der Schulter ... beim sympathischen System wird der Schmerz nicht an der Stelle der Reizeinwirkung wahrgenommen.“ In seinen Schemen ist zu sehen, daß Mackenzie die zentripetale Leitung des Eingeweideschmerzes (hier der Pleura diaphragmatica) durch den Nervus sympathicus gehen läßt (s. Abb. 98).

Von allen gegebenen Erklärungen ist diese noch die wahrscheinlichste, obwohl mir noch ein Glied in der Beweiskette zu fehlen scheint. Ist der Sympathicus die Leitungsbahn, so darf man nach Durchschneidung der sympathischen Fasern bei Reizung des zentralen Phrenikusstumpfes keine Schmerzen erzeugen können. Dies zu tun, wird mein nächster Versuch sein[1]).

Nach Head rufen Erkrankungen der inneren Organe Schmerzen und Hyperaesthesie in demjenigen Hautgebiet hervor, das von dem gleichen Rückenmarksegment seine sensiblen Fasern bezieht, dies ist in unserem Fall die Haut über dem Schultergelenk und am Halse. Es entspricht die Schulterregion daher der Headschen Zone des Zwerchfells. Zum besseren Verständnis sei hier nochmals an ein Schema nach Mackenzie erinnert (s. Abb. 98), das den Verlauf des Reflexes darstellt. Die sensible Erregung läuft durch den Phrenikusstamm (Nervus phrenicus) ins vierte (3. 5.) Zervikalsegment des Rückenmarks. Dort wird eine vorübergehende oder dauernde Erregung (passagerer oder kontinuierlicher viszerosensorischer oder-motorischer Reflex) in allen den dort vertretenen Nerven gesetzt. Die Erregung der sensiblen Nerven führt zum Schulterschmerz (viszerosensorischer Reflex *S. H.*), die der motorischen (viszeromotorischer Reflex) ruft eine Muskelspannung (*S. M.*) hervor.

Nach Quinke soll die Reizung der Zwerchfellnerven vornehmlich im Gebiet jener Verzweigungsäste ausgelöst werden, die durch das Ligamentum suspensorium hepatis gehen und sich unter der Serosa der Leberkonvexität ausbreiten. Durch diese Annahme läßt sich die klinische Beobachtung erklären, daß der Schulterschmerz bei Anlegung eines Pneumoperitoneums meist beim Aufrichten des Patienten plötzlich einsetzt und dies vor allem bei Leuten mit schlaffen Bauchdecken nach Entleerung eines Ascites, wo der Zug der Leber sich besonders kräftig äußert. Da-

---

[1]) Inzwischen habe ich diese Versuche gemeinsam mit E. Spiegel ausgeführt. Sie fielen alle einwandfrei so aus, daß die Schmerzphänomene bei Reizung des zentralen Stumpfes vor und nach Ausräumung des Nervus sympathicus bestehen blieben. Es kann also auch diese Erklärung nicht richtig sein, der Sympathicus besorgt die zentripetale Leitung nicht. Es paßt dies übrigens sehr gut zu den histologischen Bildern des Nervus phrenicus, die ja auch die Behauptungen der Japaner nicht bestätigen. Der Sympathicus ist in diesem Zusammenhange sicherlich überschätzt worden.

gegen scheinen ausgebreitete Verwachsungen der Leber die Entstehung des Schulterschmerzes zu verhindern. Das Ausbleiben dieser Schmerzen beim Anlegen des Pneumoperitoneums kann geradezu als ein Beweis des Gelingens betrachtet werden. Aber es gibt Ausnahmen: Ein Lymphogranulomkranker mit Drüsen im Abdomen bekam ein Pneumoperitoneum. Nach zirka 400 ccm traten Schulterschmerzen (erst links dann rechts) auf; diese erweckten die Hoffnung, daß die Einblasung gelungen sei. Bei der nachfolgenden Durchleuchtung zeigten sich feste Verwachsungen, die das Aufsteigen der Luft bis zum Diaphragma verhinderten. Anderseits können die Schulterschmerzen auch vollständig ausbleiben, trotz restlosen Gelingens der Lufteinblasung (s. S. 122).

Der Vollständigkeit halber sei erwähnt, daß der Schulterschmerz häufig mit einer Muskelspannung einhergeht (viszeromotorischer Reflex).

Bei Erkrankungen der serösen Überzüge des Diaphragma kommt es auch zur Druckempfindlichkeit des Phrenikusstammes (Mussysche Druckpunkte, 1879). Es gibt deren mehrere:

1. Die Stelle zwischen den beiden Schenkeln des musc. sternocleidomastoideus.
2. Die sternalen Enden der obersten Interkostalräume.
3. Der Schnittpunkt zweier Linien, von denen eine parallel mit dem Sternalrand, die andere in der Verlängerung der 10. Rippe verläuft.
4. Die Insertionslinie des Diaphragma rings um den Thorax.
5. Der Bereich des Plexus cervicalis und der Dornfortsätze der Halswirbelsäule.

Diesen Mussyschen Druckpunkten fügt Huchard noch zwei weitere hinzu, einen zwischen dem Processus xiphoides und dem Rippenbogen, als zweiten einen neben der Wirbelsäule im 11. Interkostalraum gelegenen Punkt. Von diesen Druckpunkten mögen der erste und fünfte ein Phrenikuspunkt sein, von den anderen aber muß man dies wohl bezweifeln. Es wird sich bei diesen um eine Empfindlichkeit der Interkostalnerven handeln. Den Druckpunkten wird von einzelnen Autoren diagnostische Bedeutung beigemessen. So haben in letzter Zeit Högler und Klenkhart auf die Tatsache hingewiesen, daß sie bei Affektionen der Bauchhöhle regelmäßig vorkommen, wenn entzündliche Vorgänge sich abspielen. Besonders regelmäßig fanden sie die Druckempfindlichkeit des Phrenicus bei Cholelithiasis; die Empfindlichkeit ist nach diesen Autoren während des Anfalles und einige Tage nachher besonders lebhaft. Bei Operationen wurden immer Adhäsionen gefunden. Bei Lues hepatis, bei Tumoren und bei Ikterus catarrhalis besteht keine Druckempfindlichkeit. Erkrankungen des Magendarmtraktes (Ulcus, Karzinom, Appendicitis) ergaben niemals ein Phrenikusphänomen. Die wichtige differentialdiagnostische Bedeutung des Druckpunktes ist aus den Angaben Höglers und Klenkharts zu ersehen.

Auch bei Erkrankungen des Thorax, die sich in der Nachbarschaft des Nervus phrenicus abspielen, haben die Druckpunkte Bedeutung. W. Neumann verwendet sie bei Hämoptoe zur Erkennung der blutenden Seite oder zur Auffindung eines primären Tuberkuloseherdes. Die Mussyschen Druckpunkte haben ihre Ursache nach allgemeiner Vermutung in einer Reizung des Phrenicus durch Übergreifen eines entzündlichen Prozesses von der Umgebung auf seinen Stamm oder seine Verzweigungen.

Im Phrenicus sollen auch Neuralgien vorkommen: diese wurde zuerst von Falot beschrieben und auch in der Folgezeit hauptsächlich von französischen Autoren studiert. Die Schmerzen werden in der Brust, auf der Schulter und in den gleichseitigen Arm ausstrahlend gefühlt. Es macht den Eindruck, als hätten die Autoren die oben ausführlich erörterten Schmerzen beobachtet, die bei Reizung der serösen Zwerchfellüberzüge als ausstrahlende Schmerzen beschrieben worden sind.

Hier sei die „Zwerchfellherzneurose (Phrenokardie)" erwähnt, bei der die Kardinalsymptome nach M. Herz eine „eigenartige Störung der Atmung, der sogenannte Herzschmerz und Herzklopfen" seien. Der Kranke empfindet Atemnot und führt „unter Zuhilfenahme seiner respiratorischen Hilfsmuskeln eine tiefe, seufzende Inspiration und darauf eine energische Exspiration aus". Ursache der Neurose sei abnormales Sexualleben. In diesen Fällen kann man objektiv am Diaphragma nichts nachweisen. Das von Herz angegebene objektive Symptom des Tiefstandes des linken Diaphragma ist unbrauchbar, da es einerseits fehlt, andererseits auch in anderen Fällen vorkommen kann.

Bei Erkrankungen des Zwerchfells kommt noch eine andere Lokalisation von Schmerzen vor, wie sie aus dem Schema nach Capps auf S. 124 ersichtlich ist. Die Schmerzen lokalisieren sich über den unteren lateralen und dorsalen Partien des Thorax und dem Oberbauche. Sie werden als Gürtelschmerzen oder Seitenstechen (Ortner) empfunden. Dieselbe Lokalisation der Schmerzen finden wir nach Überanstrengung des Zwerchfells (nach langem Laufen, Husten, Erbrechen, Lachen) und können sie als Muskelschmerzen wie die „Turner"-Schmerzen betrachten.

Die Lokalisation der Schmerzen entspricht der Verzweigung der Interkostalnerven VI bis XII, die die sensible Versorgung der Randpartien des Diaphragma besorgen. Diese Schmerzen bereiten weniger Schwierigkeiten für das Verständnis als die im Schulterbereich. Über die Lokalisation dieser Schmerzen klärt am besten wiederum das Schema von Capps auf (s. Abb. 97 *A*, *B*). Wir sehen dort die „points of maximum pain in abdomen and back occuring in 61 cases of diaphragmatica pleuresy". Sie erstrecken sich vom siebenten bis zwölften Dorsalsegment. Diese Schmerzen treten häufig früher auf als die im Nacken und sie bevorzugen gewöhnlich die rechte Seite, wie dies nach meiner Erfahrung auch die Schulterschmerzen tun. Dieses Symptom wird sehr häufig übersehen, weil es oft nur von kurzer Dauer ist, z. B. bei einer Pleuritis diaphragmatica nur eine Stunde dauern kann. Auch längere Dauer (über eine Woche) wird beobachtet. Husten und tiefes Atmen verstärken bekanntlich diese Schmerzen, Liegen auf der erkrankten Seite bringt oft Erleichterung.

Die zentripetale Leitung der Schmerzen erfolgt durch die Interkostalnerven; die Schmerzempfindung wird in die entsprechenden Hautsegmente projiziert. Es kann daher gar kein Zweifel darüber bestehen, daß die Randpartien des Diaphragma sensibel von den Interkostalnerven versorgt werden.

Störungen der Innervation des Diaphragma durch zentrale

Lähmung oder Parese

eines Zwerchfells, bedingt durch eine Erkrankung des Gehirnes, scheint nicht vorzukommen. Wie oben schon ausgeführt wurde, ist es doch sehr wahrscheinlich, daß das Diaphragma im Gehirn bilateral vertreten ist, so daß bei einseitiger Erkrankung der motorischen Bahn im Gehirn kein Funktionsausfall am Diaphragma zu erwarten ist. Es konnte daher nie sicher beobachtet werden, daß z. B. bei einer Halbseitenlähmung eine Funktionsstörung eines Diaphragma eingetreten ist. In vielen, daraufhin durchgeführten Röntgen-Untersuchungen zeigten die Diaphragmen beiderseits gleich große und gleichzeitige Bewegungen. Es wäre denkbar, daß man eventuell in ganz frischen Fällen von Hemiplegien eine Innervationsstörung nachweisen könnte. Hughlings Jackson und S. West berichten, daß sie bei Hemiplegien während ruhiger Atmung verstärkte, während vertiefter aber verminderte Zwerchfellbewegung auf der befallenen Seite wahrgenommen hätten.

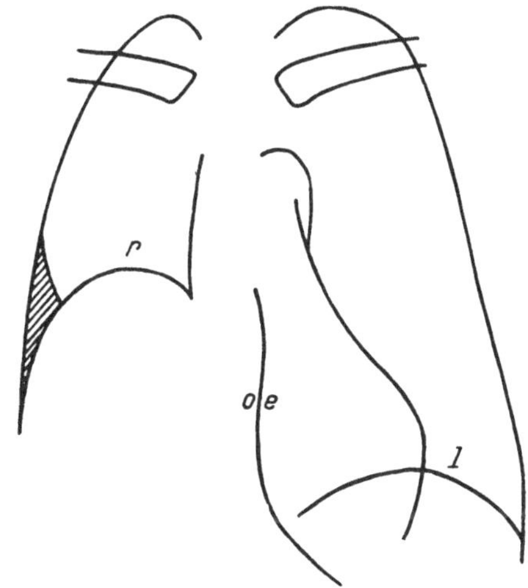

Abb. 99. Rechtsseitige Phrenikuslähmung nach Phrenikotomie
r. rechtes, *l.* linkes Diaphragma. *oe.* Ösophagus

Funktionsstörungen des Diaphragma infolge von Erkrankungen des peripheren motorischen Neurons aber sind recht häufig zu beobachten. Während man früher zu einer Zeit, in der Röntgenuntersuchungen noch nicht durchgeführt wurden, die Lähmung des Nervus phrenicus für eine seltene Krankheit hielt, sind wir heute anderer Meinung; die Lähmung ist eine relativ häufige Erscheinung, die meist nicht als selbständige Krankheit, sondern als Begleitsymptom anderer Krankheiten der Hals- oder Thoraxorgane einseitig auftritt. Die Lähmung des Nervus phrenicus wurde früher nur selten erkannt, und auch heute sieht man viele Fälle, die trotz sorgfältiger klinischer Untersuchung nicht diagnostiziert worden sind; ja, sogar nachher, wenn man die Diagnose schon kennt, sind die beweisenden Symptome der Lähmung nicht nachweisbar. Bei den zahlreichen Fällen von Phrenikuslähmung, die in dem Röntgenlaboratorium der I. med. Klinik untersucht worden sind, ist durch die vorherige klinische Untersuchung meiner Erinnerung nach kaum ein Fall erkannt worden.

Wegen der überwiegenden Bedeutung der Röntgenuntersuchung für die Diagnose sollen die Symptome, die diese Methode liefert, zuerst angeführt werden.

Bei *p. a.* Durchleuchtung fällt in der Regel ein Hochstand der befallenen Seite auf (Abb. 99, 100); er beträgt meist ungefähr 3 bis 5 cm.[1] Manchmal ist der Hochstand kaum wahrnehmbar; es handelt sich dann um Fälle, in denen das Diaphragma durch vorausgegangene entzündliche Erkrankungen der Pleura oder des Peritoneums an die laterale Thoraxwand fixiert ist. Der Hochstand kommt dadurch zustande, daß infolge Wegfalles der tonischen Innervation des Diaphragma die anderen nach oben drängenden Kräfte (s. S. 29) das Übergewicht bekommen.

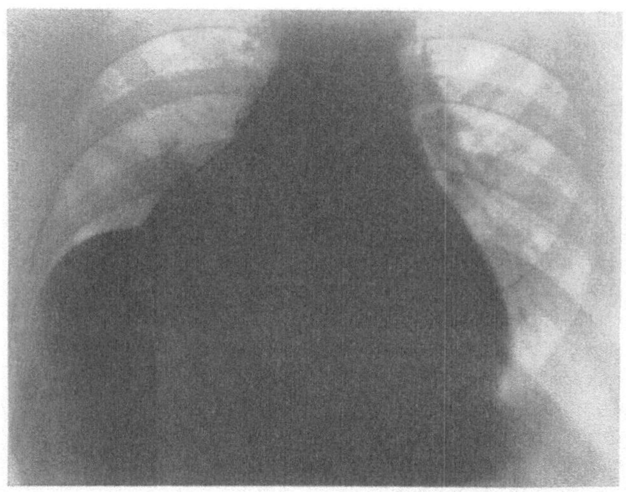

Abb. 100. Lähmung des rechten Nervus phrenicus infolge Phrenikotomie

Mit dem Hochstand ist auch eine Formveränderung des Zwerchfells verbunden. Die Wölbung ist eine stärkere. Bei linksseitiger Lähmung resultiert meist ein höhergradiger Hochstand des Diaphragma deshalb, weil die Gasblasen des Magens und Darmes einen stärkeren Auftrieb nach oben verursachen.

Die sinnfälligsten Veränderungen aber zeigt in solchen Fällen die Funktionsprüfung. Bei ruhiger Atmung schon sieht man häufig, aber durchaus nicht regelmäßig, eine paradoxe Bewegung der kranken Seite. Immer aber sieht man schon jetzt eine Funktionsstörung insoferne, als das kranke Diaphragma entweder eine stark eingeschränkte oder gar

[1] Die Ausbildung des Hochstandes geht sehr rasch vor sich. So konnte ich einen Patienten mit Bronchialkarzinom beobachten, bei dem am ersten Tag des Spitalsaufenthaltes das Diaphragma an normaler Stelle stand und normale Funktion zeigte. Sechs Tage später beträchtlicher Hochstand und paradoxe Bewegung.

keine respiratorische Verschiebung zeigt. Auch bei forcierter Atmung zeigt sich im Prinzip das eben für die ruhige Atmung Gesagte, wenn auch hier die paradoxe Bewegung schon häufiger auftritt. Es kann vorkommen, daß die Exkursionen des gelähmten Zwerchfells bei verstärkter Atmung geringere sind als bei ruhiger. Dies kann dazu führen, daß man bei letzterer das Diaphragma ganz gut noch kaudalwärts gerichtete Bewegung ausführen sieht, während bei ersterer das Diaphragma an Ort und Stelle bleibt. Die Erklärung ist dieselbe, wie sie für ein ähnliches Verhalten beim normalen Diaphragma gegeben wurde (vierphasige und kostale Atmung): es überwiegt die Hebung des Zwerchfells mit der Thoraxwand. Außerdem ist zu erwähnen, daß bei forcierter Atmung auch die Momente, die zur paradoxen Bewegung führen, stärker in Erscheinung treten als bei ruhiger Atmung. Regelmäßig aber, ohne Ausnahme, müssen wir die paradoxe Bewegung beim Schnupfen finden, falls wir die Diagnose einer Phrenikuslähmung machen wollen. Die Ausführung des Müllerschen Versuches erübrigt sich.

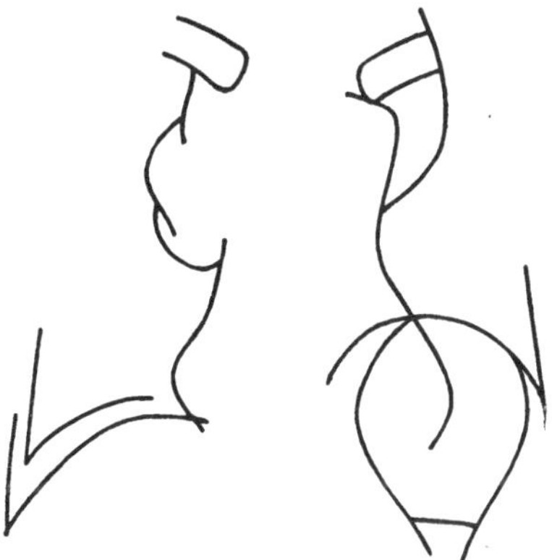

Abb. 101. Phrenikuslähmung links infolge eines Tumor mediastini

An den Nachbarorganen sieht man gewöhnlich ebenfalls Veränderungen. Die Lunge ist, wie Hofbauer und Holzknecht beschrieben haben, oberhalb des höherstehenden Diaphragma etwas dunkler; dies sei die Folge einer Atelektase. Sehr häufig scheint dieses Symptom nicht zu sein, da ich es ebensowenig wie Langer bei meinen Fällen beobachten konnte. Vielleicht ist es nur bei ganz besonders ausgeprägtem Hochstand vorhanden. Das Mediastinum (Herz, Ösophagus) ist in den Fällen mit sehr hochstehendem Diaphragma in die andere Seite verlagert. Häufig sieht man, besonders beim Schnupfen, ein Mediastinalwandern in die gesunde Seite eintreten, durchaus nicht immer; in manchen Fällen jedoch geht dieses Mediastinalwandern in die kranke Seite. Die Verschiebung in die gesunde Seite läßt sich folgendermaßen erklären. Der durch das Inspirium verminderte intrathorakale Druck wird im normalen Fall durch das inspiratorische Einströmen der Luft wieder ausgeglichen, die muskelgesunden Diaphragmen sind imstande, sich entgegen dem herabgesetzten Druck zu kontrahieren und kaudalwärts zu gehen. Ist aber das Diaphragma einer Seite geschädigt, so wird es durch den verminderten Druck so rasch in den Thorax aspiriert (paradoxe Bewegung), daß der Druck auf der kranken Seite rascher ausgeglichen wird als auf der gesunden, d. h. hier ist länger ein verminderter Druck. Dieser ist es, welcher das Mediastinum in die gesunde Seite hinüberzieht (Hofbauer und Holzknecht). Daß aber auch rein mechanische Ursachen wirksam sein können, unterliegt für mich keinem Zweifel: Das hinauf-

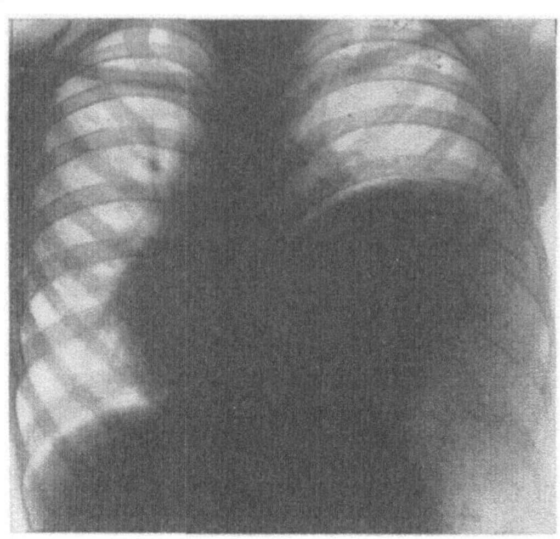

Abb. 102. Zyste oberhalb des linken Diaphragma, ein hochstehendes Diaphragma vortäuschend. Verdrängung des Herzens nach rechts

gehende Diaphragma verkleinert die unteren Thoraxpartien und drängt dadurch das Mediastinum rein mechanisch in die andere Seite. Daß man bei verschiedenen Fällen so weitgehende Unterschiede in bezug auf das Mediastinalwandern findet, ist nicht ganz leicht zu verstehen. Vielleicht spielt das Alter der Patienten eine Rolle (Moritz). Es wäre denkbar, daß beim elastischen Thorax der Jugendlichen die Druckdifferenzen durch den Thorax viel leichter ausgeglichen werden als durch den starren Thorax Älterer, so daß bei letzteren die Symptome viel markanter in Erscheinung treten.

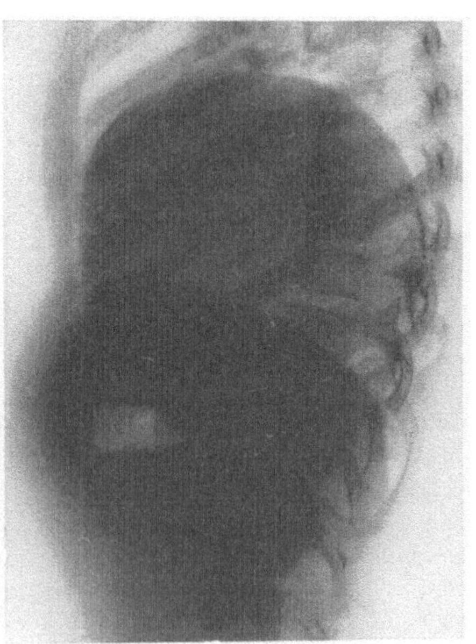

Abb. 103. Derselbe Fall wie in Abb. 102 in seitlicher Ansicht. Magenblase von rückwärts her eingedrückt

Ist die Lähmung eine linksseitige, so sieht man auch unterhalb des Diaphragma Abweichungen von der Norm. Mit nur ganz seltenen Ausnahmen sieht man die Gasblase des Magens, manchmal auch die des Darmes beträchtlich vergrößert (Abb. 101). Das schwache Diaphragma ist nicht imstande, den Vorgang des Ructus zu erzeugen, und so sammelt sich die beim Essen mitgeschluckte Luft im Magen an, bis sie langsam durch den Pylorus in den Darm abtransportiert werden kann. Die Vergrößerung der Gasblase kann man als ein wichtiges Symptom der Lähmung des Zwerchfells betrachten. Ihr Fehlen spricht differentialdiagnostisch gegen die Lähmung, obwohl ich mich an einen Fall erinnere, der dieses Symptom nicht zeigte. Es kann das Bild der linksseitigen Zwerchfellähmung z. B. durch eine Dermoidzyste im Thorax vorgetäuscht werden (s. Abb. 102, 103). Sogar paradoxe Bewegung zeigt die obere Grenzlinie, die das Diaphragma nachahmt; das Fehlen der Gasblase unter dem Diaphragma aber muß sofort zur Vorsicht mahnen.

Der Hochstand des Diaphragma bei Lähmung führt zu Lageanomalien des Magendarmtraktes. Bei linksseitiger Erkrankung tritt der kraniale Magenteil in den Thorax ein und es kommt regelmäßig zur Ausbildung eines Kaskadenmagens mit einer winkeligen Knickung der kleinen Kurvatur und Drehung des Magens. Infolge Hebung der oberen Partien verschwindet der Angulus ventriculi, die Pars pylorica zieht kaudalwärts. Die Veränderungen sind dieselben, wie sie in höhergradiger Ausprägung bei der Eventratio diaphragmatica zu finden sind; daß sie bei längerer Dauer auf den Magen einen schädlichen Einfluß haben, wird dort des näheren ausgeführt werden.

Desgleichen tritt die gasgeblähte Flexura coli sinistra höher.

Der Hochstand des rechten Diaphragma führt ebenfalls zu Lageanomalien des Magens, und zwar tritt der pylorale Magenabschnitt in die Höhe und es kommt dadurch zu einer Horizontalablagerung des Magens.

Veränderungen des knöchernen Thorax werden ebenfalls beobachtet, wenn man seine Aufmerksamkeit darauf richtet. So zeigt die Wirbelsäule manchmal, aber durchaus nicht regelmäßig, eine skoliotische Verkrümmung auf die andere Seite. Es deckt sich dieser Befund (s. Fall Moritz) mit den experimentellen Feststellungen v. Lessers. Er fand als eine der Ursachen der Skoliose im jugendlichen Alter ungleichmäßige Atmung beider Thoraxseiten. Bei einseitiger Durchschneidung des Phrenicus bei ausgewachsenen Kaninchen fand er Skoliosen, wenn auch nicht immer im gleichen Sinne. Nach meinen Beobachtungen sind die Skoliosen bei Phrenikuslähmungen nie beträchtlich, nie so hochgradig, daß sie ohneweiters auffallen, sondern sie müssen erst gesucht werden (über die bei der Inspektion wahrnehmbaren Symptome siehe später).

Ist die Phrenikuslähmung eine komplette, dann ist die Diagnose für die Röntgenuntersuchung nicht schwierig. Es muß aber auch Paresen des Diaphragma geben, die wohl nicht so leicht als solche erkennbar sein dürften, sonst müßte man sie öfters sehen. Die theoretisch konstruierten Symptome müßten ungefähr folgende sein: Geringer Hochstand des Diaphragma, Nachschleppen bei der Respiration, eventuell schon Andeutung von paradoxer Bewegung beim Schnupfen. Bei zahllosen darauf gerichteten Untersuchungen habe ich diese Symptome nur ein einzigesmal gesehen und dieser Patient (Aneurysma der Aorta descendens gleich hinter dem Arcus beginnend) hatte aber eine Stenose des linken Oberlappenbronchus (Differentialdiagnose s. S. 135).

Balderry gibt aber an, daß das Durchfrieren des Phrenicus mittels eineinhalb Minuten langer Einwirkung von Äthylchlorid eine Herabsetzung der Zwerchfellbewegung erzeugt. Es macht aber doch den Eindruck, als ob alle die Prozesse des Mediastinums, bei denen die Phrenikusläsion so oft auftritt, sofort zu einer kompletten Lähmung führten. Die Frage der Parese experimentell zu studieren, gelang mir bisher nicht. Schädigungen des am Halse freigelegten Nerven führen entweder am Diaphragma keine Veränderung oder Lähmung herbei. Die Schwierigkeit hatte ich bisher in der Dosierung des Insultes. W. Felix (3) hat sich ebenfalls mit der Frage der Parese beschäftigt. Seine Experimente sind meiner Meinung nach in diesem Belange verfehlt. Wenn er die einzelnen Wurzeln nacheinander durchschneidet, so muß er z. B. nach Durchschneidung einer Wurzel nicht eine Parese des Diaphragma, sondern eine Lähmung eines Teiles desselben bekommen.

Partielle Lähmung eines Teiles einer Diaphragmahälfte ist ebenfalls eine große Seltenheit. Sie ist nur möglich, wenn eine Läsion der Wurzeln oder des Vorderhornes des Rückenmarkes eingetreten ist. So sah ich eine Patientin mit Meningitis cerebrospinalis luetica mit Parese des rechten Armes, bei der die mediale Hälfte des rechten Diaphragma hochstand und paradoxe Bewegung zeigte, während die lateralen und hinteren Partien des rechten Zwerchfells und das linke Zwerchfell gute Beweglichkeit aufwiesen (s. Abb. 90).

Beiderseitige Lähmung ist selten. Die Symptome der Röntgenuntersuchung sind dieselben, wie sie oben für die einseitige beschrieben wurden. Da aber in solchen Fällen der Vergleich der beiden Seiten unmöglich ist, ist die Diagnose schwieriger.

Für die Differentialdiagnose bei der Röntgenuntersuchung kommen folgende Zustände besonders in Betracht. Die Eventratio (Relaxatio) diaphragmatica, die Aerophagie, ein- oder beiderseitiger Hochstand des Zwerchfells infolge Vergrößerung des Abdominalinhaltes und die Bronchusstenose.

Die Differentialdiagnose Eventratio und Lähmung kommt nur bei linksseitiger Erkrankung in Erwägung. Eine rechtsseitige Eventratio diaphragmatica gibt es nicht. Das Zustandsbild am Diaphragma gestattet die Differentialdiagnose im strengen Sinne nicht, denn der verschiedene Grad des Hochstandes des Diaphragma und die verschieden starke Verlagerung der Baucheingeweide kann kein Unterscheidungsmerkmal sein. Und doch ist man gewohnt, bei besonders hochstehendem Diaphragma die Diagnose Eventratio zu machen. Zur Diagnose der Lähmung entschließt man sich dann eher, wenn man eine entsprechende Anamnese (Gifte, Verletzung) oder raumbeschränkende Prozesse im Thorax (Tumor, Aneurysma) nachweisen kann.

Der Hochstand des linken Diaphragma bei Aerophagie (Pneumatosis ventriculi) ist auf den ersten Blick von dem bei Lähmung nicht zu unterscheiden; bei beiden Zuständen sieht man den beträchtlichen Hochstand des Diaphragma mit der großen Gasblase des Magens, die allerdings bei der Pneumatosis größer zu sein pflegt als bei der Lähmung. Die Unterscheidung bringt aber sofort die Funktionsprüfung des Zwerchfells. Schon während ruhiger Atmung sieht man bei Aerophagie das linke Diaphragma eher größere Ausschläge ausführen als das rechte. Deutlich wird der Unterschied bei forcierter Atmung; da die Ruhelage des Diaphragma eine höhere ist, ist die Möglichkeit einer größeren Exkursion gegeben. Beim Schnupfen kommt es bei der Lähmung immer zu kräftiger paradoxer Bewegung, bei der Pneumatosis nur zur Andeutung einer solchen und dies nicht regelmäßig.

Hochstand eines Diaphragma infolge Vergrößerung eines unterhalb desselben gelegenen Organes (besonders häufig Leber, Milz) ist sofort durch die Funktionsprüfung erkennbar. Wenn auch die ruhige und forcierte Atmung noch Zweifel übrig lassen können, da die Exkursionen des hochstehenden Diaphragma infolge der Schwere der darunter gelegenen Organe eingeengt sein können, so bringt das Schnupfen mit der normal gerichteten Bewegung sofort die Entscheidung.

Die Bronchusstenose ruft am Diaphragma Veränderungen hervor, die einer Lähmung recht ähnlich werden können: Das Diaphragma steht mäßig oder beträchtlich höher als auf der gesunden Seite. Die zugehörige Lunge ist ganz oder teilweise verdunkelt (Atelektase). Die respiratorischen Bewegungen sind eingeschränkt oder aufgehoben. Im Mediastinum sieht man häufig so wie bei Lähmungen des Zwerchfells einen pathologischen Schatten (Tumor, Aneurysma . . .). Bisher fällt es einem schwer, hier eine Differentialdiagnose zu machen. Das Mediastinalwandern erfolgt bei der Zwerchfellähmung gewöhnlich in die gesunde, bei der Bronchustenose in die kranke Seite. Es scheint mir nach meinen bisherigen Erfahrungen, als würde das Schnupfenlassen auch hier die Entscheidung bringen. Bei der Bronchusstenose geht das Diaphragma während des Schnupfens nach abwärts; für eine paradoxe Bewegung ist kein Grund, so lange der Nerv nicht lädiert ist (s. F. Haslinger und K. Hitzenberger).

Interessant sind die Verhältnisse der Zwerchfellbewegung bei der Katze nach Unterbrechung der Leitung im Phrenicus (Unterbindung, Durchschneidung). Während nun das zugehörige Diaphragma bei gewöhnlicher Atmung paradoxe Bewegung ausführt, kommt es beim Schreien in der Narkose zu einer normal gerichteten Inspirationsbewegung (Katzen schreien inspiratorisch). Eine andere Vorstellung, als daß die Interkostalnerven hier eine Rolle spielen, erscheint mir unmöglich. Ein ähnlicher Vorgang ist mir beim Menschen nicht bekannt, da unsere Affektäußerungen exspiratorisch vor sich zu gehen pflegen. Doch gehört ohne Zweifel eine Krankheitsgeschichte Boraks hierher. Er fand eine komplette Phrenikuslähmung durch den Druck einer Metastase auf den Nervus phrenicus im oberen Mediastinum. Die paradoxe Atmung war nun nur unter Morphiumwirkung nachweisbar. Ohne dieses Narkoticum hatte Patientin starke Atemnot und dabei keine paradoxe, sondern normale Atemexkursion des Diaphragma. Hier muß ferner noch eine Mitteilung Ohms erwähnt werden. Er beschreibt einen Fall von „rheumatischer Zwerchfellähmung oder -parese“ (Hochstand des Diaphragma ohne oder mit nur sehr geringer Atemexkursion. Dabei bestand aber beim Singultus [drei- bis viermal in der Minute] deutliche Zuckung des Diaphragma).

Wie oben schon erwähnt, ist die klinische Diagnose der Zwerchfelllähmung eine sehr schwierige. In den allermeisten Fällen kann sie über eine Vermutungsdiagnose nicht hinausgehen. Wenn man die Schriften älterer Autoren liest (Gerhardt, 1860), so kann man sich des Eindruckes nicht erwehren, daß die Diagnose in so manchen Fällen auf nicht genug sichere Symptome aufgebaut worden ist.

Die Inspektion gibt bei dieser Erkrankung schon eine Menge wichtiger Fingerzeige. Die Betrachtung geschieht am besten in aufrechter Körperstellung bei guter Beleuchtung. Von anderen werden andere Stellungen bevorzugt (Briscoe: halb aufrecht sitzend). Die Gewöhnung des Untersuchers spielt natürlich hier eine entscheidende Rolle. In manchen Fällen sieht man eine auffallende Differenz des Umfanges der unteren Thoraxpartien mit Unterschieden zwischen rechts und links von 5 cm. Bei meinen nicht genügend zahlreichen darauf gerichteten Untersuchungen zeigte sich bei rechtsseitiger Lähmung ein großer Umfangsunterschied, während bei linksseitiger Lähmung dies nicht der Fall war. Durch Hochgehen der Leber bei rechtsseitiger Lähmung könnte die Erweiterung der rechten unteren Thoraxpartie erklärt werden.

Die Interkostalräume können auf der gelähmten Seite weiter und weniger eingesunken sein. Bei der Atmung konnte ich in meinen Fällen in der Regel keinen Unterschied in der Hebung der Thoraxwand beobachten. Nur manchmal war eine geringere Hebung der unteren Thoraxpartien der gelähmten Seite nachweisbar.

Nach unseren Kenntnissen über die Physiologie der Atmung müßten wir erwarten, daß die Hebung der unteren Rippenpartien bei Zwerchfelllähmung ausbliebe. Wenn man die Bewegungen einzelner Punkte der Thoraxwand isoliert, graphisch registriert (Morisson), so findet man eine weitgehende Einschränkung der Beweglichkeit der unteren Rippen. Interessanterweise zeigen weitestgehende Bewegungseinschränkungen die Partien in der Höhe der zweiten Rippe, die ganz und gar stillgelegt sind (s. Morisson).

Hat man den Thorax betrachtet, so kommt das Abdomen an die Reihe. Als eines der wichtigsten Symptome wird allgemein das inspiratorische Einsinken der Bauchdecken im Epigastrium betrachtet. Dieses Symptom wird beträchtlich überschätzt. Bei den allermeisten Menschen sieht man bei deren aufrechter Stellung oder Rückenlage, daß das Epigastrium schon bei ruhiger Atmung inspiratorisch einsinkt (also keine von den meisten geforderte Vorwölbung). Und wenn schon ein Mensch bei ruhiger Atmung eine inspiratorische Vorwölbung zeigt, so hat er doch dann bei tiefer Atmung eine inspiratorische Senkung der Bauchdecken. Dieses Einsinken des Epigastrium ist unabhängig vom Atemtypus, d. h. daß man das Diaphragma inspiratorisch abwärts gehen und das Epigastrium trotzdem einsinken sehen kann. Dieses Einsinken ist ein Effekt der Thoraxerweiterung. Anders liegen die Dinge dann, wenn man nur ein einseitiges Einsinken der Bauchdecken im Epigastrium sieht, während die andere Seite vorgewölbt wird.

Das Vorhandensein des Gerhardt-Littenschen Phänomens schließt die Diaphragmalähmung aus, während das Fehlen desselben die Diagnose der Lähmung noch nicht gestattet, da bei recht vielen ganz normalen Menschen aus irgendwelchen Gründen das Littensche Phänomen nicht sichtbar ist.

Die Palpation hat für die Diagnose wenig Bedeutung. Das von Älteren so geliebte Symptom des Druckes mit der flachen Hand auf den Oberbauch und aus der Differenz der zum Eindrücken notwendigen Kraft auf die Muskelstärke des Diaphragma zu schließen, dürfte zu manchen Fehlurteilen führen.

Der Stimmfremitus ist über den unteren Partien der Lähmungsseite abgeschwächt bis aufgehoben.

Die Perkussion führt recht wichtige Resultate herbei, die die Diagnose einer Phrenikuslähmung wenigstens vermuten lassen sollten.

Ist die Lähmung auf der rechten Seite, so findet man bei mittelstarker Perkussion eine Dämpfung, die bis Handbreite erreichen kann.

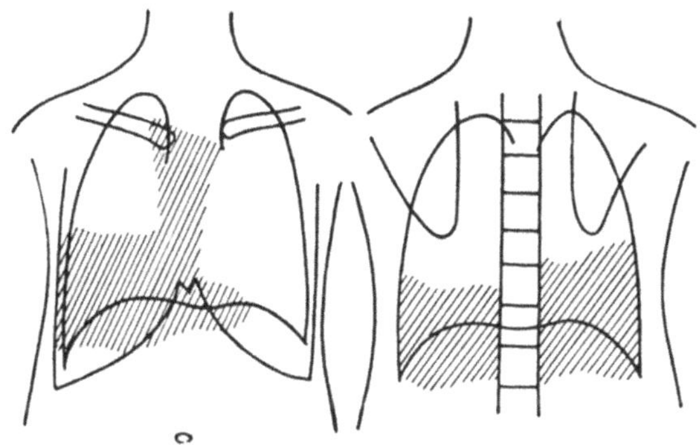

Abb. 104. Dämpfungen bei Lähmung des rechten Nervus phrenicus (nach Ch. Briscoe)

Bei ganz leiser Perkussion aber sieht man, daß die untere Lungengrenze viel tiefer steht, man bekommt auf diese Art noch Lungenschall. Läßt man den Patienten sich vorbeugen, so verschwindet die Dämpfung auch bei mittelstarker Perkussion. Auch die paradoxe Bewegung des Diaphragma läßt sich durch die Perkussion nachweisen. Man findet bei darauf gerichteter Aufmerksamkeit nicht nur keine inspiratorische Senkung der Lungengrenze, sondern sogar ein paradoxes Ansteigen. Perkutiert man so, daß man die Lungengrenze feststellt, dann mit dem Plessimeterfinger in den Lungenschall nach oben zurückkehrt und dann den Patienten tief einatmen läßt, während man regelmäßig weiter perkutiert, so befindet sich der Plessimeterfinger wieder im Dämpfungsbereich. Ähnlich, wenn auch nicht so leicht nachweisbar, liegen die Verhältnisse auf der linken Seite. Diese Tatsache sollte die Fehldiagnose der Pleuritis exsudativa oder der Lungeninfiltration vermeiden lassen, sie wird aber doch regelmäßig gestellt. Es sollte daher bei jeder Dämpfung der rechten unteren Thoraxpartie sofort mit leiser Perkussion und hierauf bei vorgeneigtem Oberkörper des Patienten untersucht werden.

Ch. Briscoe hat in der letzten Zeit beschrieben, daß die Dämpfung über dem Manubrium sterni bei Phrenikuslähmung verbreitert ist (s. Abb. 104).

Die mediale Grenzlinie des Lungenschalles ist eine Senkrechte von der Grenze des inneren und mittleren Drittels der Clavicula abwärts zur relativen Herzdämpfung. Bei linksseitiger Lähmung findet man dieses Symptom nur links, bei rechtsseitiger aber kann die Veränderung beiderseitig sein.

Die Auskultation ergibt in der Höhe des Dämpfungsbezirkes eine Abschwächung des Atemgeräusches. Dieses kann auch verschärft, das In- und Exspirium gleich lang sein. Ein tiefer Atemzug kann natürlich alles verändern. Frischauer beschreibt als besonders wichtig das Fehlen der „Randgeräusche", d. h. eines mittelblasigen oder subkrepitierenden Rasselns entsprechend dem unteren Lungenrand zwischen Mamillar- und Axillarlinie. Diese Geräusche sind gut ein verwertbares Symptom der auskultatorischen Kontrolle der Diaphragmatätigkeit, die man dem Littenschen Phänomen zur Seite stellen kann. Linkerseits können die Darmgeräusche höher hinauf hörbar sein. Briscoe beschreibt einen puerilen oder broncho-vesikulären Charakter des Atemgeräusches.

Die linksseitige Phrenikuslähmung könnte einmal, so wie dies bei Eventratio diaphragmatica vorkommt, mit einem Hydropneumothorax verwechselt werden. Die Differentialdiagnose siehe dort. Doch scheint dies kaum vorzukommen, da ich diese Fehldiagnose bisher nicht erlebt habe.

Die Verlagerung des Mittelfelles (Herz, Ösophagus, Trachea) ist gewöhnlich eine sehr geringe, oft kaum wahrnehmbare; sie hängt vom Hochstand des Diaphragma ab.

Die subjektiven Beschwerden, die durch die Lähmung des Diaphragma hervorgerufen werden, sind wohl minimale. Daher kommt es, daß die Diagnose gewöhnlich erst bei einer Röntgenuntersuchung gemacht wird, daß die Phrenikuslähmung als Nebenbefund bei derselben erscheint. Allerdings handelt es sich in diesen Fällen immer um einseitige Erkrankungen. Die beiderseitigen Lähmungen mögen schon stärkere Beschwerden verursachen, doch scheinen auch diese nicht hochgradig zu sein (s. Fall Sauerbruch mit doppelseitiger Durchschneidung des Nervus phrenicus).

F. Kroh teilte mit, daß sein Patient nach Durchtrennung beider Phrenici in aufrechter Stellung keine Atemnot hatte, wohl aber in Rückenlage, in der die Atemfrequenz von 22 auf 46 in der Minute stieg. Auxiliäre Atemmuskeln traten in Aktion, Nasenflügelatmen war zu sehen. Fünf Monate nach der Operation waren auch diese Symptome geschwunden. Die Prognose der beiderseitigen Phrenikuslähmung im Laufe einer Krankheit, z. B. einer Polyneuritis ist schlechter. Es dürfte aber dies nicht direkt in der Lähmung begründet sein, sondern das Auftreten derselben ist ein Zeichen eines weit vorgeschrittenen Leidens. Es ist daher verständlich, wenn man Veraguths Ausführungen über die doppelseitige Phrenikuslähmung im Handbuch von Mohr-Staehelin liest, wo er schreibt: „Bei doppelseitiger Phrenikuslähmung pflegen die Kranken binnen kurzem zugrunde zu gehen. So ist auch die Mitbeteiligung des Phrenicus bei der Polyneuritis ein Signum mali ominis.“ Die Atemstörungen scheinen bei einseitiger Lähmung eine recht geringe Rolle zu spielen. Wenigstens keiner der von mir beobachteten Fälle klagte über Atemnot, die nicht durch seinen Grundprozeß erklärbar gewesen wäre. Da es sich meist um Schwerkranke handelt, ist eine Belastung des Patienten, die eine latente Atemstörung an den Tag fördern könnte, nicht durchführbar gewesen. L. Hofbauer beschreibt in seinem Buch, S. 234, einen Fall mit Phrenikuslähmung nach Halsschuß, der keine subjektiven Symptome aufwies, keine Atemstörung hatte, auch nicht bei raschem Gehen.

Bei voll ausgebildetem Leiden habe ich die Kranken nie über Schmerzen klagen gehört, die auf die Phrenikusschädigung hätte zurückgeführt werden können. Es wäre aber vorstellbar, daß die Kranken zu Beginn der Kompression Schmerzen haben, wie sie eben bei Phrenikuserkrankung vorkommen, d. h. in den Schultergegenden (Nervi supraclaviculares). Wenn Briscoe über in den Arm ausstrahlende Schmerzen spricht, so kann ich ihm nicht beipflichten, da diese für Phrenikuserkrankung nicht charakteristisch sind. Über Schmerzen in der Höhe des Diaphragma hörte ich die Patienten auch nie klagen.

Die Körperstellung der Kranken zeigt Abweichungen von der Norm. Die Patienten ziehen es vor, im Bette auf der gelähmten Seite zu liegen (Ch. Briscoe). Falls sie auf der gesunden Seite liegen, fühlen sie sich unbequem.

Bei der Obduktion findet man das Diaphragma der kranken Seite höher stehen. Bei der Betrachtung mit freiem Auge sieht man, daß die Farbe nicht mehr das dunkle Rot des normalen Muskels zeigt, sondern mehr weißlich oder dunkelbraun aussieht. Im durchscheinenden Lichte betrachtet, fallen erstens die Verdünnung und zweitens die scheinbar erweiterten Gefäße auf. Den höchsten Grad dieser Veränderung sieht man bei der Eventratio, bei der man überhaupt nur mehr eine dünne weiße Haut findet, in der man die reichliche Gefäßverzweigung wahrnimmt. Es handelt sich nur um eine scheinbare Gefäßerweiterung, hervorgerufen durch die bessere Sichtbarkeit derselben. Der Unterschied in der Farbe zwischen Centrum tendineum und Pars muscularis diaphragmatis kann ganz verloren gehen. Ch. Briscoe beschreibt auch Faltenbildung.

Die Verschmälerung des gelähmten Diaphragma ist aber kein ausnahmslos vorhandenes Symptom. Es kann sogar das gelähmte Diaphragma bei der makroskopischen Betrachtung dicker erscheinen als das gesunde. Um dieses Paradoxon gleich zu erklären, müssen wir einige Details der histologischen Untersuchung vorwegnehmen. Es konnten zweierlei Ursachen für die Verdickung aufgefunden werden. Entweder besteht eine Schwellung der serösen Überzüge, wohl meistens der Pleura, oder aber es ist die im übrigen atrophische Muskulatur durch Ödembildung auseinandergedrängt.

Bei der mikroskopischen Untersuchung interessieren vor allem die Muskelfasern. Die Größe ihrer Querschnitte wechselt ebenso wie deren Gestalt. Sie können beträchtlich bis zum Fünf- bis Sechsfachen vergrößert, anderseits wieder bedeutend verkleinert sein (Abb. 105 h. a.). Die Fasern verlieren ihren kreisrunden Querschnitt, sie werden oval bis lanzettförmig. Viele Muskelfasern zeigen Einrisse oder Vakuolenbildung (Abb. 105). Die Kerne sind in der Regel vermehrt. Innenständige Kerne kommen ja schon im normalen Diaphragma vor (s. S. 86), doch nie in so großer Anzahl wie bei einem paralytischen Zwerchfell. Die Kerne sind nicht nur vermehrt, sondern sie zeigen auch eine merkwürdige Lokalisation: sie liegen in langen Reihen, oft bis zu 20, rosenkranzartig nebeneinander. Häufig sind die Kerne blasig aufgetrieben. Die Querstreifung der Muskelfasern ist meist erhalten, sie kann aber bei weitgehender Atrophie auch fehlen.

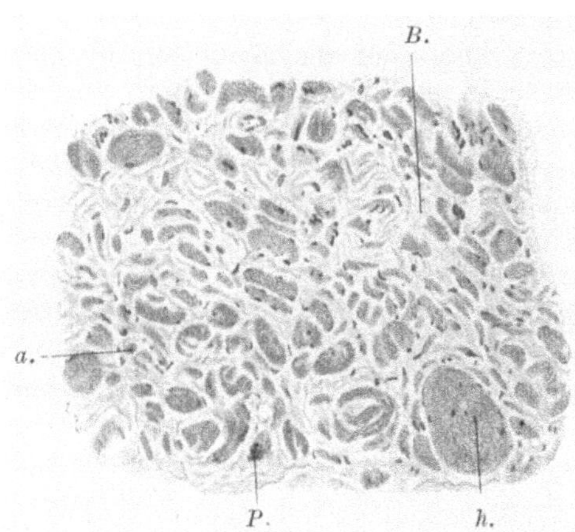

Abb. 105. 50jährige Patientin. Aneurysma aortae. Kompression des linken Nervus phrenicus; Lähmung des linken Diaphragma. Querschnitt
a. atrophische. *h.* hypertrophische Muskelfaser. *B.* Bindegewebswucherung. *P.* Pigment. (Vergrößerung 200 : 1)

Das Bindegewebe zwischen den Muskelfasern kann vermehrt sein, so daß dieselben auseinanderrücken; Ansammlung von Ödemflüssigkeit kann denselben Effekt hervorrufen (Abb. 84, 106). Die elastische Substanz fand ich manchmal vermehrt, manchmal in normaler Quantität. Da die Vermehrung in den Fällen mit sichtbarer Atrophie des Diaphragma einherging, so dürfte sie nur eine scheinbare sein, bedingt durch Verlust an Muskelsubstanz, so daß die elastischen Fasern näher aneinanderrücken. Vermehrung des Fettgewebes im gelähmten Diaphragma ist ein konstanter Befund (Abb. 106). Manche Fälle zeigen eine auffallende Ansammlung von braunem Pigment (Abb. 107). Lymphozyten-Infiltrate in der Muskulatur und Serosa fand ich so häufig, daß man dies nicht mehr als Zufall betrachten kann.

Ch. Briscoe fand Verklumpung der Muskelfasern derart, daß man die einzelnen Fasern nicht mehr isoliert wahrnehmen kann, sondern sie in naher Aneinanderfügung bis zu 20 auf einmal trifft. Dies sei die Ursache der schon mit freiem Auge sichtbaren Faltenbildung.

Der Nervus phrenicus ist durch den Grundprozeß in verschiedener Weise affiziert. Gewöhnlich ist er in die Tumormasse eingebacken und kommt so zur Atrophie. Er kann aber auch durch Druck gegen ein Widerlager zugrunde gehen, z. B. bei einem Aneurysma. Ist ein solches sehr groß, so kann der Nerv auch durch Überdehnung zur Atrophie gebracht werden. Endlich kann er in entzündliche Prozesse verwickelt werden. Makroskopisch kann man feststellen, daß der Tumor (Lymphogranulom, Bronchialkarzinom) direkt in den Nerv hineinwächst und ihn so zerstört, daß man den Nerv im Tumorgewebe bei der Präparation verliert. In anderen Fällen sieht man die Kontinuität des Nervs gewahrt, er wird nur verdünnt und zeigt eine mehr graue Farbe. Unterhalb des ursächlichen Prozesses kennt man dem Nerven oft seine Zerstörung nicht an, er sieht aus wie ein normaler. Die histologische Untersuchung des Nervs ergibt natürlich eine Verminderung der Zahl der markhaltigen Nervenfasern. Normalerweise sieht man im Längs- und Querschnitt

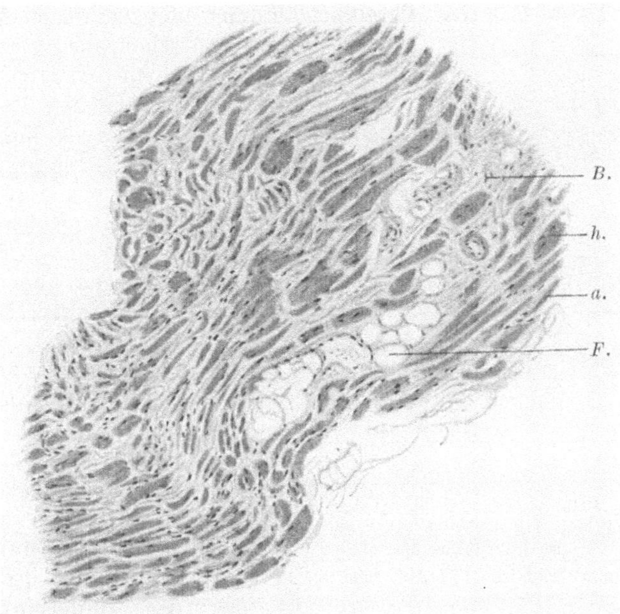

Abb. 106. 50jährige Patientin. Aneurysma aortae. Kompression des linken Nervus phrenicus; Lähmung des linken Diaphragma. Längsschnitt
a. atrophische. *h.* hypertrophische Muskelfaser. *B.* Bindegewebswucherung. *F.* Fetteinlagerung. (Vergrößerung 100 : 1)

des Nervus phrenicus so wie bei anderen spinalen Nerven eine markhaltige Nervenfaser neben der anderen (Abb. 108 und 94). Dies soll hier nochmals ausdrücklich betont werden, da Ayoagi behauptet hat, daß der Nervus phrenicus sich dadurch von den anderen spinalen Nerven unterscheide, daß zirka ein Drittel seines Querschnittes keine markhaltigen Nervenfasern erkennen lasse. Diese Angabe ist nach meinen Erfahrungen unrichtig, ist also zum mindesten nicht ausnahmslos gültig. Der gelähmte Nervus phrenicus zeigt erstens eine beträchtliche Verminderung der markhaltigen Fasern (Abb. 109, 110) und einen scholligen Zerfall der restierenden Markscheiden. In manchen Nerven treten spärliche lymphozytäre Infiltrate auf (Abb. 110).

Die Lunge zeigt auch pathologische Veränderungen. Diese sind aber nur nachweisbar, wenn eine eigene Sektionstechnik eingehalten wird, wie sie von Ch. Briscoe angewendet wird. Bevor der Thorax geöffnet wird, legt man die Trachea am Halse frei und verschließt sie luftdicht durch Kork und Ligatur; dadurch wird der Kollaps der Lunge verhindert. Hierauf folgt die Entfernung des Sternums mit den medialen Dritteln der Clavicula. Das Auffallendste ist die Retraktion der Lungenoberlappen in den medialen Teilen, so daß das obere Mediastinum und das Pericardium weit freigelegt wird, mehr auf der Seite der Lähmung (s. oben über den Lungenschall). Die Lage der Leber ist ebenfalls verändert, sie befindet sich in Kantenstellung.

Die Ursachen der Phrenikuslähmung sind zahlreich. Wie oben schon ausgeführt, dürfte es bei Erkrankung der motorischen Region des Großhirnes kaum je zu einer Lähmung des Diaphragma kommen. Affektionen des Halsmarks aber sind nicht so selten. Verletzungen der Wirbelsäule (Fraktur, Luxation), Erkrankungen derselben (Karies, Tumoren) führen eventuell zu Kompression des Halsmarks mit Lähmung des Diaphragma. Die Poliomyelitis kann (Kraus, Kovacs, Eppinger, Oppenheim u. a.) durch Erkrankung der Vorderhörner eine Ausschaltung des Phrenicus herbeiführen. Blutungen ins Rückenmark (Norris) lähmen das Diaphragma. Syringomyelie führt eventuell zur selben Störung (Burkhart). Meningitische Prozesse (Lues) können die vorderen Wurzeln umklammern und zur Degeneration bringen.

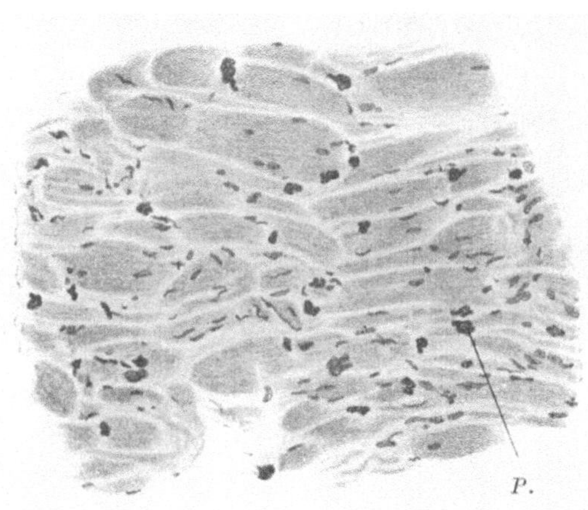

Abb. 107. 50jährige Patientin. Aneurysma aortae. Kompression des linken Nervus phrenicus; Lähmung des linken Zwerchfells

P. Pigmentschollen. (Vergrößerung 200 : 1)

Am Halse ist der Phrenicus vielen Insulten ziemlich ungeschützt preisgegeben. So kommt es, daß der Nerv häufig durch Traumen, die den Hals treffen, zerstört wird. Geburtstraumen können öfters Ursache einer Phrenikusparalyse sein. Solche Fälle beschrieben Weigert, Landsberger, Friedmann und Chamberlain und J. E. Dyson. Sie tragen gewöhnlich auch eine gleichseitige Lähmung des Plexus brachialis. Die Prognose dieser Fälle ist gewöhnlich gut: Spätestens in 6 bis 8 Monaten Heilung. Hieb- und Stichverletzungen führen eventuell zu Zwerchfellähmung. So fanden nach Kulenkampfscher Leitungsanästhesie des Plexus brachialis Haertel und Keppler eine vorübergehende einseitige Phrenikuslähmung fast regelmäßig. Sie finden den Eintritt der Lähmung nach 10 bis 15 Minuten, den Rückgang derselben schon wieder nach 2½ bis 3 Stunden. Die Lähmung tritt ohne jedes unangenehme subjektive Symptom auf (s. subjektive Symptome der Phrenikuslähmung, S. **138**). Auch krankhafte Prozesse am Halse bringen den Nerven zur Atrophie. Tumoren (Lymphogronulome, Lymphome) des Halses rufen, wenn auch relativ selten, eine Diaphragmalähmung hervor. Karzinome des Larynx führen in seltenen Fällen zu Zwerchfellähmung. Strumen sind ebenfalls in manchen Fällen

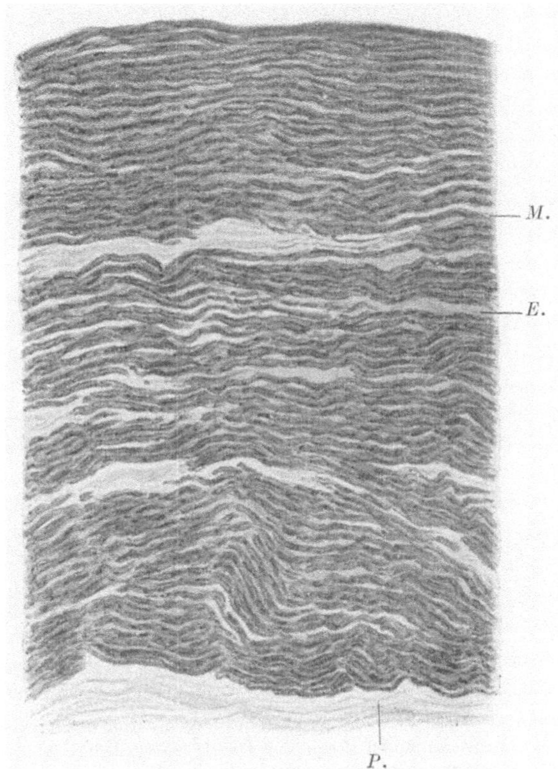

Abb. 108. Normaler Nervus phrenicus des Menschen. Längsschnitt. Weigertsche Markscheidenfärbung
M. Markscheiden. *P.* Perineurium. *E.* Endoneurium. (Vergrößerung 80 : 1)

die Ursache einer Lähmung. Ob maligne und benigne Strumen einen Unterschied machen, weiß ich nicht. Ich möchte aber fast glauben, daß eine Phrenikusaffektion im Zweifelsfalle für die Diagnose einer malignen Struma spricht. Narkoselähmungen kommen am Diaphragma vor; sie kommen dadurch zustande, daß in der Narkose der Kopf des Patienten zu stark nach der Seite gedreht wird (Oppenheim).

Zahlreich sind die Prozesse im Mediastinum, die zu einer Phrenikusläsion führen. Maligne Tumoren (Sarkome, Bronchuskarzinome, Metastasen, Lymphogranulome, Lymphome, Aneurysmen, mediastinitische Schwielen. Ob der hochgradig erweiterte, nach rechts hinüberwachsende linke Vorhof des Herzens bei Mitralfehlern imstande ist, durch Druck oder Überdehnung eine Schädigung des Nervus phrenicus hervorzurufen, erscheint mir fraglich. In einem nur histologisch untersuchten Fall war der rechte Phrenicus vollständig platt gedrückt, zeigte aber ein normales histologisches Bild.

Es gibt Fälle, in denen man weder klinisch noch röntgenologisch eine Ursache für die Lähmung nachweisen kann. In einigen dieser Fälle

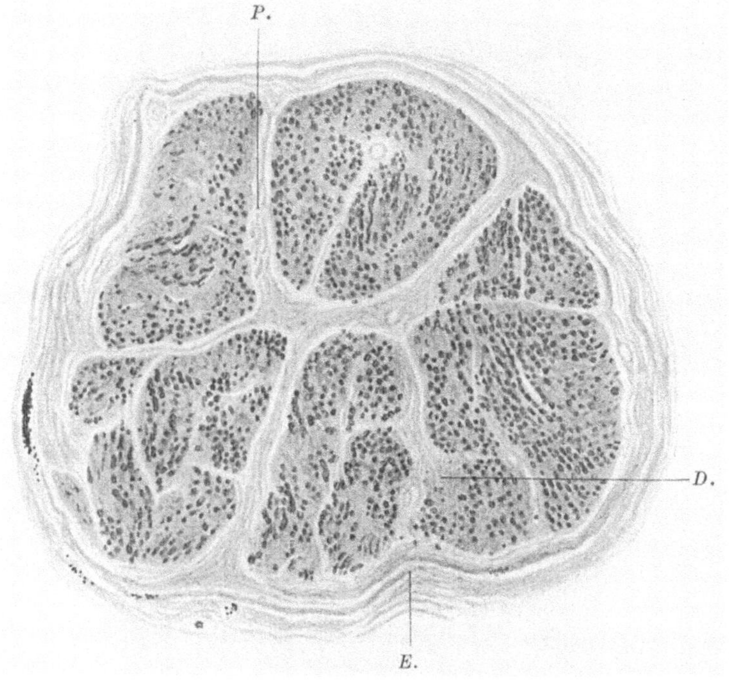

Abb. 109. 45jähriger Patient. + Ca. bronchi sin. Degeneration des linken Nervus phrenicus mit Lähmung des linken Diaphragma. Querschnitt
P. Perineurium. *E.* Endoneurium. *D.* Defekt der Markscheiden. Weigertfärbung. (Vergrößerung 80 : 1)

findet man in der Anamnese Nervengifte, die die Ursache einer Neuritis des Phrenicus sind, wie Blei, akuter Gelenksrheumatismus (Ohm), Diphtherietoxin, Alkohol, Ammoniak (Oppenheim), Kohlenoxyd und Opium (Eulenberg), das man eventuell anschuldigen könnte, durchaus aber nicht immer, so daß man in so manchen Fällen sein Kausalbedürfnis nicht befriedigen kann. Daß es eine hysterische Lähmung gebe, wird von manchen ernst zu nehmenden Autoren (Briquet, Duchenne, Wernicke, Barth) behauptet, ich aber glaube es nicht. Es stammen diese Mitteilungen aus der Vorröntgenzeit oder die Patienten wurden nicht durchleuchtet, so daß ich in diesen Fällen der Diagnose überhaupt mißtraue. Oppenheim bezweifelt dieses Vorkommen ebenfalls.

Die Prognose der Zwerchfellähmung richtet sich ganz nach dem Grundleiden, dessen Verlauf durch das Hinzutreten dieser Komplikation kaum wesentlich verschlechtert wird. Es erübrigt sich daher eine Therapie. In früheren Zeiten fürchtete man, daß die Phrenikuslähmung die Expektoration verhindere und dadurch zu einer Pneumonie führe. Erst Sauerbruch und sein Schüler C. Jehn haben darauf hingewiesen, daß das Diaphragma als Inspirationsmuskel sich an der Expektoration nicht

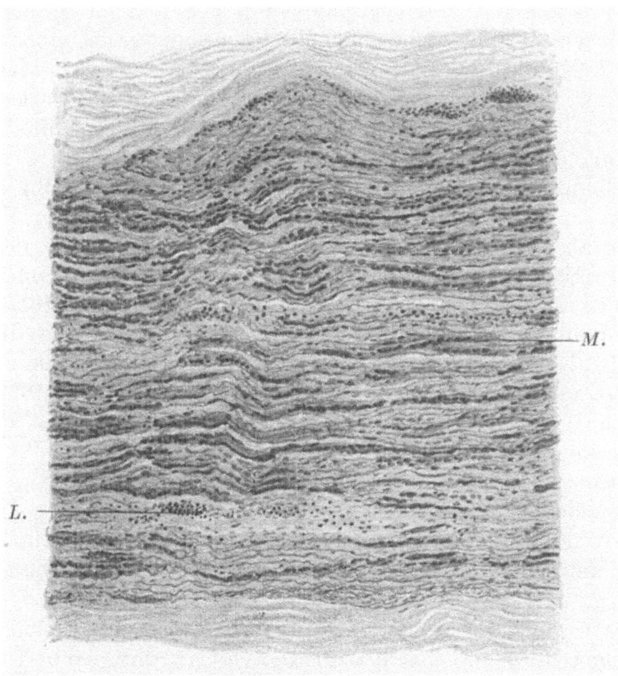

Abb. 110. 45jähriger Patient. + Ca. bronchi sin. Lähmung des linken Nervus phrenicus. Degeneration des Nervus phrenicus. Verminderung der Markscheiden *M.* Myelinschollen. *L.* Lymphozyteninfiltration

aktiv beteiligen könne, da der Vorgang ja ein exspiratorischer Akt sei, daß daher die Lähmung des Diaphragma das Aushusten eher begünstige, so daß die Furcht vor der Pneumonie oder Bronchitis unbegrüudet sei. Sie kamen zu dieser Erkenntnis durch ihre reichen Erfahrungen bei künstlicher Phrenikuslähmung aus therapeutischen Gründen.

Die Lähmung des Zwerchfells kann auch durch direkte Erkrankung seines Muskels zustande kommen. Der Nerv kann intakt sein, sein Erfolgsorgan, die Muskulatur aber ist zerstört oder geschädigt. Die Symptome bleiben natürlich dieselben. Die häufigste Ursache hiefür sind wohl entzündliche Veränderungen in der Nachbarschaft, in den serösen Häuten (Pleura, Peritoneum). W. Stockes war wohl der erste, der diesen Zusammenhang annahm. Alle Muskeln erleiden durch entzündliche Veränderung der Nachbarschaft zuerst eine Exaltation, dann eine Depression ihrer Tätigkeit. Zuerst kommt es zu einer Muskelspannung, hier dadurch zu einer Ruhigstellung, z. B. bei trockener Pleuritis oder bei Peritonitis tuberculosa. Später folgt die Erschlaffung und Atrophie dieser Muskulatur eventuell mit myomalazischen Veränderungen (Hitzenberger), die alle Symptome der Lähmung hervorrufen können (Hochstand, Unbeweglichkeit, selbst paradoxe Bewegung beim Schnupfen (Holzknecht, Behrenroth, Hitzenberger).

Die progressive Muskelatrophie kann ebenfalls in seltenen Fällen das Diaphragma ergreifen und eine komplette Paralyse desselben erzeugen.

Hier sollen die Einwirkungen pharmakologischer Gifte auf das Diaphragma besprochen werden. Jeder, der am kurarisierten Tier arbeitete, weiß, daß längst alle Muskeln vollständig gelähmt sind, das Diaphragma aber noch gute Kontraktionen zeigt; es wird erst ganz zuletzt gelähmt. So kommt es, daß man ein durch Kurare völlig gelähmtes Tier noch am Leben erhalten kann (Bayer G.). Bei der Fugufischvergiftung aber (Iwakawa und Kimura) und ebenso bei der Coniinvergiftung (Hagashi und Muto) wird das Zwerchfell zuerst ergriffen.

Stürtz ist der Autor der künstlichen Zwerchfellähmung durch Phrenikotomie. Auf seinen Vorschlag hin hat Bardenheuer im Jahre 1912 zum erstenmal beim Menschen die Operation bei einem Fall mit Bronchiektasie des linken Unterlappens durchgeführt. Aber erst durch die Tatsache, daß Sauerbruch die Methode übernahm, wurde sie in großem Maßstab ausgeführt, so daß man heute über die Operationsmethode und die Ergebnisse klar urteilen kann. Sauerbruch berichtete schon 1913 über fünf von ihm phrenikotomierte Patienten: Friedrich teilte 1914 aus der Sauerbruchschen Klinik in Zürich 8, Walther im selben Jahr 26 Fälle mit. Heute ist die Phrenikotomie eine Operation, die überall ausgeführt wird.

Je nach dem Zweck, den man verfolgt, werden verschiedene Methoden angewendet. Man macht temporäre Lähmungen und dauernde. Erstere z. B. nur dann, um eine Operation am Diaphragma oder an dem Diaphragma benachbarten Organen auszuführen. Die Methoden hiezu sind:

1. Die Quetschung des Nervus phrenicus (Friedrich).

2. Die Vereisung (Trendelenburg): dreimal je zwei Minuten Erfrierung mit Kohlensäureschnee. Der Eintritt der Lähmung erfolgt nach einigen Augenblicken bis zu einer Minute. Die Dauer der Lähmung hängt von der Kälteapplikation ab. Goetze berichtet, daß nach fünf Minuten lange dauernder Vereisung die Funktion des Diaphragma nach fünf Wochen wieder hergestellt sei.

3. Henschen empfiehlt die Novocainumspritzung. Die Lähmung bildet sich nach einigen Stunden oder Tagen wieder zurück (Goetze). Diese kurzdauernden Lähmungen spielen eine Rolle, z. B. in der Bekämpfung des postoperativen Singultus.

Die Methoden der dauernden Phrenikusausschaltung sind die der Kontinuitätstrennung. Die einfache Phrenikusdurchschneidung (Phrenikotomie) ist wohl heute allgemein verlassen; sie führte nämlich in vielen Fällen nicht zum Ziele. Manchmal sah man die Funktion des Diaphragma kaum gestört oder sehr bald vollständig wiederkommen, so daß man hätte glauben können, der Operateur habe einen falschen Nerv durchtrennt. Oder wollte man das nicht annehmen, so war man vor einigen Jahren noch der Meinung, daß auch beim Menschen die Interkostalnerven in ein oder dem anderen Fall eine größere Rolle bei der motorischen Zwerchfellversorgung spielen. Heute sind die Dinge durch die Untersuchungen von Felix aus der Klinik Sauerbruch dahin aufgeklärt worden, daß in vielen Fällen, in ungefähr 20% außer dem Hauptstamm des Nervus phrenicus noch ein Nebenphrenikus (s. S. 119) vorkommt, der durch die einfache Phrenikotomie nicht zerstört wird, so daß die teilweise motorische Versorgung aufrechterhalten bleibt.

Schon mehr Erfolg verspricht die Resektion des Nervus phrenicus, obwohl auch Versager vorkommen, und zwar aus denselben Gründen. Bei dieser Methode werden 1 bis 2 cm vom Nervenstamm reseziert. Die Erkenntnis, daß die einfache Durchtrennung des Nervus phrenicus keine völlige Lähmung hervorruft, stammt schon aus dem Jahre 1884. De Jager durchschnitt damals in seinen Versuchen an Hunden und Kaninchen den Nerven im Brustkorb, weil er nach Phrenikotomie am Halse noch eine Eigenbewegung des Zwerchfells beobachten konnte. Der Amerikaner W. E. Schroeder riß als erster 1912 bei Hunden den Nervus phrenicus am Halse heraus, weil ihm die tieferen Wurzeln bekannt waren. 1914 suchte Carl bei seinen Tierversuchen (Kaninchen) den Phrenicus möglichst tief zwischen den Subclaviagefäßen auf. Friedrich machte im gleichen Jahre einen ähnlichen Vorschlag. Die Japaner Ken Kure, Hiramatsu und Naito rissen in ihren Tierversuchen den Nerven ebenfalls aus. 1920 empfahl W. Felix in Sauerbruchs Chirurgie der Brustorgane, Bd. I, S. 43, bei der Ausführung der Phrenikotomie bis zur Vena subclavia vorzugehen, um den Nebenphrenikus zu finden. Man hat also in den letzten Jahren die Erkenntnis aus dem Tierexperiment auch auf die menschliche Pathologie übertragen und ist zur Überzeugung gekommen, daß die Phrenikotomie zu keinem genügenden Resultat führen kann.

Derzeit sind zwei Methoden, die miteinander um die Herrschaft kämpfen; von denen jede ihre Gegner und Verteidiger besitzt. Die eine ist die Exairese, die in der Schule Sauerbruchs (Sauerbruch, W. Felix, Lange, Lebsche) ausgearbeitet und ausgeprobt worden ist und die „radikale Phrenikotomie“ nach Goetze. Beide verfolgen die Absicht, den Nebenphrenikus mit zu entfernen. Letztere besteht darin, daß der Nervus subclavius und der Nervus phrenicus durchschnitten werden. Die Entfernung der Sympathikusfasern, die vom Ganglion cervicale inferius zum Phrenicus gehen, haben wohl für die Lähmung des Diaphragma keine Bedeutung (s. S. 120). Da aber die Varietät im Phrenicus nur zuweilen im Nervus subclavius verläuft

(Sauerbruch), so ist die Goetze-Operation nur manchmal radikal, öfter aber wird sie nicht radikal sein, wenn eben andere Anomalien herrschen (Sauerbruch). Außerdem hat sie den Nachteil der Umständlichkeit und längeren Dauer (Plenk und Matson).

Die Phrenikusexairese wird so ausgeführt, daß man nach Durchschneidung des Nervs ein möglichst langes Stück (gewöhnlich zirka 10 cm, aber auch viel mehr) durch Aufwickeln auf eine Branche einer Pinzette herausdreht. Zweckmäßigerweise soll der Nerv kranial vom Musculus omohyoideus aufgesucht werden. Auf diese Art sollen alle Wurzeln, die zufließen, mit entfernt werden.

Die Wirkung der Exairese auf das Zwerchfell ist beim Menschen eine komplette Lähmung des betreffenden Zwerchfells mit allen den oben beschriebenen Symptomen. Der Hochstand des Zwerchfells wird besonders markant. Schulte-Tigges fand nach Phrenikotomie das rechte Zwerchfell durchschnittlich um 3·75 cm, das linke um 2·5 cm höher, während er nach der Exairese die entsprechenden Zahlen mit 7·65 cm und 5·9 cm angibt. Die Symptome der Phrenikuslähmung sind gewöhnlich nach 24 Stunden sehr gut nachweisbar, nehmen aber (besonders der Hochstand) noch weiter zu, besonders in den ersten acht Tagen. Ja, selbst nach einem halben Jahre kann der Hochstand noch zunehmen (Goetze). Während des Zuges am Nerven sind Pulsveränderungen beobachtet worden. Der Puls wird langsamer und unregelmäßig und verliert manchmal an Fülle. Diese Störungen sind ganz vorübergehender Natur. Schulte-Tigges sah in sechs seiner Fälle eine Verengerung der Pupille der Operationsseite. Ob auch Verengerung der Lidspalte vorhanden war, teilt der Autor nicht mit. Es handelt sich dabei natürlich um gleichzeitige Durchtrennung des Sympathicus. Andere Störungen sind von den Autoren nicht berichtet. Es könnte vermutet werden, daß bei der Exairese entweder eine Blutung aus der ebenfalls abgerissenen Arteria phrenica oder durch Zerreißung der Pleura ein Pneumothorax eintrete. Wie gesagt, darüber ist nichts berichtet. Im Tierexperiment (Katze) ist es mir aber doch vorgekommen, daß bei der Exairese ein Pneumothorax eintrat. Lange betont ferner noch, daß auch bei beiderseitiger Durchschneidung des Phrenicus keine Störung von seiten des Ösophagus eingetreten sei. Dies wäre meines Erachtens auch nicht zu erwarten. Eine direkte Innervation des Ösophagus durch den Phrenicus dürfte ja überhaupt nicht vorhanden sein, so daß sein Wegfall an diesem Organ sich nicht bemerkbar machen kann. Daß das Diaphragma aber direkt Beziehungen zum Ösophagus eingeht, ist ja klar, und zwar im Sinne der Verengerung des Ösophagus im Hiatus oesophageus. Wenn nun das Diaphragma gelähmt ist, so kann die Passage in der Speiseröhre nur besser werden. Auch der Geburtsakt wird durch eine vorausgehende Phrenikotomie nicht gestört. So hatte eine Patientin Langes, die im sechsten Schwangerschaftsmonat operiert worden war, eine normale Geburt. Ob nicht Patienten dann, wenn sie eine Thoraxstarre bekommen, unter der Zwerchfellähmung mehr zu leiden bekommen, ist bis jetzt noch nicht bekannt.

Die Wirkung der Phrenikotomie wurde von Sauerbruch 1923 in folgenden Worten klar zusammengefaßt. „Die Phrenikotomie (im weitesten Sinne des Wortes) lähmt das Diaphragma. Der Muskel rückt in die Höhe und verliert seine Eigenbewegungen. Die Brusthöhle und mit ihr die ganze Lunge wird eingeengt; deren Atemschwankungen nehmen ab. Neben der Verkleinerung des Lungenvolumens entsteht eine mäßige Kompression, die namentlich auf den Unterlappen wirkt. Zu dieser mechanischen Umgestaltung der Brusthöhle und ihrer Organe, zumal der Lunge, tritt eine Änderung der Blut- und Lymphzirkulation hinzu. Von besonderem Werte ist das leichtere Aushusten, das zu einer Reinigung etwaiger Hohlräume führt und dadurch Stauung und Zersetzung ihrer Sekrete verhindert. Die genannten Umstände wirken zusammen und regen Heilungsvorgänge an, die anatomisch in fibröser Umwandlung des Gewebes und Abkapselung der Krankheitsherde, klinisch in einer Besserung des Gesamtbefindens, zum Ausdrucke kommt."

Aus dieser Umschreibung der Wirkungen der künstlichen Zwerchfellähmung kann man die Indikationen zu dieser ableiten. Krankhafte einseitige Veränderungen der Lunge, eventuell mit Höhlenbildung sind die Hauptanzeigen zur Operation. Dies war wohl auch der Gedankengang von Stürtz, als er die Operation zur Behandlung der Tuberkulose angab. Die Erwartungen wurden zwar nicht erfüllt, man hat aber dabei andere wertvolle Erfahrungen gesammelt, die der Operation einen dauernden Platz in unserem Heilverfahren gesichert haben. Sauerbruch, der auf diesem Gebiete wohl die größte Erfahrung hat, sagt: „daß sich die Hoffnung, durch die Phrenikotomie allein eine Heilung fortgeschrittener Tuberkulose bewirken lasse, nicht erfüllt hat". Bis 1923 hat er an 60 Patienten die Operation ausgeführt; 17 wurden zwar gebessert, keiner geheilt. Goetze (3) berichtet, daß er eine „weitgehende Besserung von tuberkulösen Prozessen und Umwandlung von z. B. exsudativer Prozesse in zirrhotische" fand.

Die Frage ist wohl heute dahin entschieden, daß die Phrenikotomie keine Behandlungsmethode der Lungentuberkulose sein kann. Sie kommt bei der Tuberkulose nur in zwei Richtungen in Betracht: Erstens als Testoperation (Sauerbruch) vor der Thorakoplastik. Bleibt eine Tuberkulose der Lunge, besonders auf der nicht phrenikotomierten Seite unverändert, oder es wird der Prozeß gebessert, so kann die Thoraxplastik mit Aussicht auf Erfolg ausgeführt werden. Verschlechtert aber die kleine Explorativoperation den Prozeß der anderen Seite, so hat die große Operation zu unterbleiben. Bei 23 diagnostischen Phrenikotomien der Klinik Sauerbruch trat bei 12 keine Verschlechterung „der gesunden Seite" ein. Bei zehn von diesen zwölf wirkte die folgende Thorakoplastik günstig auf die Tuberkulose, einer starb am zwölften Tage an einer Lungenblutung, einer bekam nach zwei Monaten eine käsige Pneumonie. Es wurde also durch die Testoperation bei zehn von zwölf Fällen eine gute Indikationsstellung bewirkt, so daß man sagen kann, die Methode leiste Gutes. Die zweite erhalten gebliebene Operation ist die Kombination des Pneumothorax mit der Phrenikusausschaltung nach einem Vorschlag von V. A. Frisch. Wird der Erfolg eines Pneumothorax verhindert, weil das Diaphragma mit Hilfe einer Adhäsion durch Zug die Ruhigstellung der Lunge und deren Kollaps unmöglich macht, so wird die Phrenikusausschaltung hinzugefügt.

Die Bronchiektasie hat ebenfalls die Erwartungen von der Phrenikusausschaltung enttäuscht. Weder aus der Literatur, noch aus eigener Erfahrung kenne ich einen auf diese Weise wirklich dauernd gebesserten oder gar geheilten Fall dieser Krankheit. Auch die Kombination von Pneumothorax und Zwerchfellähmung führte uns in zwei Fällen zu gar keinem Erfolg. In diesen Krankheitsfällen kann nämlich auf diese Art deshalb keine Besserung erzielt werden, weil die beinahe regelmäßig vorhandenen Adhäsionen ein Höhertreten des Diaphragma verhindern und dadurch ein Kollaps der Kavernen mit nachfolgender Sekretionsverminderung nicht erzielt werden kann.

Sind keine Adhäsionen vorhanden, ist der Kollaps der Lunge ein recht beträchtlicher. Nach Brunner A. (2) tritt an der Lunge eine Volumsverminderung um $^1/_6$ bis $^1/_3$ (400 bis 800 ccm) ein.

Eine gute, wenn auch seltene Indikation sind Herzstörungen durch starke Verziehung desselben durch Adhäsionen zum Diaphragma. Lähmt man dieses, so wird es nachgiebig, das Herz hat nicht mehr gegen diese Schwierigkeiten anzukämpfen und die von ihm ausgehenden Beschwerden verlieren sich. Auch in solchen Fällen wird man die Exairese ausführen. Eine weitere Indikation ist die Verkleinerung von Empyemhöhlen.

Nach Sauerbruchs Angabe soll nach Phrenikusausschaltung die Resorptions- und Exsudationsfähigkeit der Pleura herabgesetzt sein und es wäre seiner Meinung nach zweckmäßig in Fällen von Pneumothoraxbehandlung, in deren Verlauf lästige Exsudate auftreten, dem Pneumothorax eine Phrenikotomie vorauszuschicken. Bei lebensgefährlichen Tetanuskrämpfen und bei Singultus ist die Doppeldurchschneidung des Phrenicus mit Erfolg ausgeführt worden (Sauerbruch, Ch. H. Dowman u. a.). Kappis berichtet über eine Patientin, bei der der Singultus trotz beiderseitiger Phrenikusexairese weiterbestehen blieb. Allerdings berichtet er weiter, daß Stand und Funktion des Diaphragma nach der Operation vollkommen normal gewesen sei, was meines Erachtens die Beweiskraft des Falles für das Zustandekommen eines Singultus ohne Phrenikusbeteiligung sehr abschwächt[1]. Bei Schulterschmerzen, die vom Phrenicus übermittelt werden, kann die temporäre Ausschaltung von wohltuender Wirkung sein. Wertvolle Dienste kann sie auch bei intrathorakalen Eingriffen leisten. Nicht stillbare Lungenblutungen werden auch als Indikation angegeben. Sollte aber schon ohne Phrenikusausschaltung das Diaphragma unbeweglich sein (s. oben), wäre natürlich eine Operation zu unterlassen. Ferner möchte ich empfehlen, der Phrenikotomie noch einen Versuch mit künstlichem Pneumothorax vorauszuschicken.

---

[1] Goetze und Lehmann haben auch auf die Möglichkeit eines Singultus ohne Phrenikusbeteiligung hingewiesen.

Operationen am Zwerchfell selbst sind leichter ausführbar, wenn dieses bewegungslos ist. Daher wird die Phrenikusausschaltung als Voroperation beim Verschluß von Zwerchfellhernien und bei Nähung von Diaphragmawunden ausgeführt. Operationen an der Cardia oesophagi aut ventriculi gehen leichter von statten, wenn das Diaphragma vorher ruhig gestellt wird. Für die Geradebiegung von Skoliosen ist nichts zu erwarten.

Eine Kontraindikation der Operation bildet ein Lungenemphysem mit starrem Thorax.

Unserer auf S. 80 gegebenen Einteilung folgend ist als nächste

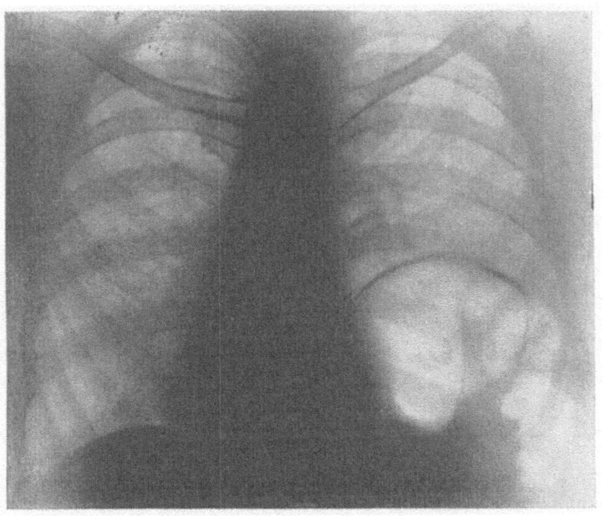

Abb. 111. Eventratio diaphragmatica

Gruppe der Krankheiten mit einseitigem Zwerchfellhochstand die

Relaxatio diaphragmatis

zu besprechen.

Unter Relaxatio diaphragmatis verstehen wir eine Krankheit, bei der ein beträchtlicher Hochstand des linken Diaphragma, dessen Kontinuität erhalten ist, besteht. Die Eingeweide des Thorax und besonders des Bauches erfahren dabei sehr weitgehende Lageveränderungen.

Zuerst seien die verschiedenen Namen für diesen pathologischen Zustand angeführt. Eventratio diaphragmatis ist wohl der älteste, schon von Petit[1] gebrauchte, während der in der Kapitelüberschrift verwendete

[1] Morrison berichtigt die in die Literatur fälschlich aufgenommenen Daten über Petit. Dieser habe nach den gewöhnlichen Behauptungen im Jahre 1790 den ersten Fall von Relaxatio beschrieben. Dies ist unmöglich, da Petit schon 1750 starb. 1790 wurde die dritte Auflage seines Lehrbuches (1. Aufl., 1774, durch Lesne) publiziert.

Ausdruck von Wieting im Jahre 1906 eingeführt wurde. Ferner werden noch die Bezeichnung „idiopathischer einseitiger Zwerchfellhochstand“ (Königer), „Dilatatio diaphragmatis“ und Insuffizienz des Zwerchfells (Franck) gebraucht. In der englischen Literatur findet man die Ausdrücke: high position und Elevation (Griffin).

Auch bei dieser Erkrankung soll vor allem das Röntgenbild besprochen werden, da dieses charakteristisch ist und leicht auch vom Anfänger erkannt werden kann, während die klinische Diagnose sehr schwierig ist und daher kaum je gemacht, höchstens vermutet wird.

Sichere Fälle sind bisher nur auf der linken Seite beschrieben worden (Abb. 111); alles, was bisher als rechtsseitige Eventratio mitgeteilt worden ist, hat sich später als Irrtum herausgestellt oder ist für den Erfahrenen von vornherein als Fehldiagnose erkennbar. Allerdings muß gleich zu Beginn gesagt werden, daß die Differentialdiagnose zwischen Phrenikuslähmung und Relaxatio klinisch-röntgenologisch

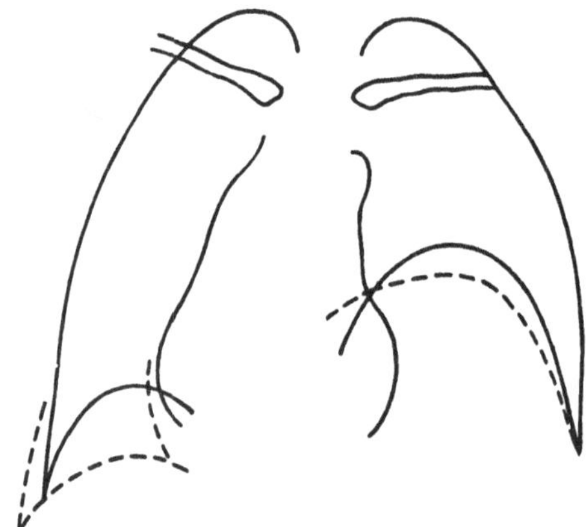

Abb. 112. Relaxatio diaphragmatis
----- Inspiration

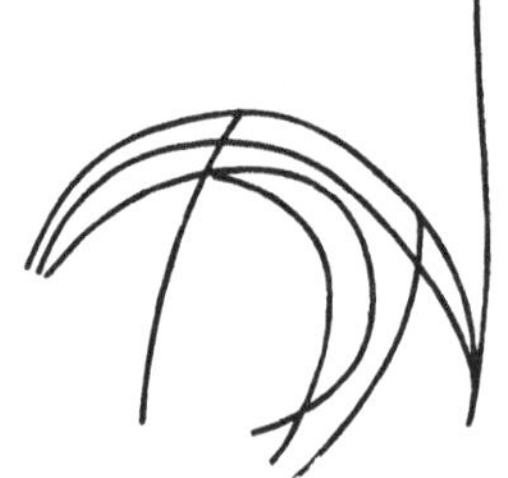

Abb. 113. Mehrere Bewegungsstadien untereinander gezeichnet. (p. a.)

eigentlich unmöglich ist. Die histologische Untersuchung allein ermöglicht die Entscheidung. Bei der Lähmung sind immer noch atrophische Muskelreste vorhanden, während bei der Eventratio nur Fett und Bindegewebe nachweisbar ist.

Die typische linksseitige Relaxatio diaphragmatis sieht bei der Röntgenuntersuchung folgendermaßen aus.

Das linke Zwerchfell steht ganz besonders hoch, die Kuppe kann in extremen Fällen im Niveau des zweiten vorderen Interkostalraumes zu liegen kommen. Das Diaphragma bildet eine scharf begrenzte dünne (2 bis 3 mm), bogenförmige Spange; die einfache Bogenlinie ist nicht selten etwas geknickt, indem sie zwischen den beiden Gasblasen des Magens und Dickdarmes eine kleine Einsenkung zeigt. Der Phrenikokostalwinkel ist spitz. Die Bewegungen des Diaphragma zeigen allerlei Abweichungen von der Norm. Bei ruhiger Atmung zeigt das linke Diaphragma entweder keine Bewegungen oder nur mehr minimale inspiratorische Senkung. Die Abwärtsbewegung dürfte wohl hauptsächlich eine Mitbewegung mit der stärker als normal arbeitenden rechten Zwerchfellhälfte sein (siehe

Abb. 112). Dies ist daraus erkennbar, daß das linke Diaphragma nicht rein kaudalwärts bewegt wird, sondern etwas nach rechts zu verschoben wird, so daß der höchste Punkt der Bogenlinie inspiratorisch medianwärts rückt. Bei tiefer Inspiration ist diese Bewegung viel ausgesprochener als bei ruhiger. Eine paradoxe Bewegung ist bei der Respiration gewöhnlich nicht sichtbar, kommt aber auch vor. Ja bei ein und demselben Patienten ist sie manchmal vorhanden, manchmal nicht. Aßmann berichtet über einen Fall, bei dem sie im Stehen nicht, im Liegen ja vorhanden war. Für Vorhandensein oder Fehlen scheint nicht so sehr das Diaphragma allein verantwortlich, sondern auch die Art und der Typus der Atmung von Bedeutung zu sein. Sehr ausgesprochen aber tritt sie in Erscheinung in dem Momente der schnupfenden Inspiration. Eine andere nicht seltene Bewegungsart sind peristaltische Bewegungen des Diaphragma. Man sieht z. B. das linke Zwerchfell gleichsam in sich selbst zusammensinken, aber gleich darauf taucht oberhalb des eben verschwindenden Bogens ein neuer Zwerchfellkontur auf, dem dasselbe Schicksal beschieden ist. Manchmal sieht man nicht einen oder zwei, sondern sogar drei bis vier Zwerchfellbogen (Abb. 113). Mit diesen Veränderungen am Zwerchfell gehen auch sehr sinnfällige Umgestaltungen der Magenblase einher; sie wird kleiner, ihr Luftgehalt nimmt schließlich ab, auch sie schrumpft mit dem Zwerchfell ein, um im nächsten Augenblick wieder in voller Größe und Helligkeit zu erscheinen. Die zeitliche Aufeinanderfolge dieser Bewegungen ist verschieden, manchmal laufen die Wellen sehr rasch hintereinander ab, zirka alle zwei bis drei Sekunden eine; manchmal aber sind die Bewegungen sehr träge und folgen sich in großen zeitlichen Intervallen, z. B. in der Minute ein Wellenablauf, manchmal ist aber, wie oben angedeutet, vollkommene Unbeweglichkeit am Zwerchfell zu konstatieren. Bei genauer Betrachtung sieht man, daß ein ganz kleiner lateraler Abschnitt des Zwerchfells sich an diesen Bewegungen weniger beteiligt. Es ist dies jener Teil unter dem die Gasblase der Flexura lienalis liegt. Die Grenzlinie zwischen dieser und der Magenblase zeigt ebenfalls rhythmische, mit den Bewegungen des Zwerchfells gleichzeitige Kontraktionen, so zwar, daß sie nach einwärts rückt in dem Augenblick, in dem die Abwärtsbewegung der Zwerchfellkuppe stattfindet. Auch von der medialen Seite her sieht man hie und da, allerdings viel seltener, sich eine Linie nach lateral hin bewegen.

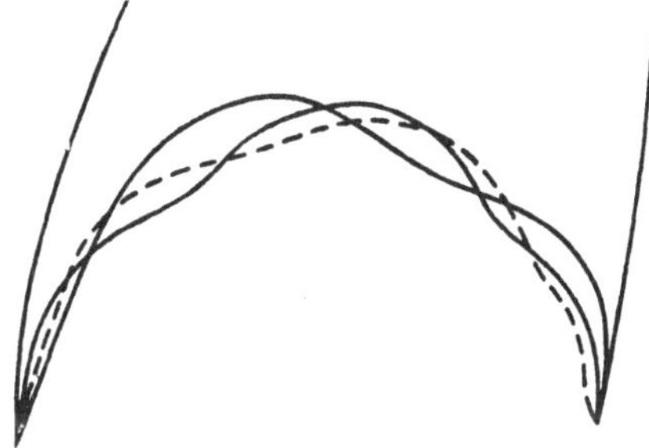

Abb. 114. Drei peristaltische Wellen des Diaphragma. Seitenbild

Auf diese Art und Weise sieht man daher in diesen Zeiten das linke Zwerchfell nicht als einen einzigen Kontur, sondern man sieht einen zwei-, drei- oder vierfachen Bogen, dessen einzelne Linien parallel zueinander oder auch sich kreuzend verlaufen. Dieses Bewegungsspiel wird bei ruhiger Respiration durch keinerlei Atembewegungen des Zwerchfells gestört.

Bei Betrachtung des linken Seitenbildes des Patienten (Abb. 114) (dextrosinistraler Strahlengang) sieht man folgendes: Das linke Zwerchfell spannt sich in hochgewölbtem Bogen oberhalb einer großen Magengasblase aus. In den Zeiten, in denen man am Vorderbilde die oben geschilderten Bewegungen sieht, sind am Seitenbild ebenfalls ungewöhnliche Erscheinungen zu beobachten. Es taucht plötzlich eine Einziehung in den dorsalen Zwerchfellanteilen auf, die langsam oder rasch über den Zwerchfellbogen bis an dessen vorderen Rippenansatz verläuft, an ihm eine wandernde Eindellung erzeugend. Manchmal tritt eine neue Welle auf, noch bevor die erste abgelaufen ist, so daß zwei oder noch mehr Eindellungen zustande kommen. Infolge dieser Wellen treten Stufenbildungen am Zwerchfell auf, und die höchsten Erhebungen dieser Stufen sind es, die man im Vorderbilde des Zwerchfells als die verschiedenen Bogenlinien sieht.

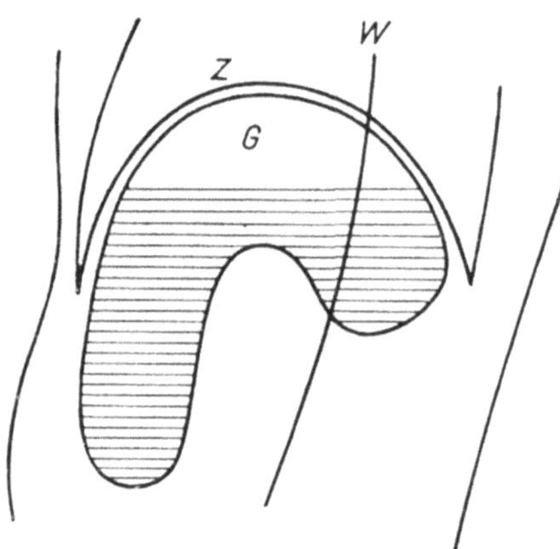

Abb. 115. Magen bei Relaxatio diaphragmatis in seitlicher Durchleuchtung
Z. Diaphragma. *W*. Wirbelsäule. *G*. Gasblase

Es handelt sich hier also um peristaltische Phänomene am Zwerchfell als Ursache der Doppelkonturbildung. Da am Zwerchfell keinerlei rhythmische Bewegungen außer den respiratorischen bekannt sind, so müssen ihm diese vom Magen her mitgeteilt werden. Das anfallsweise Auftreten der beschriebenen Bewegungen dürfte wohl damit erklärt werden, daß während der Schmerzanfälle am Magen[1] eine gesteigerte Peristaltik vorhanden ist, die sich am Zwerchfell bemerkbar machen kann. Der Magenfundus, der normalerweise unterhalb des linken Zwerchfells liegt, zeigt ja zwar peristaltische Phänomene, aber nie so lebhaft wie die oben geschilderten. Es müssen also im vorliegenden Falle andere Magenabschnitte dem Zwerchfell anliegen.

Wie aus dem Vorhergehenden ersichtlich ist, kann man bei der Relaxatio diaphragmatis in manchen Fällen einen doppelten Kontur sehen. Dieser wurde seinerzeit von Glaessner als sicheres Differentialdiagnosticum gegenüber anderen Zuständen, z. B. einer Hernie, angegeben; mit Unrecht, denn auch eine Hernie kann, wie an operierten Fällen nachgewiesen wurde (Horner und Freud) einen Doppelkontur zeigen. Dieser Doppelbogen wurde von manchen (Arnsperger, Appel, Scheidemantel, Baetge, Beltz) beobachtet und

[1] Dieser Patient litt an einem Ulcus ventriculi.

beschrieben, aber erst von Glaessner im oben angedeuteten Sinne verwertet.

In der Arbeit dieses Autors und im Buche Aßmanns sind Bilder mit dem charakteristischen Verhalten der linken Zwerchfellhälfte in Gestalt zweier, bei ersterem gekreuzter und bei letzterem paralleler Bogenlinien. Für das Zustandekommen dieser Bilder liegen in der Literatur zwei Erklärungsversuche vor. Der eine, daß der obere Bogen dem Zwerchfell, der untere der isoliert sichtbaren oberen Magenwand entspreche, ist aus physikalischen Gründen unhaltbar. Der andere geht dahin, daß bei der Überdehnung des Zwerchfells einzelne Abschnitte stärker, andere schwächer ausgebuchtet werden und dadurch Stufenbildung entsteht. Diesem letzteren Zustandekommen sei als mögliche Ursache die peristaltische Vorwölbung einzelner Teile des Diaphragma angereiht.

Infolge dieser so hochgradigen Abnormität des Standes des linken Diaphragma kommen noch eine Reihe von Abnormitäten in der Lage und Funktion der Organe dazu.

Das Herz ist meist beträchtlich nach rechts verlagert, oft so weit, daß die Herzspitze in die Mittellinie zu liegen kommt. Auch die großen Gefäße liegen natürlich mehr rechts. Daß es nicht nur zu einer reinen seitlichen Verschiebung kommt, sondern auch zu einer Drehung des Organs, ist klar. Auch das obere Mediastinum ist noch nach rechts verlagert, was man an dem hellen Bande der Trachea erkennen kann.

Die Lunge ist im Röntgenbilde kaum je verändert. Bei diesem enormen Hochstand des linken Diaphragma sollte man doch eine Atelektase derselben erwarten, dementsprechend eine Verdunklung zumindest der unteren Partien des linken Lungenfeldes. Nichts davon ist zu finden. Man kann sich das wohl nur so erklären, daß die linke Lunge von Haus aus kleiner ist. Daß diese kongenitale Anomalien zeigt, wird dadurch bestätigt, daß bei Obduktionen in manchen Fällen die linke Lunge dreilappig gefunden wurde.

Der Ösophagus erfährt eine charakteristische Veränderung, deren Betrachtung im Röntgenbilde einem die subjektiven Schluckbeschwerden verständlich macht. Da die Pars cardiaca ventriculi sehr stark nach oben und dorsal verlagert wird, so muß das untere Ösophagusende nach kranial-dorsal statt kaudal-ventral verlaufen. Dadurch kommt es zu einer Knickung des Ösophagus, die die Ursache von Schluckbeschwerden abgibt. Die Knickung ist nie so hochgradig, daß die Ernährung des Patienten dadurch litte. In Übereinstimmung damit sieht man den Ösophagus oberhalb der Knickung nie wesentlich erweitert (Dysphagia paradoxa s. später).

Der Magen ist das am meisten in Mitleidenschaft gezogene Organ. Er wird immer dazu verwendet, den nun vergrößerten Raum im Thorax unterhalb des linken Diaphragma ganz oder zum größten Teil auszufüllen. Seine Pars cardiaca reicht dazu nicht mehr aus, auch wenn sie durch Luftfüllung höchstgradig ausgedehnt wird. Auch große Teile der Pars media ventriculi werden zur Füllung verwendet. Um diesem Zwecke aber nachzukommen, muß der Magen seine normale Lage ändern. Eppinger sagt darüber folgendes: „Am häufigsten schlüpft der Magen mit dem Fundus voran nach oben und links ...; dann dreht sich der Magen um die so gestellte Längsachse, wonach die große Kurvatur fast sagittal, also größtenteils nach vorne und oben zu liegen kommt, die kleine Kurvatur kommt nach unten und hinten zu liegen.“ Bei einem Kranken, den ich jahrelang während seines Lebens in Beobachtung hatte und dessen Magensitus ich dann bei der Obduktion sehen konnte, zeigte sich ebenfalls diese Lageanomalie. Die Pars cardiaca wanderte nach oben und hauptsächlich nach hinten, dort schon wieder etwas kaudal abbiegend, so daß das sonst kraniale Magenende viel weiter kaudal zu liegen kommt. Der Magen vollführt außerdem eine Drehung um die Längsachse um 90 Grad, so daß seine früher nach links gewendete große Kurvatur dann nach vorne schaut und nach oben dem Diaphragma anliegt, das auf diese Art die peristaltischen Bewegungen des Magens mitmachen muß (s. o. S. 153). Die kleine Kurvatur sieht nach hinten und kaudalwärts. Die Pars pylorica zeigt gerade nach unten; es gibt keinen aszendierenden Magenteil mehr, der Angulus ventriculi ist aufgehoben. Der Bulbus duodeni geht nicht nach rechts oben, oder horizontal nach rechts, er zieht senkrecht nach unten. Infolge dieser Lageanomalien kommt es zu einer oft spitzwinkeligen Knickung der kleinen Kurvatur (s. Abb. 116). Manche Autoren haben schon auf das häufige gemeinsame Vorkommen von Relaxatio diaphragmatis und Ulcus ventriculi hingewiesen; die erste zusammenfassende Arbeit brachte Kienböck. Auch meine Erfahrung bestätigt diese Angaben. Wenn man schon in einem derartigen Falle die Ulkusnische selbst nicht nachweisen kann, so kommt doch die Mehrzahl dieser Patienten wegen ihrer Magenbeschwerden zum Arzt. Diese Kombination hat mehr als reines kasuistisches Interesse; sie wirft ein Licht auf die Genese des Ulcus ventriculi. Es kann kein Zweifel sein, daß infolge der Lageanomalie Knickungen der Gefäße gerade an der Stelle der geknickten kleinen Kurvatur zustande kommen. Die Folge ist eine lokale schlechtere Ernährung mit Ulkusbildung. Diese Tatsache ist meines Erachtens ein

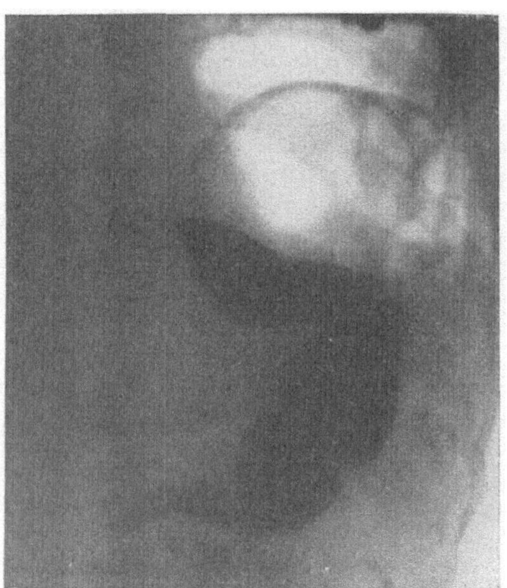

Abb. 116. Relaxatio diaphragmatis. Füllung des Magens. (*p. a.*)

Beweis dafür, daß wenigstens für manche Fälle die mechanische Theorie der Ulkusgenese zu Recht besteht. Ein von mir auch bei der Obduktion gesehener Patient hatte sein Ulcus ventriculi ärztlich einwandfrei beobachtet seit dem Jahre 1907 (Autopsie 1925) also mindestens durch 18 Jahre.

Das Colon transversum und die beiden Flexuren zeigen ebenfalls Abweichungen von der Norm. Die Flexura hepatica ist in der Regel sehr schwach oder gar nicht ausgebildet, sondern das Ascendens geht unmerklich in das Transversum über. Das Transversum und die Flexura lienalis liegen in der Regel ganz hoch oben unterhalb des linken Diaphragma (Abb. 117).

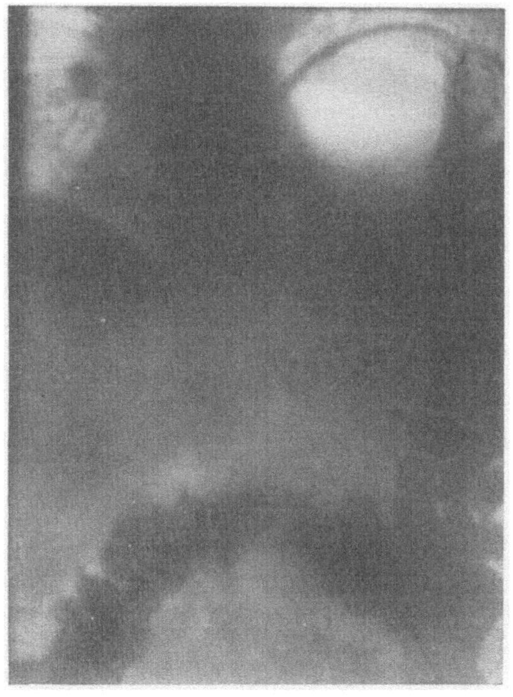

Abb. 117. Relaxatio diaphragmatis. Füllung des Dickdarmes

Die Gasblase in der linken Flexur ist regelmäßig stark vergrößert. Irgendwelche Darmstörungen, man könnte an Obstipation denken, wurden meines Wissens von niemandem berichtet und auch von mir an meinen Fällen nicht gesehen.

Wie japanische Arbeiten aus der Schule Ken Kures wahrscheinlich machen (siehe S. 119), ist beim Zustandekommen der Relaxatio diaphragmatis eine Schädigung des Nervus sympathicus notwendig. Da der Grenzstrang an der Innervation der Nieren beteiligt ist, so wäre zu erwarten, daß die Nierensekretion auf der linken Seite gestört ist. Wie Eppinger Sekretionsstörungen der gleichseitigen Niere beim Hornerschen Symptomenkomplex gefunden hat, so kann man erwarten, das selbe auch bei der Relaxatio diaphragmatis zu finden. Bisher hatte ich nur Gelegenheit, einen einzigen Fall in dieser Richtung zu untersuchen und dieser war nicht einwandfrei, da er eine chronische Nephritis trug. Bei gleichzeitiger Sondierung beider Ureteren fand sich eine deutliche Verringerung der Urinmenge auf der linken Seite, die Blauausscheidung war ebenfalls links verzögert. Eine genauere Untersuchung wurde in diesem Falle nicht vorgenommen; doch muß man sagen, daß diese Vorversuche ermutigend ausgefallen sind. Vielleicht läßt sich auf diesem Wege die Differentialdiagnose zwischen Phrenikuslähmung und Relaxatio diaphragmatis finden, da bei ersterer, wo nur der Phrenicus geschädigt ist, keine Nierenfunktionsstörung zu erwarten ist.

Die klinische Diagnose wird ebenso wie die der Phrenikuslähmung in den seltensten Fällen gemacht, und doch muß man sagen, daß sie bei einer eingehenden Untersuchung bestimmt möglich sein müßte.

Die Inspektion zeigt in der Regel, daß die linke untere Thoraxpartie erweitert ist; die Interkostalräume sind breiter und flacher. Bei der Atmung kann man zwischen beiden Seiten keinen wesentlichen Unterschied wahrnehmen, beide Seiten werden gleichmäßig gehoben.

Im Epigastrium konnte ich bei meinen darauf untersuchten Fällen wenigstens nie ein Einsinken einer, d. h. der linken Seite sehen, immer machten beide Seiten dieselbe Bewegung, beide wölben sich vor oder beide sinken ein.

Die Patienten mit hochgradig entwickelter Relaxation zeigen gewöhnlich einen auffallend ängstlichen Gesichtsausdruck.

Die Atemfrequenz ist bei eben diesen Patienten erhöht, sie zeigen sogar Nasenflügelatmung.

Die Palpation läßt einen abgeschwächten Stimmfremitus über den unteren linken Thoraxpartien nachweisen. Wenn man den linken Thorax während der Atmung palpiert oder noch besser graphisch registriert, so kann man, wie Morrison gezeigt hat, nachweisen, daß der Thorax an verschiedenen Stellen verschieden große Exkursionen zeigt. Die geringsten Exkursionen macht der Thorax in der Höhe der zweiten Rippe, die größten in der Gegend der fünften Rippe. Beinahe vollständig aufgehoben sind die Bewegungen über der linken Spitzenregion. Diese Tatsache ist insoferne interessant, als man daraus ersieht, daß die Bewegungen des Diaphragma für die Füllung der Lungenspitzen mit Luft (A. Keith 4) notwendig sind.

Die Perkussion ergibt reichlich Abnormes. Wenn man von oben nach unten perkutiert, kommt man über eine Zone tympanitischen Schalles zu einer mehr minder hochreichenden Dämpfung; diese zeigt horizontale Begrenzung und unbehinderte Verschiebung bei Lagewechsel des Patienten. Der Tympanismus entspricht der Luft, die Dämpfung der Flüssigkeit im Magen. An diesem Flüssigkeitsniveau kann man bei geeigneter Untersuchungstechnik (s. Kapitel Lähmung S. 137) die paradoxe Bewegung sogar während des kurzdauernden Schnupfens nachweisen. Auch das Mediastinalwandern, das gewöhnlich in die gesunde Seite hinein erfolgt, läßt sich perkutorisch finden. Das Mediastinum ist stark nach rechts verlagert, so daß man sowohl vorne den rechten Herzrand sehr weit rechts findet, als auch rückwärts ein paravertebrales Dreieck nachweisen kann.

Dieser Perkussionsbefund ist natürlich (mit Ausnahme des Mediastinalwanderns) absolut nicht pathognomonisch für die Relaxatio diaphragmatis, sondern kann bei anderen Krankheiten genau so gefunden werden. Die verwechselten Krankheitsbilder sind: Der Hydropneumothorax, große Höhlenbildungen in der Lunge, der subphrenische Abszeß. Für die Differenzierung des ersten Krankheitsbildes hat man zu bedenken, daß bei der Relaxation zwischen der Gasblase und der Flüssigkeit noch ein Lungenkeil herunterreicht, so daß die laute und leise Perkussion Unterschiede ergeben müssen, was beim Hydropneumothorax nicht der Fall ist. Wenn diese Perkussion schwierig ist und unsichere Resultate ergibt, so hat man ein Symptom, das leicht und einwandfrei nachzuweisen gestattet, daß die veränderten Verhältnisse mit dem Magen in Zusammenhang stehen. Trinkt der Patient ein Glas Wasser, so steigt das Niveau der Dämpfung an. Einführung einer Brausemischung vergrößert den Bezirk des Tympanismus. Durch Einbringen von Flüssigkeit oder Luft in den Dickdarm wird der Perkussionsbefund am Thorax ebenfalls sinnfällig verändert. Alle diese Vorgänge sind mit Vorsicht durchzuführen, da eine plötzliche Druckvermehrung im Thorax zu unangenehmen, ja gefährlichen Störungen führen kann (Leichtenstern). Es sei gleich hier betont, daß diese differentialdiagnostischen Momente genau so für die Hernia diaphragmatica gelten (s. Elias und Hitzenberger). Immer kommt es vor, daß die Relaxatio oder Hernia diaphragmatica für eine Pleuritis gehalten und so punktiert werden. Die Gefahr dieser Fehldiagnose liegt darin, daß der Darm eröffnet und eine Peritonitis resp. Pleuritis mit letalem Ausgang resultieren kann. Daß man auch bei der Relaxatio diaphragmatis die von Briscoe bei der Phrenikuslähmung beschriebenen Zonen fehlenden Lungenschalls finden kann, scheint mir wohl sicher; doch wurde darauf bisher noch nicht geachtet.

Die Auskultation ergibt abgeschwächtes Atmen. Sehr häufig hört man über dem Gebiet des abnormen Perkussionsbefundes Darmgeräusche, die dann sofort den Gedanken auf das besprochene Krankheitsbild lenken sollten.

Klinisch mit Hilfe der Perkussion und Auskultation die Differentialdiagnose zwischen Hernie und Relaxation zu machen, erscheint mir ganz aussichtslos. Natürlich ist es in manchen Fällen möglich, mit recht großer Wahrscheinlichkeit eine Hernie zu diagnostizieren, wenn man eine charakteristische Krankheitsgeschichte (Stich-, Schußverletzung oder Sturz aus großer Höhe) findet. Röntgenologisch kann man in einer Reihe von Fällen die Differentialdiagnose Hernie-Relaxation machen, doch sollen diese Fragen im Zusammenhange besprochen werden, wenn die Symptomatologie der Hernien ebenfalls abgehandelt ist.

Die subjektiven Beschwerden dieser Kranken sind recht mannigfaltig und erreichen oft ganz unerträgliche Intensität. Herz und Magen stehen im Vordergrunde. Die Patienten leiden unter einem Druck auf der Brust, „Herzstechen" oder Herzklopfen. Die Schmerzen sind hinter dem Sternum lokalisiert und strahlen häufig gegen die Schultern und in die Arme aus; der linke Arm ist bevorzugt. Die Beschwerden erinnern des öfteren an Angina pectoris. Nitroglyzerin nützt nichts. Einer meiner Patienten litt nur an Schmerzen in der Schulter, ebenso der Kranke von Bayne-Jones. Die Magenbeschwerden sind die eines Ulkuskranken und sollen daher hier nicht aufgezählt werden. Der oben erwähnte Kranke hatte tagelang ununterbrochen die heftigsten Magenkrämpfe; selbst andauernd intensive Alkalitherapie brachte keine besondere Erleichterung. Blähungen machen sich unter heftigem Drücken besonders unangenehm bemerkbar. Zum Erbrechen kommt es nie. Keiner meiner Patienten konnte sich erinnern, je erbrochen zu haben. Auch Minkowski berichtete von einem Fall, daß er wohl Brechreiz hatte, aber dabei ein Erbrechen unmöglich war. Es dürfte dies wohl auf die Tatsache zurückzuführen sein, daß das linke Diaphragma kontraktionsunfähig ist und daher nicht der zum Brechakt notwendige intraabdominale Druck aufgebracht werden kann. Hämatemis oder Melaena ist bei vielen Kranken in der Anamnese zu erfragen. Nicht einmal durch „Aufstoßen" können sich die Patienten von dem Druck befreien oder sie können das nur in einer bestimmten Körperstellung, z. B. in linker Seitenlage. Kurzatmigkeit und Schmerzen bei tiefer Inspiration werden häufig geklagt. Letztere dürften ihre Ursache in einer Zerrung von Adhäsionen des in den Thorax verlagerten Magens haben. Es resultiert daher in solchen Fällen eine frequente, oberflächliche Atmung. Schluckbeschwerden sind in der Regel auch vorhanden; sie beruhen auf dem abnormen Verlauf der Speiseröhre (s. oben). Sie zeigen charakteristische Eigentümlichkeiten, die von allen anderen Schluckbeschwerden verschieden sind und Leichtenstern veranlaßten, sie eine Dysphagia paradoxa zu nennen. Paradox deshalb, weil es dem Kranken größere Schwierigkeiten bereitet, kleine weiche Bissen zu verschlucken als große harte. Diese sind imstande, die Knickung auszugleichen und so besser in den Magen zu gelangen. Flüssigkeiten machen meiner Erfahrung nach keine Beschwerden. Von seiten des Dickdarmes und der Nieren haben die Kranken keine subjektiven Störungen.

Bei der Obduktion findet man die oben schon beschriebenen Veränderungen im Stande des Diaphragma und im Situs der Bauch- und Brusteingeweide. Das Zwerchfell ist in ein weißlich glänzendes, papierdünnes Blatt umgewandelt, in dem man makroskopisch keine Muskelfasern mehr bemerken kann. Das Diaphragma besteht nur mehr aus den beiden serösen Hüllen. Die Gefäße sind sehr gut und zahlreich zu sehen. Die Kontinuität des Diaphragma ist allenthalben gewahrt. Die histologische Untersuchung des Diaphragma wurde bisher nur in wenigen Fällen veröffentlicht und außerdem sind die mitgeteilten Befunde recht wenig eingehend. Soweit ich die Literatur kenne, sind bis zum heutigen Tage nur in vier Fällen histologische Befunde des Zwerchfells bei Relaxation berichtet worden, und zwar in den Fällen Benda-Glaser, Motzfeld, Döring und Neumann. Motzfeld und Döring berichten über bindegewebige, Benda-Glaser und Neumann über fettige Degeneration. Benda spricht von „lipomatöser Pseudohypertrophie". Der histologische Befund Neumann stammt von Fahr. Makroskopisch konnte am linken Zwerchfell festgestellt werden, „daß es ganz atrophisch war". Da ich Gelegenheit hatte, Präparate einer Relaxatio anzufertigen, so will ich hier einen ausführlichen histologischen Befund anfügen: Zur Untersuchung gelangten zwei Stücke eines von der Pars lumbalis, das zweite von der Pars costalis nahe dem Centrum tendineum. Im Vergleiche mit dem ganz gleich bearbeiteten rechten Diaphragma ist das linke etwa nur ein Fünftel so dick. Die serösen Überzüge sind im Vergleich mit denen der rechten Seite bedeutend verschmälert. Sie haben außerdem die Faltenbildung verloren, wie man sie rechterseits am Peritoneum wenigstens sehen kann. Der peritoneale Überzug zeigt recht reichliche Rundzellenfiltrate, die wahrscheinlich auf entzündliche Peritonitis (Ulcus penetrans, Operationen am Magen und Jejunumfistel) zurückzuführen sein dürften. Wenn man die Hämalaun-Eosin-Präparate betrachtet, so hat man den Eindruck, hie und da einen Streifen von Muskelfasern zu sehen, deren typische Kerne gut erhalten sind. Sieht

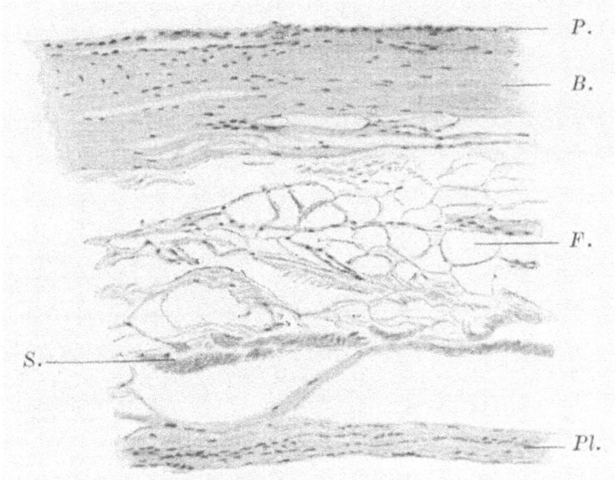

Abb. 118. 44jähriger Patient. Relaxatio diaphragmatica. Vollständiges Fehlen der Muskulatur

P. Peritonealepithel. *B.* Bindegewebe. *F.* Fettgewebe. *Pl.* Pleura. *S.* Schollen. (Vergrößerung 100:1)

man sich dieselben Stellen im v. Gieson-Schnitt an, so erkennt man sofort, daß es sich um keine Muskelfasern, zumindest um keine normalen handelt. Diese Streifen (Abb. 118) zeigen keine Gelb-, sondern Rotfärbung. Diese Massen besitzen außerdem ein scholliges bröckliges Aussehen. Nirgends läßt sich im v. Gieson eine normale Muskelfaser nachweisen. In den beiden Stellen des Diaphragma sind die Veränderungen verschieden; im ersteren sind diese Schollen reichlicher vorhanden als im letzten. Sehr zahlreiche Fettzellen (s. Abb. 118) bilden eigentlich den Hauptbestandteil dieses Zwerchfells. Die Gefäße sind unversehrt und schauen im Gegensatz zu dem schmalen Mutterboden sehr groß aus, ohne daß sie in Wirklichkeit erweitert wären. Spärliche Rundzelleninfiltrate sind auch im Innern des Zwerchfells nachweisbar. Die elastischen Fasern (Abb. 119) sind in sehr großer Anzahl angesammelt und auch sie erwecken den Eindruck, als wären sie vermehrt. Wenn man auch berücksichtigt, daß ja die Muskelfasern, zwischen denen sie waren, fehlen, und die serösen Häute verschmälert sind, so muß man doch sagen: Die elastische Substanz ist vermehrt. Es erinnert dadurch das Diaphragma im gewissen Sinne an eine Narbe; denn auch in dieser ist die elastische Substanz vermehrt, um die Funktion des einstigen Gewebes wenigstens teilweise zu ersetzen. Es läßt sich gut vorstellen, daß die reichliche Elastica die Angriffe des intraabdominellen Druckes besser pariert als bloßes Binde- oder Fettgewebe. (Vergleiche den Bau der Ulkusnarbe am Magen. Hitzenberger.)

Anatomische Befunde am Nervus phrenicus bei Relaxatio diaphragmatis liegen bis zum Jahre 1919 nach Neumann nur vor von Tenant, Beltz, Motzfeld, Benda, Krause, Neumann. Viermal wurden in diesen Fällen ausgesprochen schwere Veränderungen am Phrenicus gefunden. Im Falle Neumanns z. B. waren zwischen dem linken Hilus

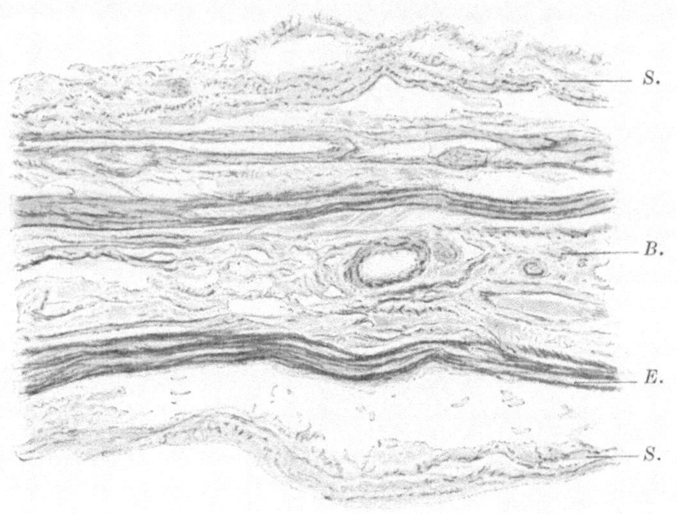

Abb. 119. 44jähriger Patient. Relaxatio diaphragmatica. Vollständiges Fehlen der Muskulatur. Elasticafärbung

S. Serosae. *E.* Elastische Substanz. *B.* Bindegewebe. (Vergrößerung 100:1)

der Lunge und dem äußeren Herzbeutelblatt schwielige Verwachsungen. Das äußere Blatt des Herzbeutels war an dieser Stelle stark verdickt und weißlich gefärbt. Der Nervus phrenicus zog durch diese schwielig veränderten Partien und war dort auffallend verdünnt, er war nicht dicker als ein Zwirnsfaden. Es ist daher klar, daß der Nervus phrenicus ätiologisch eine Rolle spielen dürfte. Die in meinem Falle angewandte holoptische Sektionsmethode machte eine Kontrolle des Nervus phrenicus unmöglich.

Die Antwort auf die Frage nach der Ätiologie dieses Krankheitsbildes kann man nicht ohneweiters geben. Schon die Frage, ob es sich um eine angeborene oder erworbene Läsion handelt, ist nicht einheitlich beantwortet. Um nur zwei hervorragende Forscher zu nennen, sei gesagt, daß Cruveilhier der Ansicht war, daß es sich um eine erworbene Läsion handle, während Thoma hingegen glaubt, daß es sich um eine angeborene Entwicklungsanomalie handle. Heute steht wohl der größte Teil der Autoren auf dem Standpunkt, daß die Relaxatio diaphragmatis eine erworbene Anomalie sei.

Die „chronische Magenblase“ Hoffmanns spielte und spielt in der Erklärung des Zustandekommens eine große Rolle. Infolge Vergrößerung der Magenblase kommt es zu einem Hochstand des linken Diaphragma. Diesen geringen Hochstand nannte Hoffmann eine „rudimentäre Eventratio“. Diese hat mit der wirklichen Relaxatio nur ein Symptom gemeinsam, das ist der Zwerchfellhochstand. Alle anderen so zahlreich aufgezählten Symptome der Eventratio fehlen. Mit demselben Recht könnte man den Zwerchfellhochstand bei Milztumor eine rudimentäre Eventratio nennen. Die Erwartung, daß mit der Zeit daraus einmal eine Relaxatio werde, scheint bis jetzt nicht erfüllt worden zu sein. Ich kenne Fälle mit Pneumatosis ventriculi allerdings erst seit ungefähr sechs Jahren, bei denen sich bei wiederholter Untersuchung nichts geändert hat. Ich glaube, daß die „rudimentäre“ Eventratio Hoffmanns keine Relaxatio, sondern ein Hochstand ist, der bis jetzt wenigstens diese Bezeichnung noch nicht verdienen dürfte.

Ein Unterschied zwischen der Lähmung des Nervus phrenicus und der Relaxatio muß sein, nicht nur in der verschieden starken Ausprägung der Symptome, sondern auch in der Ätiologie; denn eine einfache Phrenikuslähmung führt noch nicht zum Bilde der Relaxatio. Besonders das histologische Bild des Diaphragma zeigt wesentliche Unterschiede. Die Japaner Kure, Hiramatsu, Takagi, Nakajama und Matsui haben versucht, die Relaxatio diaphragmatis experimentell zu erzeugen und waren nach ihrer Angabe mit Erfolg belohnt. Sie verwendeten zu ihren Versuchen Affen, die eine rechtsständige Leber haben. Vorweg sei genommen, daß sie die Eventratio nur auf der linken, nie auf der rechten Seite erzeugen konnten; als Grund hiefür sehen sie die Lokalisation der Leber an. Eine Relaxatio konnten sie dann erzeugen, wenn eine Evulsion des linken Nervus phrenicus und eine Exstirpation des linken Ganglion coeliacum durchgeführt wurde, wenn also die spinale und die sympathische Innervation zerstört war. Das so eventrierte Zwerchfell zeigte „nach längerer Zeit“ Degeneration, wie sie bei der Relaxatio am Menschen beschrieben ist. Operationen am Phrenicus oder Sympathicus allein oder am Phrenicus und nur am Hals- oder nur am Bauchsympathikus ergab ebenfalls nicht das Bild der Eventratio. Es ist nach diesen Versuchen daher sehr wahrscheinlich, daß die Ätiologie der Relaxatio in einer Erkrankung des Nervus phrenicus und Sympathicus zu suchen ist. Man könnte sich z. B. vorstellen, daß eine Relaxatio nur dann entsteht, wenn eine Erkrankung oder Verletzung den Phrenicus eines Menschen trifft, der vorher eine Anomalie seines Sympathicus getragen hat; ist aber der Sympathicus intakt, so bekommt der Betreffende nur eine Phrenikuslähmung. Für die Beteiligung des Sympathicus spricht die schon erwähnte (S. 157) Beteiligung der Niere mit Sekretionsstörungen und die Beobachtungen Eppingers und Kures, daß die Relaxatio mit Hirschsprungscher Krankheit kombiniert vorkommen kann. Dies wäre nur als ein vorläufiger Versuch einer Erklärung des Zustandekommens der Relaxatio zu betrachten, als absolut sicher erscheint er mir vor der Hand noch nicht. In dem von mir autoptisch kontrollierten Fall war makroskopisch am Ganglion coeliacum nichts Abnormes wahrnehmbar.

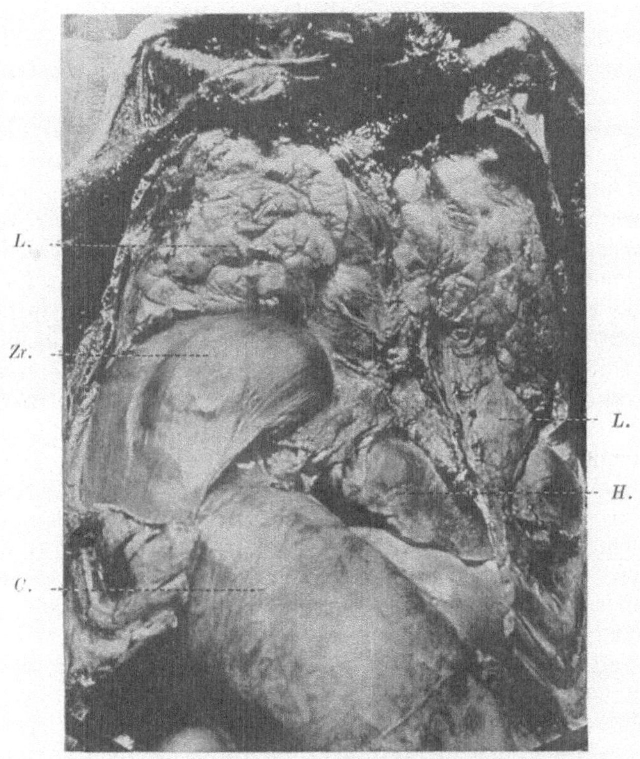

Abb. 120. Fall Eppinger: „Relaxatio dextra"
Zr. rechtes Zwerchfell. *L.* Lungen. *H.* li. Leberlappen. *C.* Colon. Photographie

Eine Therapie der Relaxatio diaphragmatis gibt es derzeit noch nicht recht. Es sind zwar schon einige Versuche einer operativen Behandlung unternommen worden, doch fehlen länger dauernde Beobachtungen. Als erster dürfte Wieting einen operativen Eingriff unternommen haben. Neuestens berichtete Morrison, daß er zwei Fälle operieren ließ. Es wurde eine keilförmige Resektion am Diaphragma ausgeführt und die Ränder vernäht. Dadurch war das Diaphragma verkürzt und der Hochstand, wenn auch nicht ganz ausgeglichen, so doch beträchtlich vermindert. Man könnte mit einem derartigen Resultat wegen der besseren Situation des Magens (s. oben) zufrieden sein, doch fehlen, wie gesagt, Erfahrungen darüber, wie lange der Effekt anhält und ob nicht nach einiger Zeit wieder derselbe Zustand eintritt. Eine operative Behandlung des Ulcus ventriculi wäre nach unseren Erfahrungen nicht anzuraten. Der Magen liegt so hoch im Thorax durch perigastritische Adhäsionen fixiert, daß man ihn vom Bauchschnitt aus gar nicht erreichen kann und die Operation, ohne etwas gemacht zu haben, wieder beenden muß.

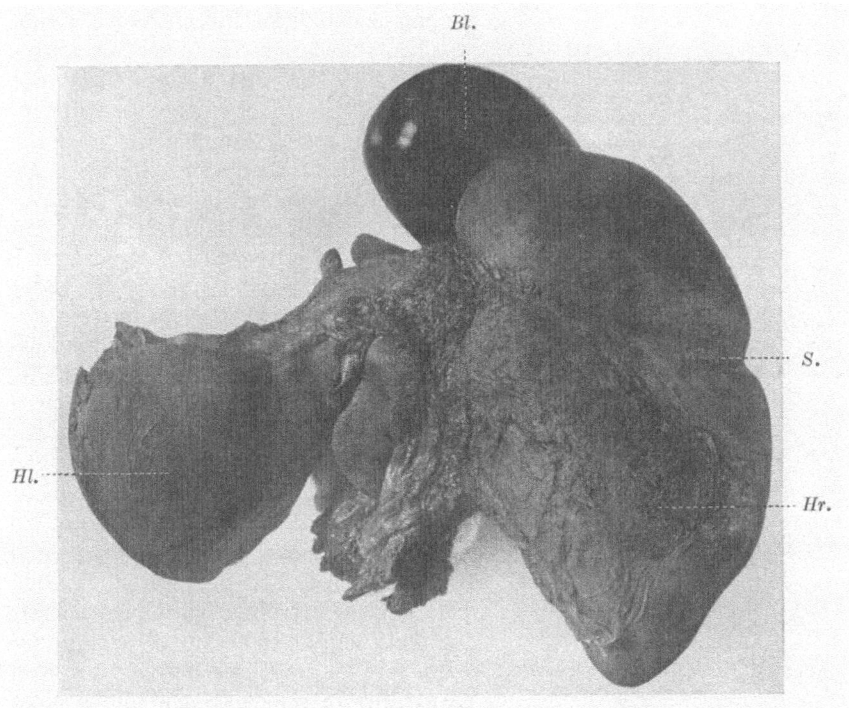

Abb. 121. Leber des Falles Abb. 89 von hinten
S. Schnürfurche. *Hr.*, *Hl.* Leber, r. und li. Lappen. *Bl.* Gallenblase. Photographie

F. Rosenfeld teilt wegen der einzuschlagenden Therapie die Relaxatiofälle in zwei Gruppen, in solche, bei denen das Diaphragma durch Aufblähen des Magens oder Darmes noch weiter in die Höhe getrieben werden kann und in solche, bei denen man auf diese Weise nichts ändern kann. Erstere wären mit Elektrisieren des Nervus phrenicus, die anderen mit Hofbauers Emphysemtherapie zu behandeln. Er konnte mit dieser Methode ein Tiefertreten des Diaphragma um 1 bis 2 cm erreichen. Ich konnte in meinen Fällen mit diesen Behandlungsmethoden nichts erreichen. Ein Fall wurde von Hofbauer selbst durch Monate behandelt, ohne jede Spur objektiver oder auch nur subjektiver Besserung.

Die Prognose der Relaxatio ist keine gute. Eine Heilung gibt es, bisher wenigstens, nicht; vielleicht wird die Operationstechnik diese einmal ermöglichen. Die Patienten leiden zeitlebens mehr weniger an hochgradigen Störungen. Die Relaxatio kann sogar in seltenen Fällen indirekte Todesursache werden. Infolge einer übermächtigen Gasblähung des Magens kann es zum Herztod kommen (s. Fall Leichtenstern). Die Relaxatio kann auch die Prognose anderer Krankheiten wesentlich verschlechtern, so die der Pneumonie z. B., da der Patient von Haus aus eine starke Verkleinerung der Lunge hat und eine neuerliche Einengung bedenkliche Folgen haben kann.

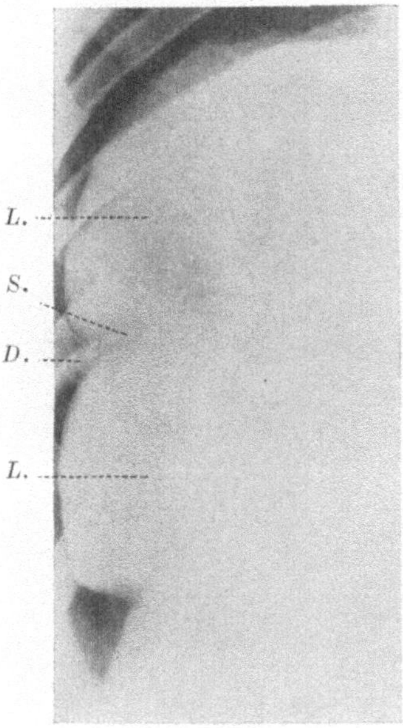

Abb. 122. Hernia diaphragmatica. Leber teilweise im Thorax

L. Leber. *S.* Schnürfurche der Leber im Diaphragma *D.*

Ein schwieriges und viel umstrittenes Kapitel ist die Frage nach der rechtsseitigen Relaxatio diaphragmatis. Es wurden immer wieder Fälle publiziert, die früher oder später sich als falsche Diagnose entpuppten (s. Fall Glaessner-Horner und Freud). Andere Fälle wiederum, die als rechtsseitige Relaxatio mitgeteilt und abgebildet werden, unterscheiden sich meines Erachtens in nichts von einer Phrenikuslähmung. Auch ich sah einige Fälle, die zum Teil von anderen Untersuchern als rechtsseitige Eventration diagnostiziert wurden, bei denen ich mir sagen mußte, ich sehe keinen Grund, hier nicht eine Phrenikuslähmung anzunehmen. So auch in den Fällen von Wieting und Bayne-Jones, den der Autor als den dritten bisher veröffentlichten betrachtet. Der erste sei der 1906 von Wieting, der dritte sein eigener, der zweite der von Eppinger in seinem Buche nur in einer Fußnote erwähnte Fall, der in der Literatur der ganzen Welt eine große Rolle spielt und immer als Ultimum refugium gilt. Es gebe doch einen Fall, den Eppingers. H. Prof. Eppinger war so liebenswürdig, mir Photographien der Präparate seines Falles zu geben, damit ich sie hier mitteile. Auf dem ersten Bild sieht man, daß das rechte Diaphragma wesentlich höher steht als das linke (Abb. 120). Auf dem zweiten Bilde sieht man die Leber mit der enorm vergrößerten Gallenblase von hinten. An der Leber sieht man eine zirkuläre Schnürfurche (Abb. 121), so daß die Leber gleichsam in zwei Teile geteilt ist. Diese Schnürfurche sah ich einmal an der Leber eines Falles mit rechtsseitiger Zwerchfellähmung nach Anlegung eines Pneumoperitoneum (Abb. 122). Die Erklärung dieser Schnürfurche bei einer Relaxatio fällt mir schwer, da man doch annehmen muß, daß hier etwas dagewesen ist, was die Einschnürung durch konstanten Zug erzeugt hat, was man von einem eventrierten Diaphragma nicht erwarten kann. Steinitz (2) hat vor kurzem mitgeteilt, daß sein im Jahre 1922 publizierter Fall von Eventratio diaphragmatica dextra sich später als ein Zwerchfellhochstand infolge eines rechtsseitigen malignen Nierentumors herausgestellt hat. Es bleiben daher nur mehr der Fall Eppinger und Bence-Jones. Ersterer kann nach den heutigen spärlichen Befunden, die wir von ihm besitzen, nicht sicher als Relaxatio angesprochen werden. Der Fall von Bence-Jone entbehrt des mir für die Sicherheit der Diagnose absolut unerläßlich erscheinenden Obduktionsbefundes.

Die Häufigkeit der Eventratio läßt sich schwer beurteilen, da ja glücklicherweise nicht alle ihre Fälle publizieren. Ich habe in den vergangenen acht Jahren 20 Fälle gesehen. Immerhin aber muß man sagen, daß die Relaxatio eine recht seltene Krankheit ist, aber nicht so selten, wie manche Autoren nach der bisher publizierten Anzahl der Fälle glauben. Bayne-Jones stellte im Jahre 1916 aus der Literatur 45 Fälle zusammen.

Ein Unterschied in der Beteiligung der Geschlechter scheint zu bestehen. Meine Fälle waren in der weit überwiegenden Mehrzahl männlichen Geschlechtes. Bayne-Jones Tabelle zeigt auch, daß die weiblichen Fälle viel seltener sind.

Hernia diaphragmatica

Die nächste Gruppe von Erkrankungen des Zwerchfelles sind die Hernien, die immer gemeinsam mit der Relaxatio abgehandelt werden, da gewisse Gemeinsamkeiten, allerdings nur äußerlicher Art bestehen.

Unter Hernien des Zwerchfells verstehen wir krankhafte Veränderungen, bei denen die Defektbildung im Vordergrunde steht. Dieser Defekt kann ein kompletter sein, so daß eine direkte Kommunikation zwischen Thorax und Abdominalraum besteht oder aber der Defekt betrifft nur die Muskelwand des Diaphragma, während die serösen Häute unbeschädigt sind. Die in den Thorax vorgelagerten Organe haben dann in diesen Fällen einen serösen Überzug. Je nach diesem Verhalten teilt man die Hernien in Herniae spuriae und Herniae verae ein. Diese Einteilung hat für die Diagnose keine Bedeutung, weil wir kein Mittel besitzen, zu erkennen, ob die vorgelagerten Eingeweide einen Bruchsack tragen oder nicht. Für den Chirurgen und Anatomen ist natürlich die Einteilung von Interesse. Die Herniae spuriae sind weitaus viel häufiger als die verae. Nach Leichtensterns Statistik kommen auf 219 Hernien spuriae nur 28 Herniae verae.

Die Hernien bevorzugen die linke Seite. Es gibt aber sichere rechtsseitige Hernien, wenn sie auch in der Minderzahl sind. Leichtensterns Statistik fand auf 186 linksseitige nur 38 rechtsseitige Hernien. Außerdem fand er das Verhältnis ungefähr das gleiche bei angeborenen und erworbenen Hernien. Während man bei der Relaxatio in Unsicherheit ist, ob es sich um eine angeborene oder erworbene Anomalie handelt, ist die Frage bei den Hernien sicher dahin zu beantworten, daß beide Möglichkeiten bestehen. Die zahlreichen Fälle von Hernien bei Neugeborenen lassen es sicher erscheinen, daß die Hernien des Zwerchfells angeboren sein können. Beide Möglichkeiten kommen nach Leichtensterns Statistik im folgenden Verhältnisse vor. Er fand auf 121 erworbene linksseitige Hernien 65 kongenitale auf 26 erworbene rechtsseitige, 12 angeborene.

Die Ursachen für das Zustandekommen erworbener Hernien sind Verletzungen. Gewöhnlich handelt es sich um Stich- oder Schußverletzungen. Fälle dieser Art sind zahlreich publiziert worden. Bei Thoraxschußverletzung scheint die Hernienbildung einen sehr großen Prozentsatz auszumachen. So konnte Otto Heß bei systematischer Untersuchung von 250 Thoraxschüssen sechs Fälle finden, die eine Hernie trugen. Aber, obwohl man annehmen muß, daß bei den Schußverletzungen des Krieges (Stichverletzungen oder Schüsse der Selbstmörder bevorzugen ja die linke Seite) keine Seite in der Häufigkeit der Verletzungen prävaliere, so läßt sich doch nachweisen, daß auch Hernien mit dieser Ätiologie die linke Seite öfters betreffen. Dies kann man nur so erklären, daß die Leber die gesetzten Wunden tamponiert, das Hineingleiten von Netz- oder Darmstücken verhindert und so die Heilung der Defekte in Ruhe erfolgen kann. Die Heilungsaussichten hängen von dem Verhältnis der Wunden zur Richtung der Muskelfasern ab. Repetto, Iselin, Naegeli haben experimentell festgestellt, daß in der Längsrichtung der Muskelfasern gesetzte Wunden leichter ausheilen als schräge und die leichter als quere. Aber nicht nur direkte penetrierende Verwundungen führen zur Zwerchfellhernie, sondern auch stumpfe Traumen des Körpers führen zu ausgedehnten Zerreißungen des Zwerchfells: Einklemmungen zwischen Eisenbahnpuffern, Eingequetschtwerden durch Wagen, Sturz aus größerer Höhe oder aus einem mit großer Geschwindigkeit sich fortbewegenden Fahrzeuge u. dgl. m. Dabei kommt es entweder zu Platzwunden oder zu Zerreißungen durch gebrochene Rippen.

Eine weitere Ursache erworbener Defektbildung ist möglicherweise in einer Erschlaffung der Zwerchfellmuskulatur in höherem Alter oder Abnahme des Fettgewebes zu suchen. Dadurch können die von Haus aus schwächeren Stellen des Diaphragma dem intraabdominellen Druck nicht mehr erfolgreich standhalten, weichen auseinander und das Diaphragma hat seine Kontinuität verloren, die Baucheingeweide treten in den Thorax ein. Stellen, an denen Hernienbildung auf diese Art zustande kommen, sind die Partie zwischen der Pars sternalis und Pars costalis diaphragmatis, knapp hinter der vorderen Thoraxwand zu beiden Seiten der Mittellinie. Die Lücke ist als Foramen Morgagni oder Larreyscher Spalt bekannt. Wenn die Pars sternalis diaphragmatis fehlt, können beide Löcher zu einem verschmelzen. Der Inhalt dieser Hernien wird meist von Kolon, Dünndarm, Fett oder Netz gebildet (s. Fall Berard Bullet, Leo Reich). Die zweite schwache Stelle des Zwerchfells ist das sogenannte Foramen Bochdaleki. Bochdalek hat es mit folgenden Worten beschrieben: „Diese Lücke befindet sich zwischen dem äußeren oder dritten Schenkel des Lendenteiles des Zwerchfells, der letzten fleischigen Zacke seines Rippenteiles und der letzten falschen Rippe. Sie hat meist die Gestalt eines Dreieckes, seltener ist sie bogenförmig, noch seltener queroval."

Diese beiden Lückenbildungen, die vordere und die rückwärtige, tragen beide einen peritonealen und pleuralen Überzug. Wenn diese beiden Membranen mit vorgewölbt werden, bekommt man echte Hernien und in der Tat findet man hier echte Zwerchfellhernien (Bochdalek). Diese Häute aber können durch die vorgewölbten Eingeweide teils eingerissen, teils durch den Druck zur Resorption gelangen, so daß dann auch in diesen Gegenden falsche Hernien entstehen. Daß auch im Foramen Bochdaleki die rechtsseitigen Hernien seltener sind, als die linksseitigen, erklärt man erstens durch die tamponierende Wirkung der Leber, zweitens durch die Tatsache, daß das Zwerchfelloch rechts kleiner ist als links.

Die Hernien gehen aber auch durch die präformierten Löcher im Diaphragma, die da sind: Foramen oesophageum, aorticum, quadrilaterum und die Durchtrittsstellen des Nervus sympathicus, zwischen Crus externum und medium des Lendenteiles. Am häufigsten wird die Durchtrittsstelle des Ösophagus benützt, am seltensten wohl das Loch für die Vena cava inferior und das der Aorta. Von diesen beiden Löchern behauptet z. B. Leichtenstern, daß sie überhaupt nie zur Hernienbildung Veranlassung geben. Die Öffnungen finden sich häufiger im muskulären als im sehnigen Teil. Leichtensterns Statistik zeigt 78 im fleischigen, 50 im tendinösen Teil des Zwerchfells. Die Ränder der Bruchpforten chronischer Hernien sind abgerundet, glatt, sehnig verdickt, zuweilen mit einzelnen fettigen Überresten der Pleura oder des Peritoneums besetzt. Die Hernien im Foramen Morgagni gehen gewöhnlich nach rechts, man nennt sie: Hernia diaphragmatis parasternalis dextra; die Hernien im Foramen oesophageum gehen auch mit Vorliebe nach rechts, sie heißen: Hernia paroesophagea dextra oder sinistra. Die Hernien im Foramen Bochdaleki oder im Foramen für den Nervus sympathicus gehen ins hintere Mediastinum und breiten sich dort zu beiden Seiten aus, sie heißen: Hernia mediastinalis posterior (Cruveilhier).

Außer diesen präformierten Löchern im Diaphragma gibt es noch, scheinbar regellos über dasselbe verteilt, kleinere oder größere angeborene Defekte im muskulären oder tendinösen Anteil, die zur Hernienbildung führen. Die Größe dieser Defekte ist sehr variabel. Ganz kleine Löcher, bis zu einem Fehlen einer Diaphragmahälfte, kommen vor. Diese Lückenbildungen bevorzugen nach G. Gruber die dorsalen Teile des Zwerchfells. Ihre Ursache sind Hemmungsmißbildungen der Plicae pleuroperitoneales, bzw. ein Zurückbleiben oder Mangeln des hinteren Uskowschen Pfeilers. Dadurch wird es unmöglich, daß das häutige Zwerchfell der betreffenden Seite zum Verschluß gelangt. Nach A. Keith (1) gehört das Offenbleiben von „Pleuro-peritoneal passages" zu denselben Serien von Abnormitäten wie Hasenscharten, gespaltene Gaumen, Hypospadie und Atresia ani; alle sind sie mehr oder weniger deutlich ausgesprochene

Beispiele von Rückkehr zu einem primitiven Stadium der Entwicklung. Die traumatischen Zwerchfellhernien haben keine Gesetzmäßigkeit in ihrer Lokalisation.

In der älteren Literatur findet man Angaben über die Ursachen von Hernienbildung am Zwerchfelle, an die wir heute nicht mehr recht glauben können. So soll z. B. heftiges Erbrechen oder der Geburtsakt zur Zerreissung des Diaphragma führen können.

Seltene Ursachen von Hernienbildung finden wir noch in Krebsmassen, die durch das Zwerchfell hindurch wuchern. Ebenso können Hydatidengeschwülste das Zwerchfell perforieren. Ebenso dürften Empyeme und Abszesse auf diese Art nur ganz selten zur Hernienbildung Veranlassung geben (Leichtenstern sah einen derartigen Fall). Die Verlagerung der Organe erfolgt gewöhnlich vom Abdomen in den Thorax; ausnahmsweise, ganz selten, wird ein Teil der Lunge in den Bauchraum verlagert. Die Herniierung der Bauchorgane erfolgt beinahe immer in die Pleurahöhle; doch sind Fälle mit Hernien ins Mediastinum oder ins Perikard bekannt. Hernien der Peripherie des Diaphragma können sich durch einen Interkostalraum nach außen vorwölben und sich als Tumor präsentieren (Quénu).

Als Bruchinhalt findet man am häufigsten Teile des Magen-Darmtraktes; der Magen und das Kolon, besonders das Transversum sind am häufigsten verlagert, der Dünndarm viel seltener. Ursache hiefür mag die Tatsache sein, daß der Magen und der Dickdarm gewöhnlich Luft oder Gase enthalten, dadurch das Bestreben in sich haben, möglichst hoch im Körper aufzusteigen. Der Dünndarm ist in normalen Fällen gewöhnlich frei von Luft und Gas. Der Magen kommt nun, ähnlich so wie bei der Relaxatio diaphragmatis, auch bei den Hernien ins Gedränge, er wird entweder direkt im Loch des Diaphragma komprimiert oder es werden wenigstens seine Gekröse irgendwie geschädigt (Abklemmung und dadurch Verschlechterung der Zirkulation bestimmter Gebiete). Daher kommt es, daß auch die Hernien Patienten mit Verlagerung des Magens mit großer Häufigkeit an Ulcus ventriculi leiden. Eine Ulkus-Nische an solchen Magen nachzuweisen gelingt gewöhnlich nicht, da die Orientierung an einem so verlagerten und gedrehten Magen große Schwierigkeiten bereitet, der Magen außerdem infolge seiner Verlagerung in den Thorax der Palpation gänzlich unzugänglich wird. Eine andere chronische Veränderung des Magens, die das erste sein kann, was den Patienten zum Arzt bringt, ist, daß der Magen Motilitätsstörungen erleidet.

So sah ich einen Kollegen, der bei sich die Diagnose einer Pylorusstenose gemacht hatte und deshalb die Klinik zwecks Verifizierung seiner Diagnose aufsuchte. Die Röntgendurchleuchtung und die nachfolgende Operation (Denk) bestätigte die Diagnose. Es zeigte sich aber, daß es sich nicht um einen ulzerösen Prozeß gehandelt hatte, sondern um eine Knickung des Duodenums, da das untere Duodenum (auch das Pankreas) infolge einer linksseitigen Zwerchfellhernie in den Pleuraraum verlagert, während der Magen intraabdominell geblieben war.

Der Dickdarm gibt viel seltener Anlaß zu Beschwerden; wenn, dann handelt es sich um chronische Darmstenosierung mit den bekannten Symptomen. Störungen von seiten des Verdauungstraktes bereitet auch die Speiseröhre. Ebenso wie bei der Relaxatio kommt es auch hier zu Knickungen des Ösophagus. Die Hernia paroesophagea macht außerdem noch dadurch Störungen, daß sie im Foramen oesophageum eine direkte Kompression des Ösophagus, der normal in den Bauchraum zieht, hervorruft. In zwei Fällen mit Hernia paroesophagea sah ich, daß die Speiseröhre kongenital verkürzt war. Sie ging nicht durch das Foramen oesophageum zuerst ins Abdomen und dann mit dem Magen wieder in den Thorax zurück, sondern der Magen kam durch das Loch im Zwerchfell dem verkürzten Ösophagus entgegen („Thoracic stomach", Bailey, Le Wald u. a.)[1].

Das nächst häufig verlagerte Organ ist das Netz. Die Verlagerung dieses Organes ist gewöhnlich nicht mit Sicherheit in vivo zu diagnostizieren. Wenn man aber, wie z. B. Reich, oberhalb der verlagerten Leber noch einen undeutlichen, unscharfen leichten Schatten sieht, so kann man vermutungsweise die Diagnose stellen. Im Pneumoperitoneum stellt sich das Netz als fleckiger Schatten dar, der an den eines zusammengeknitterten Papieres oder Tuches erinnert. Chronische Störungen von seiten des Netzes allein sind meines Wissens nicht bekannt.

Auch die großen drüsigen Organe des Bauches können in den Thorax ganz oder teilweise verlagert sein. Weniger bekannt, aber doch nicht selten ist die totale oder partielle Verlagerung der Leber. Es handelt sich naturgemäß um rechtsseitige Erkrankungen. Diese bildet bei ihrer Elastizität getreue Ausgüsse des zur Verfügung stehenden Raumes. Fälle sind von verschiedenen Autoren beschrieben worden, so von Engel, Billroth, Jüdell und Reich. Engels Fall, der bei der Obduktion zufällig entdeckt wurde, sei genauer angeführt. Die Lücke im Zwerchfell war im vorderen Anteil der Pars tendinosa. Die Leber zeigte einen pilzförmigen Auswuchs, dessen Höhe 5 cm, dessen Umfang 14 cm betrug. Die Wand dieser Tasche war vom Bauchfell gebildet, welches mit der Pleura innig verwachsen war. Die Fälle Reichs könnte man eigentlich genau so gut in die Kategorie der Divertikel rechnen, da man ja intra vitam, auch nicht mit Hilfe des Pneumoperitoneum, keine Möglichkeit hat, die Differentialdiagnose zu machen.

---

[1] Wie man sieht, gibt es daher zwei verschiedene Formen der Herniae paroesophageae. A. Akerlund hat vor kurzem einen dritten Typus aufgestellt, „bei welchem der Ösophagus allerdings nicht kongenital verkürzt ist, wo aber das distale Ösophagus-Ende selbst noch einen Teil des Bruchinhaltes bildete". Er sagt dann weiter: „In mehreren der pathologisch-anatomisch untersuchten Fälle von Hiatusbruch stellte es sich bei näherer Prüfung heraus, daß es sich nicht um Brüche im eigentlichen Sinne des Wortes handelte, sondern um Diaphragmadivertikel in unmittelbarer Umgebung des Hiatus, also partielle, zirkumskripte Diaphragmaeventrationen mit beibehaltener Kontinuität des Diaphragma; tatsächlich finden sich Übergangsfälle, wo es nahezu als Geschmackssache bezeichnet werden kann,

Auch die Milz ist nicht selten verlagert (Abb. 124). Voraussetzung ist, daß sie ein längeres Gekröse hat, das ihr eine größere Bewegungsfreiheit gestattet.

Auch das Pankreas und die Nieren können in den Thorax verlagert sein. Störungen der Tätigkeit aller dieser drüsigen Organe durch derartige Verlagerung sind nicht bekannt.

Abgesehen von den chronischen abnormen Zuständen, die durch die Verlagerung der Abdominalorgane hervorgerufen werden können, ist hier zu erwähnen, daß die Hauptgefahr der Zwerchfellhernien die Inkarzeration eines Organes ist. Diese Komplikation ist ungeheuer häufig. Ungefähr die Hälfte der Hernienpatienten stirbt nach der Statistik von Laacher an akuter Inkarzeration.

Die von zahlreichen Autoren beschriebenen Symptome sind in

---

ob man sie als Hiatusbruch oder als partielle paraösophageale Diaphragmaeventration bezeichnen will". Er selbst hat 40 Fälle im Verlaufe einiger Jahre beobachtet und zitiert Healy, der mit Morrison 53 Fälle mitgeteilt hat. Die große Zahl der Fälle muß von vornherein skeptisch machen, da es wohl kaum einem einzelnen bei der Seltenheit der Zwerchfellbrüche möglich ist, so viele Fälle eines Typus zu sehen.

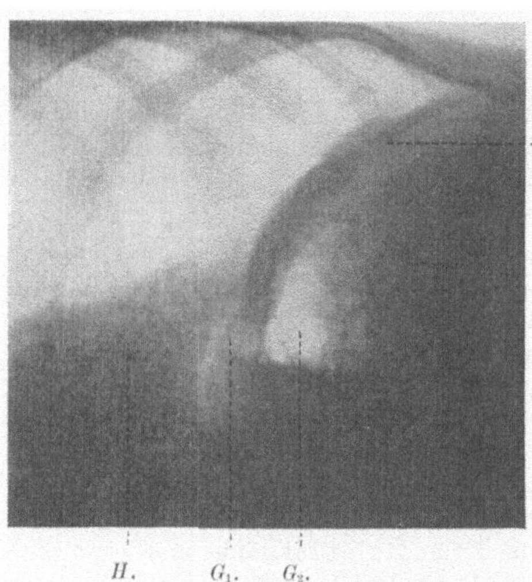

Abb. 123. Magen in rechter Seitenlage G_1. supra-, G_2. infra-diaphragmal gelegener Teil der Magengasblase. *D*. Diaphragma sin. *H*. Herz

Professor Wenckebach und ich haben in der letzten Zeit mehrere solche Fälle gesehen. Ursache hiefür war folgender Patient: Ein kräftig gebauter Mann in mittleren Jahren bekommt nach dem Essen in der Herzgegend Schmerzen, die in rechter Seitenlage besonders stark werden. Die Schmerzen werden vom Hausarzt als Angina pectoris gedeutet. Daher kommt der Kranke zu Prof. Wenckebach, der die Diagnose der Angina pectoris nicht bestätigt und infolge der Anamnese an eine Zwerchfellhernie denkt. An dem Patienten ließ sich in aufrechter Stellung während der Atmung nichts Auffälliges feststellen. Wenn er aber sehr tief inspirierte, so hüpfte gleichsam ein Teil der Gasblase des Magens über das Zwerchfell in den Thorax hinein. In Rückenlage zeigte der Fundus ein ähnliches Verhalten, d. h. man sah einen Teil der Bariummasse oberhalb des Zwerchfells. In rechter Seitenlage ließ sich folgendes Bild gewinnen: Abb. 123 zeigt einen Teil des Fundus in tiefster Inspiration oberhalb des Diaphragma.

Ich halte diese Zustände nicht für Hernien, sondern für eine partielle Vorwölbung des Diaphragma.

ihrem Werte sehr verschieden. Die meisten Beschreiber haben nur einen Fall gesehen, sahen und beschrieben an diesem irgend ein Symptom, das dieser zufällig hatte, als „typisch". Dieses Symptom wird seither in der Literatur weiter geschleppt, obwohl es eigentlich ganz wertlos ist. Eine sichere Diagnose zu stellen, ist recht schwierig, in vielen Fällen überhaupt unmöglich; die größten Schwierigkeiten bereitet die Differentialdiagnose gegenüber der Relaxatio diaphragmatis. Und doch müssen wir uns bemühen, die Differentialdiagnose zu stellen, da sowohl die Behandlung, als auch die Prognose bei beiden Zuständen ganz verschieden ist. Oft bleibt es bei der Bemühung, wir kommen zu keinem Resultat,

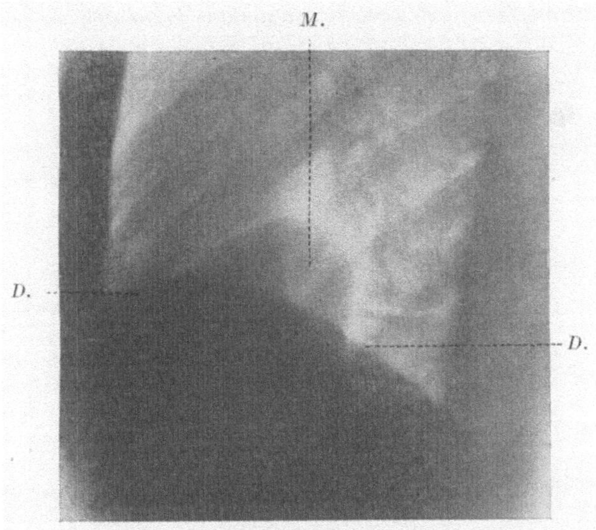

Abb. 124. Hernia diaphragmatica sinistra. Seitliche Aufnahme
M. Milz, durch die Hernia in den Thorax verlagert. *D.* rechtes Diaphragma

da kein Symptom vorhanden ist, das einwandfrei eindeutig ist. Man muß in solchen Fällen die Grenzen des Möglichen einsehen.

Ich verzichte darauf, die einzelnen Fälle, die in der Literatur in großer Anzahl mitgeteilt worden sind, mit ihren Symptomen aufzuzählen; mein Bemühen geht dahin, die Symptomatologie der Hernien auf Grund der Literatur und der eigenen Erfahrungen, kritisch nach ihrem Werte gesichtet, zusammenzustellen. Es gibt nur wenige Symptome, die die sichere Diagnose gestatten; diese sollen zuerst abgehandelt werden.

Sieht man das Diaphragma, eindeutig an seiner Form und Bewegung erkennbar und darüber ein Organ im Thorax, das sonst im Bauche zu liegen hat, dann ist die Diagnose Hernie sicher (Abb. 125). In manchen Fällen gelingt es außerdem, die Bruchpforte nachzuweisen. So berichtet Els, das Loch im Diaphragma als einen quergestellten, doppelt konturierten Schatten gesehen zu haben. Seine Beobachtungen wurden bei der Operation bestätigt. Von Bonin, Struppler, Cohn u. a. wurden ähnliche Beobachtungen mitgeteilt. Häufiger als man das Loch der Bruchpforte direkt sieht, kann man es aus charakteristischen Einengungen der durchtretenden Darmstücke erschließen (L. Reich). Doch muß hier Vorsicht beobachtet werden, da Adhäsionen im Bauchraume genau den gleichen Befund erzeugen können. Auch in Bezug auf das Diaphragma ist Vorsicht geboten, denn es hat sich schon des öfteren ereignet, daß ein Autor eine Schattenlinie für das Diaphragma hielt, während es sich in Wirklichkeit um etwas anderes handelte, z. B. die Magenwand.

Ein zweites für eine Hernie sprechendes Symptom ist eine ganz besonders große Verschieblichkeit der oberen Grenzlinie bei Lagewechsel,

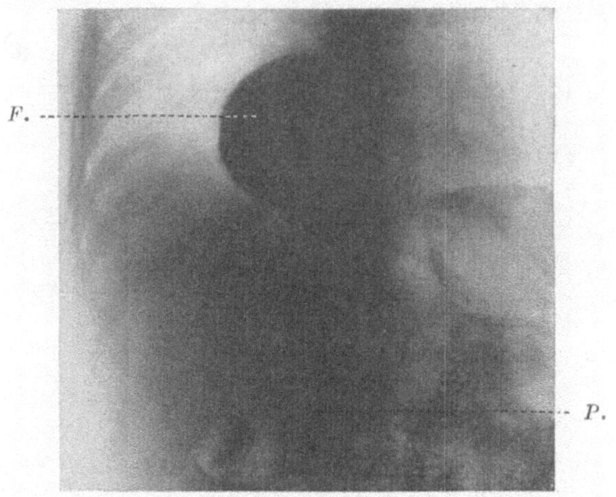

Abb. 125. Hernia diaphragmatica paroesophagea dextra. Kontrastgefüllter Magen. Rückenlage

F. Fundus. *P.* Pars pylorica ventriculi

so daß es möglich ist, daß im Stehen die untere Lungengrenze in der Höhe der achten hinteren Rippe (Abb. 126) steht, während sie in Rückenlage bis zur Clavicula (Abb. 127) hinauf rücken kann.

Ein drittes sicheres Symptom ist bei Anlegung eines Pneumoperitoneum auffindbar. Dringt in den Bauchraum eingeblasene Luft auch in den Thorax ein, einen Pneumothorax erzeugend, so ist es klar, daß ein Loch im Diaphragma vorhanden sein muß (s. Abb. 122). Aber schon der negative Ausfall dieser Untersuchungsmethode, d. h., daß keine Luft in den Thorax eindringt, spricht nicht gegen die Hernie und z. B. für die Relaxatio. Es kann das Eindringen von Luft in den Thorax dadurch verhindert sein, daß die prolabierten Organe durch dichte Adhäsionen die Bruchpforte komplett verschließen.

Alle übrigen recht zahlreichen Symptome sind nicht eindeutig. Sie sollen jetzt der Reihe nach besprochen werden.

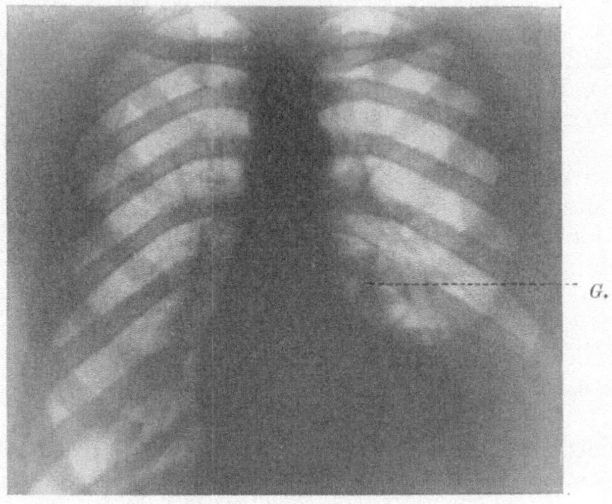

Abb. 126. Hernia diaphragmatica sinistra
G. gashaltiger Darm oberhalb des hochstehenden linken Zwerchfells

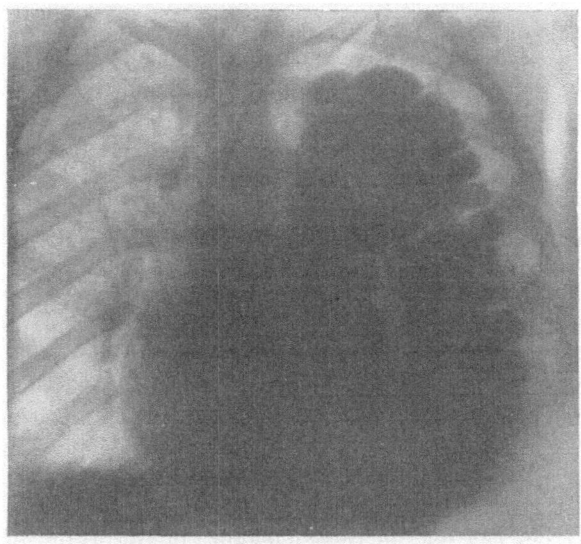

Abb. 127. Hernia diaphragmatica sinistra. Derselbe Fall wie in Abb. 126 mit gefülltem Dickdarm. Einlauf in Rückenlage

Die Begrenzung nach oben gegen das Lungenfeld kann bei der Hernia diaphragmatica eine einfache, schön gewölbte Bogenlinie sein, die vom Mediastinum zur lateralen Thoraxwand, von der vorderen zur rückwärtigen Brustwand ausgespannt ist. Diese einfache Bogenlinie ist allerdings bei der Hernie selten, während sie bei der Relaxatio Regel ist. Sie kommt bei ersterer dadurch zustande, daß der Magen in stark geblähtem Zustande mit einem Teil seiner großen Kurvatur die Bildung der oberen Begrenzung übernimmt (Wels). Häufiger aber sieht man bei der Hernie eine unregelmäßig gebrochene Bogenlinie als obere Begrenzung, weil man die Konturen der einzelnen Organe vor sich hat. Bei der Relaxation kann, wenn auch nur ausnahmsweise, dasselbe zu sehen sein. Es kann das Diaphragma so atrophisch und schlaff sein, daß sich diese dünne Haut plastisch über die Eingeweide stülpt und so eine gebrochene Bogenlinie zustande kommt (Fall Glaser). Es ist also aus der Form der oberen Begrenzung kein sicherer Anhaltspunkt für die Diagnose Hernia oder Relaxatio zu gewinnen. Bei beiden kann eine einheitliche oder gebrochene Bogenlinie zustande kommen.

Hier sei der Vollständigkeit halber nochmals der Doppelkontur erwähnt (s. S. 153). Es wurde schon darauf hingewiesen, daß diese Erscheinung sowohl bei Relaxatio als auch bei Hernia diaphragmatica vorkommen, also ebenfalls in keiner Richtung ausschlaggebend sein kann.

Die respiratorischen Bewegungen wurden lange Zeit als für die Diagnose bedeutungsvoll betrachtet. Heß und Hildebrand machten die Mitteilung, daß eine Relaxatio sich normalsinnig, eine Hernie paradox bewegen müsse. Herz erklärte dieses Verhalten 1905 so, daß die Hernie, deren Inhalt sich zum Teil im Thorax befinde, teilweise den Druckverhältnissen im Thorax, teilweise denen des Abdomens unterliege. Daher werden die intrathorakal gelegenen Anteile während des Inspiriums durch die Druckdifferenz der beiden Körperhöhlen in den Thorax hineingepreßt. Heute wissen wir auf Grund schon vielfältiger Erfahrungen durch Fehldiagnosen (z. B. Lotze, Alwens), daß eine Relaxatio paradoxe Bewegung, eine Hernie aber im Gegensatz hiezu einmal normalsinnige Bewegung aufweisen kann. Es braucht, damit diese zustande komme, nur eine feste Verwachsung der prolabierten Eingeweide im Bruchring (Wieting usw.) zu bestehen, damit diese vom Diaphragma inspiratorisch nach abwärts bewegt werden. Auch die Funktionsprüfung des Diaphragma mit Hilfe des Schnupfenlassens führt zu keinem Unterschied zwischen beiden Zuständen. Beide zeigen, soweit meine Erfahrungen bisher reichen, eine schöne paradoxe Bewegung. Ich würde mich aber gar nicht wundern, wenn ich im nächsten Fall von Hernie eine normalsinnige Bewegung während des Schnupfens sähe.

Veränderungen der oberen Begrenzung sind bei der Hernie sicherlich in größerem Umfange möglich als bei der Relaxatio. So kann man bei einer Hernie, bei der im Stehen kaum ein Hochstand der kranken Seite nachweisbar ist, in Rückenlage die obere Begrenzung bis ins Lungenspitzenfeld hinaufsteigensehen (s. Abb. 126, 127). Besonders beim Kontrasteinlauf wird das früher nur wenig hochstehende Kolon ganz enorm in den Thorax hineingetrieben. Bei der Relaxatio hingegen ist eine relativ recht beständige obere Begrenzung nachweisbar; aber auch hier ist eine geringe Veränderung des öfteren vorhanden; besonders bei Rückenlage findet ein Höherrücken des Diaphragma statt.

Die Sichtbarkeit der Lungenzeichnung durch die Gasblasen hindurch wurde von Becher zu diagnostischen Zwecken verwendet. Ausgehend von der Überlegung, daß eine Hernie gewöhnlich nicht das ganze Diaphragma einnimmt, sondern nur einen meist zentral gelegenen Teil, war er der Meinung, daß man daher bei der Hernie die vor oder hinter derselben gelegenen Lungenteile mit ihrer Zeichnung durchsehen müsse. Bei der Relaxatio sei dies deshalb nicht der Fall, weil hier das ganze Diaphragma hochstehe. Schon die Überlegung, daß in den Keilen der Phrenikokostalwinkel Lungenteile mehr kaudal liegen als die höchsten Zwerchfellkuppelpartien, muß die Möglichkeit zeigen, daß auch hier Lungenzeichnung durch die Gasblase sichtbar sein kann. Tatsächlich wurden derartige Fälle auch beschrieben, z. B. von Frank, Schlecht und Wels.

Die Aufblähung des Magens durch Kohlensäure (Brausemischung) wurde auf Grund folgender Überlegung zu diagnostischen Zwecken verwendet. Der unter einem normalen Diaphragma liegende Magen wird durch die Gasblähung nicht nach oben, sondern nach unten gedehnt. Ähnliches erwartete man von dem Magen bei Relaxatio (Wieting), während der in der Hernie liegende Magen stark nach oben gedehnt werden sollte. Auch hier zeigte die Praxis, daß die Dinge nicht so einfach liegen. Der durch Adhäsionen fixierte Magen kann sich auch in einer Hernie nicht nach oben bewegen (Freud und Horner).

Die Untersuchung mit Kohlensäureblähung wird einem nicht ungefährlich erscheinen, wenn man an Leichtensterns Fall denkt, der nach Genuß kohlensäurehaltigen Getränkes plötzlich starb.

Die Untersuchung mit der Magensonde (Hildebrand und Heß) ergibt keine besseren, gewöhnlich schlechtere Resultate als die Untersuchung mit Kontrastmasse. Letztere ist außerdem für Arzt und Patienten viel angenehmer, so daß die Sondenuntersuchung zu diesem Zwecke überhaupt unterbleiben könnte.

Die Verlagerung des Herzens nach der entgegengesetzten Seite kommt sowohl bei der Relexatio als auch bei der Hernie vor. Es muß aber zugegeben werden, daß die Dextropositio (nicht Dextrokardie) bei der Relaxatio viel ausgiebiger ist und viel regelmäßiger gefunden wird. Fehlt bei einem derartigen Kranken eine Dextropositio cordis, so ist die Relaxatio ziemlich unwahrscheinlich, wenn auch natürlich noch immer möglich; es kann die Verlagerung des Herzens durch derbe Adhäsionen verhindert werden. Wenn durch klinische oder röntgenologische Untersuchung die veränderte Herzlage festgestellt ist, aber Zweifel bestehen, ob eine Dextropositio oder Dextrokardie (Situs inversus) vorhanden ist, so bringt die Aufnahme des Elektrokardiogramms die Entscheidung (Baetge). Die Dextropositio hat ein normales, die -kardie ein verkehrtes Elektrokardiogramm. Durch eine Hernia paroesophagea kommt recht häufig keine seitliche Verlagerung des Herzens zustande, sondern eine Verlagerung nach vorne, indem das Herz durch die von hintenher drückenden Eingeweide an die vordere Thoraxwand angepreßt wird (z. B. Fall Dietlen-Knierim u. a.).

Das Mediastinalwandern wird bei der Hernia diaphragmatica ebenso wie bei der Relaxatio in der Regel, aber nicht ausnahmslos in die gesunde Seite gefunden. Erklärung hiefür gibt das rasche Nachgeben des geschädigten Zwerchfells gegenüber dem inspiratorisch herabgesetzten Druck im Thorax. Dadurch, daß das kranke Diaphragma rasch aufsteigt und so den Druck rascher ausgleicht als dies auf der gesunden Seite der Fall sein kann, bleibt hier der Druck länger ein verminderter: die Folge ist, daß das Mediastinum auf diese Weise in die gesunde Seite hinein gesaugt wird, das Mediastinalwandern in die gesunde Seite erfolgt. Dieselben Prinzipien gelten für das Mediastinalwandern bei der Hernie. Daß einmal das Mediastinalwandern fehlt, kann man sich mit Adhäsionen erklären. In seltenen Fällen findet aber das Mediastinalwandern in die kranke Seite statt. Eine Erklärung kann nur darin gesucht werden, daß man annimmt, daß die „gesunde" Seite eine Lunge besitzt, die sich gar nicht mehr ausdehnen kann (z. B. Emphysem), sich an der Atmung daher noch schwächer beteiligt als die kleine Lunge der kranken Seite, so daß hier die Druckverminderung während des Inspiriums eine größere ist.

Die elektrische Reizung des Nervus phrenicus kann keine Sicherung der Diagnose herbeiführen. Jamin, Hildebrand, Heß sind der Meinung, daß die Zuckungen der unteren Begrenzung des Lungenfeldes für Relaxatio, das Fehlen einer Bewegung für Hernie spreche. Das kann natürlich nur ein Zufallsergebnis gewesen sein. Ist die Muskulatur eines relaxierten Zwerchfells vollkommen der Atrophie und Degeneration zum Opfer gefallen, so nützt eine elektrische Reizung des Nervs natürlich gar nichts mehr (Aßmann, Neumann, Schlecht und Wels). Ist aber die Hernienbegrenzung mit dem Diaphragma verwachsen, so kann dieses bei seinen Zuckungen den ganzen Bruchinhalt mit kaudalwärts bewegen. Es ist gar nicht verwunderlich, daß die Diagnose bzw. Differentialdiagnose dieser Zustände so große Schwierigkeiten bereitet, wenn man bedenkt, daß fließende Übergänge zwischen den einzelnen Fällen bestehen, so daß auch bei der anatomischen Untersuchung es der Willkür unterworfen bleibt, welche Diagnose man machen will. Besonders instruktiv ist ein Fall Fidlers. Er berichtet den Sektionsbefund des Falles von Scholz, von diesem früher als Hernia diaphragmatica mitgeteilt. Fidler spricht auch weiter von Hernie, obwohl ich diesen Fall, da die Kontinuität erhalten geblieben war, als eine Relaxatio bezeichnen würde. Das Interessante des Falles ist, daß die Atrophie nur einen Teil des Zwerchfells betroffen hatte: der sternale Anteil des Diaphragma war normal, die dorsalen Partien waren degeneriert. Außerdem bestand eine Aplasie der Lunge. Dieser Fall zeigt außerdem die Abhängigkeit dieses Zustandes von der Entwicklungsgeschichte. Der früher zur Entwicklung kommende ventrale Teil ist normal, der später angelegte gestört. Zurhelle und Fidler teilen, meines Erachtens mit Recht, nach entwicklungsgeschichtlichen Tatsachen in folgende Gruppen:

1. Hernia spuria ist entstanden zu denken zu einer Zeit, wo die Trennung zwischen Brust- und Bauchraum noch nicht stattgefunden hatte.

2. Hernia vera, entstanden zu einer Zeit, in der die membranöse Anlage schon fertig, die muskuläre Trennung aber noch nicht ausgebildet war.

3. Die Relaxatio diaphragmatis, entstanden zu denken in noch späterer Zeit, in der sowohl die membranöse als auch die muskuläre Anlage schon fertig gebildet war. Nach dieser Einteilung wären Hernien und Relaxationen grundsätzlich die gleichen Krankheiten, entstanden in verschiedenen Perioden der Entwicklungsgeschichte. Fidlers Schlußfolgerung lautet daher: ,,Von der Zeit, in welcher die Entwicklungshemmung einsetzt, ob früh oder spät, wird es im einzelnen Fall abhängen, ob eine Hernia diaphragmatica oder eine Relaxatio diaphragmatis oder eine Mischform beider entsteht.''

Die klinische Symptomatologie ist ganz dieselbe wie bei der Relaxatio und dort schon eingehend beschrieben. Es sei hier nochmals betont, daß eine Unterscheidung zwischen Hernie und Relaxatio mit Hilfe der klinischen Untersuchungsmethoden nicht gemacht werden kann, wenn nicht eine traumatische Anamnese besteht.

Die subjektiven Symptome sind ebenfalls die gleichen wie bei der Relaxatio. Auch hier stehen Herz- und Magenbeschwerden im Vordergrunde. Quénu gibt an, daß zwischen Hernie und Relaxatio ein Unterschied gegenüber Nahrungsaufnahme sei: Anfüllung des Magens vergrößere bei ersterer die Beschwerden erheblich, bei letzterer verringere sie dieselben (Fälle von J. L. Petit und Cuendet). Anfälle von Dyspnose und Zyanose scheinen der Hernia diaphragmatica eigentümlich zu sein (Leichtenstern, Monti).

Der Verlauf der Zwerchfellhernienkrankheit ist in der Regel ein lange dauernder. Preuß beschreibt einen Fall, bei dem die Hernie 20 Jahre nach dem Trauma dauerte; ebenso lebte Sergents Patient noch 20 Jahre; ebenso lange ein Fall Michels. Haudeks Patient dürfte seine Hernie durch eine Verletzung 30 Jahre vor der Untersuchung erhalten haben. Grottenschützens Patient lebte noch 52 Jahre nach dem Trauma, das zur Entstehung seiner Hernie geführt hatte.

Oft treten die ersten Beschwerden erst viele Jahre nach einer Verletzung zutage; vorher hatte der Patient nicht die geringsten Störungen seines Befindens. Eine große Anzahl der Kranken geht an akuter Inkarzeration oder Achsendrehung zugrunde. Von den 150 Fällen Laachers sind z. B. 60 der reinen Einklemmung zum Opfer gefallen, oder von 33 Stichverletzungen Freys gingen 22 an Inkarzeration zugrunde. Dies ist ein wesentlicher Unterschied gegenüber der Eventratio, wo die Inkarzeration eine kaum vorkommende Komplikation ist.

Es ist daher verständlich, daß bei den Hernien die Frage nach einer Behandlung viel größeren Raum in der Literatur einnimmt, als dies bei der Relaxatio der Fall ist. Selbstverständlich kommt nur eine chirurgische Therapie in Frage. Drei Methoden sind ausgearbeitet worden: die abdominelle, die transpleurale und die Kombination beider. Die erstere hat ihren bedeutendsten Vertreter in Wieting, die zweite in Sauerbruch gefunden. Wieting macht einen medianen Laparotomieschnitt und durchtrennt auch eventuell noch die neunte, achte und siebente Rippe an der Knorpelgrenze und klappt den Lappen nach oben auf. Marwedel macht einen Hautschnitt entlang dem Rippenbogen und durchtrennt nach Umklappen des Rectus sternal die siebente, axillar die siebente, achte und neunte Rippe. In ähnlicher Weise sind Mikulicz, Anschütz, Völker und Sohn verfahren. Bonin führte eine transpleurale Laparotomie aus (Thorakotomie, Spaltung des Zwerchfells unter Schonung seiner Insertion), hierauf Laparotomie und Eingehen von unten. Einen ähnlichen kombinierten thorakalen-abdominellen Operationsweg wählten auch Nini, Pels-Leusden und Borsuck. Quénu nennt die Operation Thorakolaparochondrophrenotomie. Diese Kombinationsmethode hat nach Sohn auch den Vorteil, daß die Reposition der Eingeweide in das Abdomen viel leichter vor sich geht, wenn im Thorax ein positiver Druck herrscht und nicht der Dondersche. — Die transpleuralen Methoden haben durch Sauerbruch eine größere Verbreitung gefunden. Sein Rippensperrer drängt nach Durchtrennung der Muskulatur des sechsten und siebenten Interkostalraumes die Rippen weit auseinander, den Weg zur Hernie eröffnend. Die abdominelle Operation scheint einfacher zu sein; ferner hat sie den Vorteil, daß nach der Operation der Situs der reponierten Eingeweide noch einmal kontrolliert werden kann. Die En-bloc-Reposition bei der thorakalen Operation birgt die Gefahr der Gangrän infolge von Knickungen in sich, wenn man infolge starker Verwachsungen die einzelnen Organe nicht voneinander hatte trennen können. Es wird auch hier so sein, wie es meistens ist: Bei dem einen Fall wird die eine, bei dem anderen die andere Methode das Zweckmäßigere sein. Auch die persönlichen Fähigkeiten des Chirurgen spielen natürlich eine große Rolle.

Eine wichtige Frage ist ferner die nach dem Verschluß des Loches im Diaphragma. In manchen Fällen mag eine Naht des Risses und Defektes möglich sein. Wenn dies unmöglich ist, so muß eine Plastik ausgeführt werden. Zur Deckung kann man ein Stück Faszie verwenden; ob dies schon einmal gemacht worden ist, scheint nach einer Angabe von Bonin unwahrscheinlich; er behauptet, es sei bisher nur im Tierexperiment verwendet worden. Ein anderer Weg wurde von Groß beschritten; er mobilisierte die Thoraxwand und führte so einen Verschluß des Defektes herbei. Endlich können Baucheingeweide eingenäht werden. Leber oder Milz erscheinen mir das Zweckmäßigste zu sein, während ich es für schlecht halte, einen Teil des Magendarmtraktes (E. Seifert, Beckmann) zur Deckung zu verwenden, da diese Organe dem ansaugenden Thoraxdruck infolge ihrer Nachgiebigkeit zu wenig Widerstand leisten.

Komplikationen nach der Operation sind die des toten Raumes im Thorax. Die Lunge kann sich nicht mehr oder nicht rasch genug ausdehnen und die Folge davon ist die Ansammlung von Flüssigkeit. Infolge der schlechten Tätigkeit des Diaphragma im Anschluß an die Operation kommt es leicht zur Ausbildung einer Pneumonie.

Prinz Ludwig Ferdinand teilt die Indikationen zur Operation in absolute und relative. Absolute Notwendigkeit zur Operation bestehe bei einer akuten Einklemmung und bei frischen Verletzungen, die relative bei einer alten, schon längere Zeit bestehenden Hernie, die keine bedrohlichen Symptome zeigt. Denselben Standpunkt vertreten P. Duval und J. Quénu. Die operative Mortalität ist groß. Daher kann ich mich der Meinung, daß jede diagnostizierte Zwerchfellhernie, auch wenn sie keine Beschwerden mache, operiert werden müsse, nicht anschließen. Es würde auch schwer fallen, Kranke dieser Art von der Notwendigkeit der Operation zu überzeugen.

Einiges kann auch die nicht operative Medizin für den Patienten mit Zwerchfellhernie tun. Es erscheint mir zweckmäßig, nach dem Vorschlag von Otto Heß dem Patienten seine Diagnose mitzuteilen, damit er für den Fall einer späteren Inkarzeration den Arzt sofort über die sonst so schwierige und erfahrungsgemäß so selten gemachte Diagnose aufklären kann. Außerdem sind Diätvorschriften notwendig, die in folgenden mehr allgemein gehaltenen Angaben gehalten werden können. Vermeidung von zu reichlicher Mahlzeit, blähenden Speisen, kohlensäurehaltigen Getränken, Regelung der Stuhlentleerung.

Nach alledem, besonders dem, was über den Verlauf der Zwerchfellhernien bekannt ist, muß die Prognose dieser Krankheit als eine sehr ernste bezeichnet werden. Diese Tatsache müssen sich vor allem die Unfallsbegutachter vor Augen halten. Ein Patient mit einer Zwerchfellhernie ist als ein Schwerkranker zu betrachten, seine Arbeitsfähigkeit ist sehr stark herabgesetzt oder ganz aufgehoben. Krankheiten oder Zustände, die zu einer Verkleinerung der noch arbeitsfähigen Lungenpartien oder des Bauchraumes führen, verschlechtern die Prognose der Hernien wesentlich. Die Pneumonie z. B. eines Hernienträgers wird man besorgter verfolgen müssen als bei einem Menschen mit normalem Diaphragma. Auch die Schwangerschaft scheint für eine Hernienträgerin gefährlich zu sein. So berichtet Edwards über eine Patientin, die an Inkarzeration ihrer Zwerchfellhernie während ihrer Schwangerschaft starb. In dem Maße, in dem der Uterus größer wird, in dem Maße wird der Bauchraum für die Eingeweide verkleinert und die Verdrängung immer größer.

Für die Differentialdiagnose bei der Zwerchfellhernie kommt ferner noch das Divertikel des Diaphragma in Betracht. Sie scheinen sehr selten zu sein, da bisher in der Literatur nur ganz wenige Fälle bekannt geworden sind; so einer von Tennant, Broman und Beutler. Vielleicht sind die Fälle 1 bis 5 in der Kasuistik der Zwerchfellhernien von L. Reich ebenfalls Divertikel und keine Hernien. Unter einem Divertikel versteht man eine zirkumskripte Vorwölbung aller drei Schichten des Diaphragma (ohne Kontinuitätstrennung). Die klinische Diagnose wird wohl infolge der tiefen Lage meist unmöglich sein. Die Röntgenuntersuchung kann die Differentialdiagnose Hernie oder Divertikel nie machen. Der Fall Bromans sei kurz referiert, da er wenigstens für diesen Fall eine Erklärung der Entstehung möglich macht. Es bestand im linken Diaphragma knapp neben dem Hiatus aorticus eine zirka 5 cm hohe, an der Basis 12 cm messende Vorwölbung, die aus allen drei Schichten des Diaphragma bestand. Von der Unterfläche des Diaphragma war ein Hohlraum zugänglich, in dem ein Lipom steckte. Dieses hat wohl die Muskulatur des Diaphragma geschwächt und weniger widerstandsfähig gegen den intraabdominellen Druck gemacht und so die Ursache für die Divertikelbildung gegeben.

Des weiteren kommt für die Differentialdiagnose noch die Pleuraschwarte in Betracht. So berichtet z. B. Otto Heß, daß in seinem Fall das Bild der Pleuraschwarte vorhanden war. Der Gastrothorax postpleuretique von Savy kann ebenfalls diagnostische Schwierigkeiten machen. Dabei wird der Magen mit dem linken Zwerchfell ganz in den Thorax hinaufgezogen.

Haenisch publizierte vor kurzem einen Fall von epiphrenalem Ösophagusdivertikel, das zu Beginn Schwierigkeiten für die Diagnose bereitete und an eine Zwerchfellhernie erinnerte. Erst die Füllung des Ösophagus und Magens klärte den Fall vollends auf.

Im Anhang an das Kapitel über die Zwerchfellhernien sei noch berichtet, daß bei stumpfen Zerreißungen des Diaphragma in ganz besonders seltenen Fällen die Baucheingeweide nicht in den Thorax, sondern Lungenstückchen durch den Riß des Zwerchfells nach unten in die Bauchhöhle verlagert werden. Fälle dieser Art beschrieben E. C. Beale (1882), Gleboff (1912) und Kilner (1915).

Der subphrenische Abszeß

Eine Ursache für Zwerchfellhochstand bildet ferner der subphrenische Abszeß. Es soll hier nicht auf die verschiedene Ätiologie und Lokalisation in den einzelnen Taschen des Peritoneum, sondern lediglich auf die Veränderungen des Diaphragma bei dieser Krankheit eingegangen werden. Er findet sich gewöhnlich auf der rechten Seite, doch kann er in manchen Fällen auch unterhalb des linken Diaphragma lokalisiert sein. Am Zwerchfell findet man in Fällen mit vollentwickelter Symptomatologie folgende Veränderung. Es steht in toto höher; zwei bis fünf Querfinger treibt der Abszeß das Zwerchfell kranialwärts. Die Oberfläche des Diaphragma ist scharf begrenzt, zeigt nirgends eine zirkumskripte Vorwölbung. Die Bewegungen des Zwerchfells sind entweder minimale oder sie sind gänzlich aufgehoben. Paradoxe Bewegung kommt manchmal zustande. Die Bewegungseinstellung ist als eine Défense musculaire zu betrachten. Die Annahme, daß die Bewegungsstörung der Ausdruck einer Parese des Diaphragma infolge Übergreifen der entzündlichen Veränderungen sei (J. Straßburger), ist für manche Fälle richtig. Diese zeigen bei der Funktionsprüfung paradoxe Bewegung. Geradezu regelmäßig findet man in späteren Stadien der Erkrankung ein kleineres oder größeres pleuritisches Exsudat. In seltenen Fällen findet man unterhalb des Diaphragma eine Gasblase mit einem oder mehreren durch den Eiter gebildeten horizontalen Flüssigkeitsniveaux. Dieses Krankheitsbild trägt auch den Namen Pyopneumothorax subphrenicus (Abb. 128, 129, 130). Dies sind die Röntgensymptome bei vollentwickeltem Krankheitsbild. Es ist aber

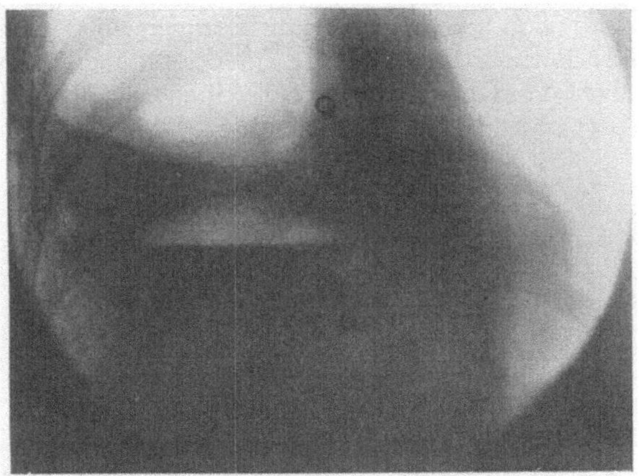

Abb. 128. Subphrenischer Abszeß; Gasblase, horizontales Niveau. Pleuritis

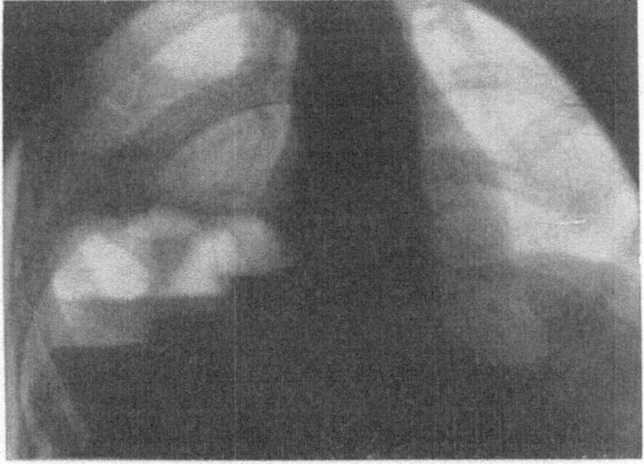

Abb. 129. Subphrenischer Abszeß; Gasblase, mehrere horizontale Niveaux. Pleuritis

möglich, daß nur ein partieller Hochstand des rechten Zwerchfells, besonders des medialen Teiles zustandekommt; dieser zeigt eingeschränkte, manchmal auch paradoxe Bewegung. Das Bild kann vollkommen mit dem eines Echinococcus der Leber identisch sein. Sehr wichtig ist es, zu wissen, daß in einer gar nicht kleinen Anzahl von Fällen ein ganz und gar negativer Röntgenbefund erhoben werden kann, obwohl der Patient, wie sich eventuell später herausstellt, doch einen subphrenischen Abszeß getragen hat. Es läßt sich daher in Fällen, die mit dem Verdacht auf subphrenischen Abszeß zur Röntgenuntersuchung kommen und einen negativen Befund ergeben, nur das eine sagen, daß derzeit an ihnen nichts gefunden werden, aber trotzdem ein subphrenischer Prozeß bestehen kann.

Bei der klinischen Untersuchung bietet ein derartiger Patient natürlich ein schweres Krankheitsbild. Schon bei der Inspektion der unteren Thoraxregion zeigen sich häufig alarmierende Symptome. Vorwölbung dieser Partien, besonders der Interkostalräume, respiratorische Unbeweglichkeit des Rippenbogens, Schwellung, eventuell Rötung der Haut. Das Littensche Phänomen kann beim subphrenischen Abszeß er-

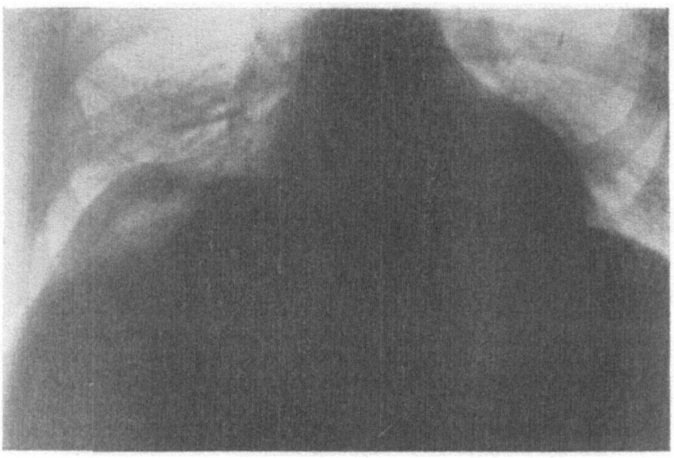

Abb. 130. Subphrenischer Abszeß. Klinisch schon geheilt. Verdickung des Diaphragma, Rest einer Gasblase. Keine Operation

halten sein (Staehelin). Die Palpation stellt eine Erweiterung der Thoraxpartie fest; außerdem läßt sich eine Schmerzhaftigkeit in dieser Region konstatieren. Die Perkussion ergibt eine Dämpfung in den unteren Thoraxpartien, die entweder entsprechend einer Pleuritis keine besondere Verschieblichkeit (s. S. 90) bei Lagewechsel zeigt oder aber, wenn sie nur durch den Hochstand des Diaphragma infolge der subphrenischen Abszeßbildung zustande gekommen ist, bei Vorneigen sich aufhellen kann (Ortner). Die Grenze der Dämpfung nach oben ist konvex. Besteht ein Pyopneumothorax subphrenicus, tritt an der unteren Lungengrenze ein Tympanismus zutage. Besteht gleichzeitig im Pleuraraum ein Exsudat, so folgt auf einen bandartigen Dämpfungsbezirk eine neuerliche Aufhellung. Über der tympanitischen Zone sind metallische Phänomene nachweisbar. Unterschiede in der Dämpfung, je nach lauter oder leiser Perkussion, gestatten eine Unterscheidung zwischen der Dämpfung, die durch die Pleuritis oder durch den Abszeß hervorgerufen worden ist. Bei ersterer findet man bei beiden Perkussionsmethoden eine absolute

Dämpfung, bei letzterem aber noch Lungenschall bei ganz leiser Perkussion. Die Auskultation ergibt abgeschwächtes Atmen, manchmal hört man deutlich pleurale Reibegeräusche. Nach dem ersten Beschreiber des Gasabszesses Leyden können noch folgende Symptome nachweisbar sein. Über dem Tympanismus des Gasabszesses ist gar kein Atemgeräusch zu hören. Bei tiefer Inspiration kann dort, wo früher nur abgeschwächtes Atmen oder nichts zu hören war, plötzlich normales Vesikuläratmen vorhanden sein. Ferner kann ein mit den Atembewegungen synchrones amphorisches Hauchen über den unteren Thoraxpartien zu hören sein. Die Druckmessung bei Probepunktion ergibt ein inspiratorisches Ansteigen des Druckes, wenn die Nadel sich in einem subphrenischen Eiterherd befindet. Auf die übrigen objektiven und subjektiven Symptome soll hier nicht näher eingegangen werden. Daß man einen subphrenischen oder Leberabszeß auf dem Röntgenbild direkt im Leberschatten sehen könne, ohne daß Gas vorhanden wäre, muß als eine Unmöglichkeit bezeichnet werden und Diagnosen, die auf diese Art richtig gestellt worden sind, sind reine Zufallstreffer.

Differentialdiagnostische Schwierigkeiten bereiten der Leberabszeß und die eitrige Paranephritis. Die klinischen Bilder können sich ebenso wie die Röntgenbilder vollkommen gleichen. Bedeutenderer Hochstand des Diaphragma spricht für subphrenischen Abszeß. Selbst ein kindskopfgroßer Leberabszeß machte in einem von mir untersuchten Fall keine Symptome am Diaphragma; es zeigte normalen Stand und freie Beweglichkeit. Auch Lenks Fall zeigt normale Beweglichkeit. Bei der ersten Untersuchung war der Phrenikokostalwinkel frei, erst nach einigen Tagen trat ein kleines hämorrhagisches Exsudat auf. Das Diaphragma kann beim Leberabszeß eine umschriebene Vorwölbung aufweisen (Lesk, Sierra).

Auch die eitrige Paranephritis kann am Zwerchfell Symptome hervorrufen, wie wir sie beim subphrenischen Abszeß gewohnt sind: Es kommt zu einem Hochstand mit Einschränkung oder Aufhebung der Beweglichkeit. Eine Unterscheidung ist durch den Befund am Diaphragma nicht möglich.

Auch Abszesse im Saccus omentalis, ausgehend von einer Pankreasnekrose, führen zu einem Hochstand des Diaphragma. Bittorf beschrieb zwei Fälle dieser Art, bei denen beide Diaphragmahälften abnorm hochstanden, das linke aber war beidemale besonders stark hochgedrängt. Unterhalb des linken Zwerchfells war in einem Fall eine pathologische Gasblase (die nicht dem Magen angehörte), in dem anderen ein dunkler Schatten zu sehen. Über die Bewegungen des Diaphragma in diesen Fällen macht Bittorf keine Angaben.

Auch J. Straßburger beschreibt einen derartigen Fall und gibt sein Bild im Handbuch von Mohr-Staehelin wieder. Diese Fälle unter den subphrenischen Abszeß zu klassifizieren, wie dies Straßburger tut, halte ich für unberechtigt, da ja diese Gasbildung nicht unmittelbar an das Diaphragma heranreicht.

Der Leberechinokokkus kann Schwierigkeiten bereiten. Die Untersuchung des Zwerchfelles allein dürfte wohl selten die Diagnose ermöglichen. Auch hier findet man einen Hochstand des Diaphragma, meist des ganzen, seltener eines Teiles desselben Die Bewegungen sind eingeschränkt. Vereitert die Echinokokkusblase, so dürfte auch der übrige klinische Befund für eine Differenzierung nicht mehr ausreichend sein. Die Anamnese kann hier noch klärend wirken.

Das Pleuraempyem mit und ohne Luftansammlung kann ebenfalls diagnostische Irrtümer verursachen. Ich entsinne mich eines Falles, in dem sogar der Chirurg während der Operation nicht sagen konnte, ob er sich ober- oder unterhalb des Diaphragma befinde.

Besonders schwierig wird die Frage auch für die Röntgenuntersuchung bei Fällen, in denen oberhalb des pathologischen Schattens durch das Lungenfeld eine nach oben konvexe Bogenlinie zieht, die ebensogut das hochgedrängte Diaphragma als auch eine spangenförmige Pleuraverdickung sein könnte. Im ersten Fall wäre dann Luft und Flüssigkeit unterhalb, im letzteren oberhalb des Diaphragma. Das Littensche Phänomen fehlt.

Literaturverzeichnis[1]

Åkerland, Öhnell und Key: Hernia diaphragmatica hiatus oesophagei. Acta radiologica, Bd. VI. 1926. — Alexander, H.: Zeitschr. f. Tuberkul., Bd. 36, H. 5, S. 325. — Derselbe: Schweiz. med. Wochenschr., 3. 1923. — Derselbe: Klin. Wochenschr., Nr. 9. 1923. — Alwens: Subphr. Abszeß, Fortschr. a. d. G. d. Rö. Strahlen 16, S. 213. — Derselbe und Moog: Das Verhalten des Herzens bei akuter Nephritis., Dtsch. Arch. f. klin. Med., Bd. 133, S. 364. — Andree: Eventratio, Med. Klinik, 40. 1918. — Andrews: The hight of the diaphrgm., Lancet, I, S. 790. 1903. — Anrep und Cybulski: Beitrag zur Physiologie der Nervi phrenici, Pflügers Arch. f. d. ges. Physiol., Bd. 33, S. 243. — Antoine und Bisson: Un cas de Hernie transdiaphragmatique d'estomac, non traumatique. Arch. des maladies de l'appar. dig. et de la nutrit., t. XV, S. 146. 1925. — Aoyagi, T.: Zur Histologie des Nervus phrenicus., Mitt. d. med. Gesellsch. Tokio, 10, H. 3. 1913. — Arnheim: Engelmanns Archiv für Anatomie und Physiologie, S. 26. 1894. — Arnsperger: Mitt. a. d. Grenzgeb. d. Med. u. Chir., Bd. 8. — Aßmann: Hernie u. Eventratio diaph., Fo. 26, H. 1. 1919. — Derselbe: Lehrbuch der Röntgendiagnostik. — Auvray: Hernia diaph., Presse méd., Nr. 27. 1919. — Babak, E.: Mechanik und Innervation der Atmung, Wintersteins Handb. d. vergl. Physiol., Bd. 1. Jena. 1921. — Bachrach, R. und K. Hitzenberger: Pyeloradioskopische Studien, Verhandl. d. dtsch. Ges. f. Urol., 5. Kongr. 1921. — Baglioni: Zentralbl. f. Physiol., S. 649. 1902. — Balderry, Fr. C.: Experim. study of immobility of the diaphragm., New-York Med. journ. a. record., Bd. 117, S. 202. 1923. — Balfour: Nicht eingekl. Zwerchfellhernie, Ann. of surg., Nr. 1. 1916. — Bardenheuer: Hernie, Berlin. klin. Wochenschr., Nr. 16. 1878. — Bassenge: Über Zwerchfellverwundung, Berlin. klin. Wochenschr., 23. 1909. — Baumgartner und Herschler: Hernie, Progrès méd., Nr. 8. 1909. — Bailey, P.: Thoracic Stomach. Anat. Rec. XVII, 2, S. 107. 1919. — Bayne-Jones: Arch. Int. Med.,

[1] Die Titel der Arbeiten wurden willkürlich gekürzt.

Febr., Eventratio. 1916. — Becker: Hernie, Fo. 17. — Beckmann: Hernie Surg., gynecol. a. obstetr., S. 154 bis 156. 1909. — Behrenroth: Zwerchfelllähmung, Volkmanns Sammlg., n. Folg., 205. — Bergmann: Eventr., Ergebn. d. inn. Med. u. Kinderheilk., S. 327. 1913. — Beltz: Hernie, Münch. med. Wochenschr., S. 1006. 1910. — Derselbe: Eventratio, Med. Klinik, Nr. 15, 16. 1907. — Bernhardt: Zwerchfellähmung, Nothnagels Handb., XI, 1. — Bertelli: Sullo sviluppo del diaphramma dorsale nel pollo, Monitore Zool. ital. Firenze, 27, zitiert nach Schlaepfer. 1898. — Bertolotti: Studio radiologico dell' atto della deglutizione di un bolo incapsolato. La radiologica medica, 10. 1923. — Betchov: L'hémiatrophie congénitale du diaphragme, Rev. méd. de la Suisse rom., 38, 455. 1917. — Beutler: Suphren. Leberhämatom., Mitt. a. d. Grenzgeb. d. Med. u. Chir., 32, S. 420. 1920. — Biedl: Nebennierengefäße, Arch. f. d. ges. Physiol., 67, S. 443. — Bittorf: Suphren. Abszeß, Mitt. a. d. Grenzgeb. d. Med. u. Chir., 26, 1. 1913. — Derselbe: Paradoxe Zwerchfellbewegung, Münch. med. Wochenschr., Nr. 23. S. 1218. 1910. — Blair, D. M.: A study of the central tendon of the diaphr., Journ. of anat., Bd. 57, Nr. 3, S. 203. 1923. — Blümel: Mundatmung, Münch. med. Wochensch. S. 1573. 1908. — Bochdalek: Anatomie, Prager Vierteljahrsschr., V, 3. 1848. — Bogendörfer: Phrenikotomie, Therapie d. Gegenw., Jg. 63, H. 6, S. 203. 1922. — Bokay: Hernie, Jahrb. f. Kinderheilk., Bd. 72, H. 1, 1910. — Boerhave: Zitiert n. Buttersack. — Bonin: Hernie, Bruns Beitr. z. klin. Chir., 103, H. 5, S. 724. — Borak: Lähmung, Wien. Röntg. Gesellsch., 2, VII. 1923. — Boruttau: Innervation, Nagels Handb. d. Physiol., Bd. 1. 1909. — Bromann: Divertikel, Beitr. z. pathol. Anat., Bd. 27. 1900. — Bradford: Innervation der Niere, Journ. of physiol., 10, S. 382. 1889. — Brauer: Paradoxe Bewegungen, Verh. d. 25. Kongr. f. inn. Med. 1908. — Breitländer: Kardiospasmus, Fo. 33, H. 6. 1925. — Briscoe, Ch.: Unilateral phrenic nerve paralysis, The Lancet, Febr., S. 376. 1925. — Briscoe, Grace: The muscular mechanism. of the diaphr., Journ. of physiol., S. 46. 1920. — Brösamler: Über die Schädigung des Herzens durch dauerndes Tragen fester Stützkorsetts, Mitt. a. d. Grenzgeb. d. Med. u. Chir., 23. 1911. — Brückner: Über habituellen Zwerchfellhochstand, Zeitschr. f. d. ges. phys. Therap., Bd. 29, H. 1, S. 41. 1924. — Brunner: Die chirurgische Behandlung der Lungentuberkulose. Leipzig. 1924. — Derselbe: Die künstliche Zwerchfellähmung bei der operativen Behandlung der Lungentuberkulose, Therap. d. Gegenw., Nr. 11. 1924. — Derselbe: Anzeigen und Ergebnisse der operativen Behandlung der Lungentuberkulose, Ergebn. d. inn. Med. u. Kinderheilk., Bd. 28. 1925. — Brunetti: Röntgendiagnose d. Ulcus pept. oesoph., Fo. XXXIII, H. 5, S. 761. — Bucky: Hernia diaph., Berlin. klin. Wochenschr., Nr. 25, S. 615. 1917. — Bunch: Journ. of physiol., S. 92, Bd. 24 (Über Darmgefäßinnervation). 1899. — Burghart: Lungenrandgeräusche, Dtsch. militärärztl. Zeitschr., Nr. 1. 1900. — Burkhardt: Beiträge zur Pathologie der Zwerchfelldynamik, Münch. med. Wochenschr., Nr. 5, S. 125. 1924. — Buttersack: Mechanische Nebenwirkungen der Atmung und des Kreislaufes, Berlin. klin. Wochenschr., S. 260. 1902. — Byloff: Zwerchfellhochstand als Ausdruck degenerativer Veränderungen, Wien. klin. Wochenschr., S. 503. 1912. — Derselbe: Zur Frage der Bestimmung des Zwerchfellstandes und der Zwerchfellfunktion, Wien. klin. Wochenschr., S. 1265. 1913. — Cahn, A.: Traumatische falsche Zwerchfellhernie, Dtsch. med. Wochenschr., S. 1595. 1916. — Cailloud, H.: Über einen rechtsseitigen kongenitalen Zwerchfelldefekt, Dissertation Straßburg. 1916. — Derselbe: Über einen rechtsseitigen Zwerchfelldefekt bei einem Erwachsenen, Virchows Arch., Bd. 218, H. 1. — Callender, Ger. W.: On the fatty Degeneration of the diaphr., The Lancet, vol. 39. 1867. — Capps, J. A. and Coleman, G. H.: Localisation of pain sense in parietal and diaphragmatic Peritoneum, Arch. Int. Med., 30. 1922. — Capps, J. A.: An Experim. Study of the Pain in the pleur. Membran, Arch. Int. Med., Dez. 1911. — Derselbe: A Clinical Study of Pain Arising from Subphrenic. Inflamation and Diaphragm. Pleurisy, Arch. Int. Med., S. 151, 333. 1916. — Cavalié, M.: Innervation du diaphr. par les nerfs intercostaux..., Journ. de l'anatomie, 34, 642. 1898. — Cavazzani und Manca: Über Lebergefäßerweiterung, Arch. ital. de biolog., 24, S. 37, 295. 1895. — Chamberlain: Geburtslähmung. J. A. M. A., 86. 934. 1926, — Chaoul und Stierlin: Klinische Röntgendiagnose der Thoraxeingeweide, Sauerbruchs Handb., Bd. 1, 2. Aufl., S. 337. — Clark: Subpleural lipoma of diaphragm., Trans. of the Path. Soc. of London, vol. 38, S. 324. 1887. — Clarkson: A note on diaphragm. Pleuresy, Lancet, I, S. 835. 1899. — Cluzet: Röntgenmomentaufnahmen des Zwerchfells bei Tabikern, Compt. rend. de l'ac. de Science, 26, 12. 1911. — Cohn: Hernia diaphragmatica, Arch. f. Verdauungskrankh., 17, H. 5. — Cohnheim: Kernvermehrung bei Muskelschwund, Vorlesungen über allgem. Pathol., I, S. 498, zitiert nach Zahn. — Coleschi: Die Röntgenuntersuchung der Lungentuberkulose, La riforma med., Bd. 34. 1918; Ref. Zentralbl. f. Tuberkuloseforsch., Bd. 12, Nr. 9. 1918. — Cophin: Changes in the Intercostal Muscles and the Diaphr. in Infective Processe, Arch. Int. Med., S. June, S. 1593. 1904. — Cruveilhier: Traité d'Anatomie path. générale, 617. 1849. — Corning: Lehrb. d. topogr. Anatomie, 4. Aufl. — Curschmann: Physik. med. Monatsh., Jahrg. 1 (Pneumothorax). 1904. — Cuendet: Hernie. Revue Suisse de Méd., 21, 22. 1918. — Dackau: Halbseitige Atemstörung bei pont. Hemiplegien, Dtsch. med. Wochenschr., S. 1549. 1922. — Dally: On the use of the R. Rays in the Diagnos. of pulmonary disease, Lancet, June 27. 1903. — Darbois: Pleuropulmonäre Verkalkungen, Arch. d'Électr. méd., H. 377. 1914. — Darwydoff: Permanenter Singultus infolge von Adhäsionen des Phrenicus (russisch), referiert Zentralbl. f. d. ges. Neurol. u. Psychol., 30, 266. 1922. — Daxenberger, J.: Ein Fall von Zwerchfellhernie mit Magenruptur, Münch. med. Wochenschr., Nr. 7. 1906. — Deason und Robb: Americ. journ. of physiol., Bd. 28. 1911. — De la Camp: Beiträge zur Physiologie und Pathologie der Zwerchfellatmung, Zeitschr. f. klin. Med., Bd. 49, S. 411. 1903. — Derselbe und Mohr: Zwerchfellähmung, Zeitschr. f. exp. Pathol. u. Therap., Bd. 1. — Deutsche Gesellschaft für Chirurgie: Singultus, Debatte. 1921. — Dietlen: Herz und Gefäße im Röntgenbild, Lehrb. 1923. — Derselbe: Verhandlungen des 23. Kongresses für innere Medizin. 1906. — Derselbe: Orthodiagr. Beobachtungen, Münch. med. Wochenschr., Nr. 34. 1908. — Derselbe: und Knierim: Hernia diaphr., Berlin. klin. Wochenschr., Nr. 25, S. 1174. 1910. — Dietz: Neue Beobachtungen über die Hernien des Zwerchfells. 1881. — Dittler: Zwerchfelltonus, Pflügers Arch., 130, S. 400. — Doering: Enventratio, Dtsch. Arch. f. klin. Med., S. 407. 1902. — Domarus und Salomon: Beitrag zur Kenntnis der Zwerchfellhernien, Fo. 23, H. 4, S. 319. — Dubs: Hernia diaphr. paroesoph. m. Volvulus und Ruptur des Magens, Dtsch. Zeitschr. f. Chir., Bd. 151, H. 1, 2. 1919. — Duchenne de Boulogne: Physiol. d. mouvements, Paris 1867; deutsch von C. Wernicke. Kassel u. Berlin: Th. Fischer. 1885. — Dünner und Mecklenburg: Die Behandlung des Lungenemphysems durch Phrenicus-Exhaerese, Therap. d. Gegenw., Jahrg. 66, H. 1, S. 12. 1925. — Duken: Zur Röntgenologie des

Emphysems, Münch. med. Wochenschr., S. 1069. 1919. — Duval und Vaudremer: Hernie, Revue d'Orthopédie, H. 2. 1914. — Dyson: Geburtslähmung, J. A. M. A. 88, 94. 1927. — Ebstein, Erich: Über Lage und Lagerung von Kranken in diagnostischer und therapeutischer Beziehung, Ergebn. d. inn. Med. u. Kinderheilk., Bd. VIII, S. 408. 1912. — Ebstein, Wilhelm: Über die Diagnose beginnender Flüssigkeitsansammlung im Herzbeutel, Virchows Arch., Bd. 130, S. 418. — Edel: Krämpfe der Atemmuskulatur, Berlin. klin. Wochenschr. 1895. — Edwards: Zerreißung des Diaphragmas bei der Geburt, Lancet, Bd. 2, S. 115. 1831/32. — Eggeling: Hernie, Münch. med. Wochenschr., Nr. 42. 1912. — Derselbe: Der anatomische Befund in einem bekannten Fall von Eventratio diaphr., Münch. med. Wochenschr., 42. 1912. — Eichhorn, M.: Beiträge zur Kasuistik der Organneurosen, Wien. med. Wochenschr., Nr. 40. 1916. — Eisler: Die Muskeln des Stammes, Handb. d. Anatomie d. Menschen, von Bardeleben, II, Abt. 2, S. 353. 1912. — Elias und Feller: Stauungstypen bei Kreislaufstörungen. Wien u. Berlin: J. Springer. 1926. — Els, H.: Hernien, Bruns Beiträge zur Chirurgie, 114, Kriegschirurgie, H. 65, S. 138. — Emminghaus, H.: Neurol. Zentralbl., Nr. 5. 1883. — Engel: Zwerchfellhernie in der rechten Seite mit Leber als Inhalt, Wien. med. Wochenschr., S. 737. 1867. — Engelhard: Über Atmungsmechanik beim Lungenemphysem, Dtsch. Arch. f. klin. Med., Bd. 145, H. 1 bis 2, S. 59. 1924. — Eppinger: Die Funktion des Zwerchfells beim Zustandekommen der orthostatischen Albuminurie, Ges. f. inn. Med. u. Kinderheilk., Bd. 11, S. 100. 1912. — Derselbe: Allgemeine und spezielle Pathologie des Zwerchfells, Nothnagel, Handb. Suppl., I. — Derselbe: Beitrag zur Röntgendiagnose der Zwerchfellhernie, Zeitschr. f. Heilkunde, H. 11. 1904. — Derselbe und Hofbauer: Kreislauf und Zwerchfell, Zeitschr. f. klin. Med. 73, 1911. — Erb: Handb. d. spez. Path. u. Therap. von Ziemssen, XII, 2. — Eulenburg: Zur Pathologie des Nervus sympathicus, Berlin. klin. Wochenschr., Nr. 15. 1873. — Falkenstein: Zur Pathologie des Diaphragmas, Dissertation. Bonn. 1904. — Falot: De la neuralgie du nerf phrénique, Montpellier Médical, Mai 1866, zitiert nach Felix. — Felix, W.: Anatomische, experimentelle und klinische Untersuchung über den Phrenicus und der Zwerchfellinnervation, Dtsch. Zeitschr. f. Chir., 171, S. 283 bis 397. 1922. — Derselbe: Über den Nervus phren. und die Zwerchfellinnervation, Zentralbl. f. Chir., 49, 1832. 1922. — Derselbe: Untersuchungen über den Spannungszustand und die Bewegungen des gelähmten Zwerchfells, Zeitschr. f. d. ges. exp. Med., Bd. 33. 1923. — Derselbe: Die Phrenicusausschaltung bei Lungenerkrankungen, Ergebn. d. Chir. u. Orthop., Bd. 18, S. 690. 1925. — Fenwick: Diaphr. pleuresy simulating acute abdominal disease, Lancet, III, S. 79. 1893. — Ferber: Siehe Stenitzer. — Ferguson: The phrenic. nerve. Brain, 14, 282. 1891. — Fick, R.: Über die Atemmuskeln, Arch. f. Anat. u. Entwicklungsgesch., Suppl.-Bd. 1897. — Fidler: Ein Beitrag zur Untersuchung d. Hernia diaphr., Berlin. klin. Wochenschr., S. 1795. 1914. — Fischer: Radikale Phrenikotomie, Klin. Wochenschr., Nr. 12, S. 535. 1923. — Derselbe: Radikale Phrenikotomie, Zentralbl. f. Chir., Nr. 19. 1923. — Fleiner: Eventratio dextra, Münch. med. Wochenschr., Nr. 4. 1916. — Foerster, A.: Zwerchfellbewegungsstörungen bei Tuberculosis peritonei, Münch. med. Wochenschr., Nr. 2. 1920. — Frank, François: Leçons sur les fonctions motrices du cerveau. Paris. 1887. — Derselbe und Hallion: Gefäßerweiternde Fasern für den Darm, Arch. d. Physiol., S. 496. 1896. — Frank Otto: Über Zwerchfellinsuffizienz, Beitr. z. Chir., 74, H. 2. — Fraenkel, A.: Über Eventratio diaphr., Berl. klin. Wochenschr., Nr. 31, S. 1474. 1914. — Fränzel: Bayr. med. Korresp.-Bl., Nr. 23, S. 360. 1846. — Freni: Zwerchfellhernie, Med. Klinik, Nr. 8. 1916. — Freud, J.: Hernia diaphr., Med. Klinik, Nr. 8, S. 208. 1916. — Freund und Schwaer: Hernia diaphr., Münch. med. Wochenschr., Feldbl. Nr. 43, S. 1532. 1916. — Friedberg: Virchows Arch., Bd. 16, S. 527. 1859. — Frisch, A. V.: Zur Frage der Phrenikotomie als Therapie der Lungentuberkulose, Klin. Wochenschr., Nr. 2. 1923. — Derselbe: Wien. klin. Wochenschr., Nr. 37. 1921. — Frischauer: Erbsche Plexuslähmung, Wien. klin. Wochenschr., Nr. 47. 1905.— Fritsch, K.: Brauers Beiträge, Bd. 53, H. 2 bis 3, S. 341. — Derselbe: Lungentuberkulose-Chirurgie, Wien. klin. Wochenschr., 34. Jahrg. Nr. 37, S. 449. — Fröschels: Über Atmungstypen, Monatsschr. f. Ohrenheilk. u. Laryngo-Rhinol., Jahrg. 57, H. 2, S. 95. 1923. — Frohmann: Eventratio, Dtsch. med. Wochenschr., Nr. 19, S. 533. 1918. — Derselbe: Hernie, Med. Klinik, Nr. 10. 1917. — Fromme, Henriette: Systematische Untersuchungen über die Gewichtsverhältnisse des Diaphragmas, Virchows Arch., Bd. 221, H. 2. 1916. — Gaebert: Die Lagebeziehungen des Ösophagus zur dorsalen Herzfläche, Fo. 32, H. 3—4, S. 410. — Gaeßnitz: Beitrag zur Diaphragmafrage, Semon, Zoologische Forschungsreise in Australien. Jena. G. Fischer. 1901. — Gamble, Pepper and Mueller: Postencephalitic Tic of the Diaphragm. J. A. M. A. 85, 1485. 1925. — Gebele: Zwei Zwerchfellhernien, Dtsch. med. Wochenschr., Nr. 20, 560. 1918. — Gerhardt: Stand des Diaphragmas, Zeitschr. f. klin. Med. 1860. — Derselbe: Tabes mit Diaphragmalähmung, Berlin. klin. Wochenschr. 1893. — Derselbe: Untersuchungen über die Herzdämpfung. Wunderlichs Arch. f. physiol. Heilk., S. 522. 1858. — Gerhardt D.: Über Schulterschmerzen bei Pleuritis, Münch. med. Wochenschr., H. 52. 1913. — Derselbe: Über inspiratorische Einziehung des Thorax, Zeitschr. f. klin. Med., 30. 1896. — Giffin: Annals of Surgery. 1912. — Gläßner: Eventratio dextra, Fo. 24, H. 3, 268. — Glaser: Eventratio, Dtsch. Arch. f. klin. Med., Bd. 78. 1903. — Goetze: Nerv. phren., Zentralbl. f. Chir., Jahrg. 48, Nr. 21. — Derselbe: Nerv. phren., Münch. med. Wochenschr., S. 838. 1922. — Derselbe: Nerv. phren., Klin. Wochenschr., Jahrg. 1, Nr. 30, 31. 1922. — Derselbe: Nerv. phren., 35. Kongr. d. Dtsch. Gesellsch. f. inn. Med. 1923. — Derselbe: Nerv. phren., Arch. f. klin. Chir., Bd. 120, S. 224. 1922. — Derselbe: Nerv. phren., Münch. med. Wochenschr., Jahrg. 72, Nr. 27, S. 1110. 1925. — Derselbe: Nerv. phren., Chir. Kongr., S. 159. 1921. — Götzl und Kienboeck: Asthma bronchiale, Wien. klin. Wochenschr., Nr. 36. 1908. — Grandy: Hernie, Journ. of the Americ. med. assoc., S. 1413. 1915. — Graser: Hernien, Handb. f. prakt. Chir., Bd. 3, 4. Aufl. — Grawitz: Lähmung, Berlin. klin. Wochenschr., Nr. 12. 1896. — Derselbe: Lähmung, Berlin. klin. Wochenschr., 1906. — Gregor: Anatomischer Anzeiger, Bd. 22. — Derselbe: Arch. f. Kinderheilk., Bd. 35. — Greiner: Hernie, Zeitschr. f. angew. Anat. u. Konst., Bd. 5, H. 1. 1919. — Grönroos: Bewegungen des Centrum tendineum, Anat. Anzeiger, Bd. 13. 1897. — Grosser: Eventratio, Wien. klin. Wochenschr. 1899. — Gruber, G.: Zwerchfellverletzung. Mitt. a. d. Grenzgeb. d. Med. u. Chir., Bd. 32, H. 1. 1920. — Gruber, G.: Zwerchfelldefekte, Virchows Arch., Bd. 218, H. 1. — Gutzmann: Lähmung, Berlin. klin. Wochenschr., Nr. 16. 1919. — Hänisch, F.: Ösophagusdivertikel Hernia diaphragmat., Fortschr. a. d. Geb. d. Röntgenstrahlen, Bd. 30, S. 520. — Härtel und Kepler: Plexus brachialis; Diaphragma, Arch. f. klin. Chir., Bd. 103, H. 1. — Hajashi und Muto: Arch. f. exp. Pharmak. u. Pathol.,

Bd. 48, S. 362. 1902. — Hamburger: Ein Tumor der Pleura diaphragmat., Virchows Arch., 117. 1889. — V. Hansemann: Ulcus durch Druck einer D. Hernie., Dtsch. med. Wochenschr. Demonstrat. 1902. — Hartung: Beitrag zur Operation gangränöser Zwerchfellbrüche, Arch. f. klin. Chir., Bd. 113, H. 4, S. 977. — Haslinger, F. und Hitzenberger, Karl: Experimentelle Bronchostenose, Wien. klin. Wochenschr. 1926. — Hasse, C.: Bemerkungen über die Atmung usw., Arch. f. Anat. u. Entwicklungsgesch. 1893. — Derselbe: Über die Atembewegungen des menschlichen Körpers, ebenda. 1901. — Derselbe: Über den Einfluß der Bewegungen des menschlichen Zwerchfells, Sitzung d. internat. med. Kongresses in Kopenhagen. 1884. — Derselbe: Über die Bewegungen des Zwerchfells und über den Einfluß derselben auf die Unterleibsorgane, Arch. f. Anat. u. Entwicklungsgesch. 1886. — Derselbe: Über die Bauchatmung, Arch. f. Anat. 1903. — Derselbe: Die Atmung und der venöse Blutstrom, Arch. f. Anat. 1906. — Derselbe: Erweiterung der Lebervenen vor und nach der Geburt, Arch. f. Anat. u. Physiol. (Anat. Abt.). 1907. — Hauck: Untersuchungen zur normalen und pathologischen Histologie der quergestreiften Muskulatur, In. Diss. Leipzig. 1900. — Haudek, M.: Röntgenologie, v. Holzknecht, II. Teil, 1. H. — Derselbe: Hernie, Wien. klin. Wochenschr. 1912. — Hauke: Phrenikotomie, Dtsch. Zeitschr. f. Chir., 185, 5/6. — Head, H.: Die Sensibilitätsstörungen der Haut bei Viszeralerkrankungen, Dtsch. v. W. Seiffer, Berlin: A. Hirschwald. 1898. — Healy: Zwerchfellhernie, A. J. o. Röntg., XIII, S. 266 bis 271. 3. März 1925. — Heidenhain, L.: Geschichte eines Falles von chronischer Inkarzeration des Magens in einer angeborenen Zwerchfellhernie, Dtsch. Zeitschr. f. klin. Chir., Bd. 76, 1905. — Heidkamp, H.: Ungewöhnliche Beobachtung bei einem Brust- und Bauchschuß, Münch. med. Wochenschr., 1, S. 21. 1919. — Hellin: Münch. med. Wochenschr., 16. 1913. — Derselbe: Bemerkungen zum Vorschlag von Stürtz, Dtsch. med. Wochenschr., Nr. 48. 1911. — Derselbe: Dtsch. med. Wochenschr., Nr. 4. 1912. — Derselbe: Über Zwerchfellähmung nach einseitigem Phrenicus durchschn., Dtsch. med. Wochenschr., Nr. 31. 1912. — Henoque: Über die sensible Leitung im Phrenicus, Arch. de physiol. normale et path., I. Paris. 1893. — Henszelmann: Die Reizung des Nerv. phrenic. durch den faradischen Strom und die röntgenologische Verwertbarkeit dieses Verfahrens, Wien. klin. Wochenschr., Nr. 30. 1914. — Derselbe: Die Zwerchfellverhältnisse bei Krückengebrauch, Wien. klin. Wochenschr., Nr. 50, S. 1340. 1918. — Hermann: Diaphragma-Krampf, Zeitschr. f. d. ges. Neurol., zitiert nach Oppenheim, IV, 6. Aufl., II. Bd., S. 1299. 1913. — Hertwig, O.: Lehrbuch der Entwicklungsgeschichte, 9. Aufl. Jena. 1910. — Herz: Zur Diagnostik der Zwerchfellhernie, Münch. med. Wochenschr., Nr. 40, S. 1925. 1905. — Herz, M.: Zwerchfellneurosen, Wien. klin. Wochenschr., S. 1916. 1908. — Heß: Über Schußverletzungen des Diaphragma und chronische Zwerchfellhernie, Grenzgeb. 30. — Derselbe: Med. Klinik, S. 548. 1915. — Derselbe: Med. Klinik, S. 400. 1916. — Derselbe: Münch. med. Wochenschr., S. 1021, 1060. 1917. — Heß L.: Welches sind die bis heute bekannten Grundlagen für Singultus, Mitt. d. Volksgesundheitsamtes, Nr. 3. 31. März 1925. — Heß O.: Über den Zwerchfellreflex und die Zwerchfellinnervation, Münch. med. Wochenschr., Nr. 53, 1754. 1906. — Hesse, E: Zwerchfellresektion wegen bösartigen Tumors, Bruns Beitr. z. klin. Chir., Bd. 132, H. 1, S. 215. 1924. — Hildebrand: Hernia und Eventratio, Beitr. z. klin. Chir., Bd. 92, S. 213. — Derselbe und Heß: Eventratio, Münch. med. Wochenschr., 16. 1905. — Hill, Leonard: The Influence of Gravity in the Circulation, Journ. of

Physiol., Bd. 18, S. 15, 1895, 21, 323. 1897. — Hinterstoisser: Stichverletzungen des Zwerchfelles d. d. Seitengewehr, Wien. klin. Wochenschr., Bd. 28, Nr. 31. — Hirsch, H.: Münch. med. Wochenschr., S. 996. 1900. — Hirsch, C.: Zur Technik und Probepunktion bei rechtsseitigem subphren. Abszeß, Mitt. a. d. Grenzgeb. d. Med. u. Chir., Bd. 35, H. 5, S. 595. 1922. — Hitzenberger, K.: Die pulsatorischen Bewegungen des re. Zwerchfelles, Wien. Arch. f. inn. Med., 9. Bd., S. 205. 1924. — Derselbe: Ein Beitrag zur Funktionsprüfung des Zwerchfelles, Wien. Arch. f. inn. Med., Bd. 9, S. 125. 1924. — Derselbe: Modifikation des Müllerschen Versuches, Fo. XXXII, 1, 2, S. 138. Prot. v. 5. November 1923. — Derselbe: Die Bedeutung der Physiologie und Pathologie des Zwerchfells für die Untersuchung am Krankenbett. Sonderbeilage der Wien. klin. Wochenschr., Bd. 37, H. 17. — Derselbe und Bachrach, R. Siehe Bachrach. — Derselbe und Reich, Leo: Der Sanduhrmagen in Rückenlage, Wien. Arch. f. inn. Med., Bd. IV. 1922. — Derselbe: Die pulsatorischen Bewegungen des r. Diaphragma I, Wien. Arch. f. inn. Med., Bd. V. 1923. — Derselbe und Reich, Leo: Größe, Form und Lage des gesunden Magens bei kyphoskoliotischen Menschen, Wien. Arch. f. inn. Med., Bd. 8. 1924. — Derselbe: Der Doppelbogen des Zwerchfelles bei Relaxatio diaphragm., Wien. klin. Wochenschr. 1922. — Derselbe und Reich, Leo: Der Magen des sitzenden Menschen, Wien. Arch. f. inn. Med., Bd. VIII. 1924. — Hodkinson Monks, C.: Linksseitiger Zwerchfellmangel mit Lageverschiebung von Magen und anderen Abdominalorganen, Brit. med. journ., S. 709. 1914. — Högler, F. und Klenkhart, K.: Über das Vorkommen und die differ.-diag. Bedeutung der Druckempfindlichkeit des Nervus phrenic. (Mussysche Druckp.) bei Erkrankungen der Bauchorgane, Wien. Arch. f. inn. Med., Bd. V, S. 1. 1923. — Höper, O.: Ein Fall von subphren. Abszeß mit eigenartig klinischem Verlauf, Fo. 25, H. 5. — Hofbauer: Mechanik der resp. Störungen der paradoxen Zwerchfellaktionen, Zentralbl. f. inn. Med., Nr. 26, S. 641, 1905; Nr. 6, 12. 1905. — Derselbe: Atmungspathologie und Therapie. Berlin: J. Springer. 1921. — Derselbe: Eindellung des vorderen unteren Brustkorbteiles, eine typische Thoraxverbildung bei Atemnot der Jugendlichen, Virchows Arch., 258. — Hoffmann: Vereinsbericht, Dtsch. med. Wochenschr., 14. 1906. — Derselbe: Über rudim. Eventratio, Münch. med. Wochenschr., H. 3. 1907. — Derselbe: Über traumatische Zwerchfellhernie und ihr Inkarz., Bruns Beitr. z. klin. Chir., Bd. 114, H. 2. — Hoffmann, F. A.: Über chronische idiopatische Magenblase, Münch. med. Wochenschr., Nr. 17. 1905. — Holl: Leonardo da Vinci, Arch. f. Anat. und Physiol. 1915. — Holmes, G. W.: Atembewegungen von Herz und Diaphragma, Americ. journ. of roentgenol. a. radium therapy, 3. 1916. — Holzknecht, G.: Atlas. Brusteingeweide, Fo. Erg.-Bd. Nr. 6. — Derselbe: Das Einziehen und Vorwölben des Abdomens, Mitt. aus meinem Lab., H. 1. Jena: Fischer. 1907. — Derselbe: Ein Fall von einseitiger Phrenikuslähmung, Ges. f. inn. Med., Wien, 17. April 1902. — Derselbe und Hofbauer: Mitt. aus meinem Lab. Jena: Fischer. 1907. — Dieselben: Einfluß der Resp. auf Blutdruck und Herzgefäße, Zeitschr. f. klin. Med., 70, S. 358. — Hoover, C. F.: Journ. of the Americ. med. assoc., 17, Bd. 23. 1919. — Derselbe: Arch. of internal med., August 1913, November 1917, nach Norris und Landis. — Huber: Zur Röntgendiagnose der Magenzwerchfellhernie, Dtsch. med. Wochenschr., S. 729. 1925. — Huchard: La pleurésie diaphr., Gaz. méd. de Paris, vol. 63, VIII. Serie, t. I. 1892. — Hughlings Jackson: Zit. nach West S. — Hultkrantz: Die respiratorischen Bewegungen des menschlichen Zwerchfelles, Skandinav. Arch. f. Physiol. 1890. — Derselbe: Skandinav. Arch. f. Physiol., 2, S. 70. 1890. — Hume J.: Congenital diaphragmatic hernia, Brit. journ. of surg., 10, 207. 1922. — Hutchinson: Zwerchfell, Med. chirg. Transact, 29. — Hyrtl: Hdb. d. topog. Anat., Bd. 1, S. 615 bis 616. 1871. — Jacoby, George W.: Anatomische Untersuchung eines Falles von Polymyositis, Journ. of nerv. ment. dis., N. S. XIII, 11, S. 697, 1888; Ref. Schmidts Jahrb., H. 3. 1889. — Jaccoud: Pleurésie diaphragmatic seclo, Gaz. des hôp., Bd. 60. 1887. — Jager de: Pflügers Arch., 33, 17. 1884. — Derselbe: Pflügers Arch. 39, 171. 1886. — Jagic N. v.: Anatomie und Physiol. d. D., Wien. med. Wochenschr. Nr. 33, S. 1256. 1916. — Jamin, F.: Über Zwerchfellneurosen, Münch. med. Wochenschr., Nr. 49, S. 1408. 1919. — Derselbe: D. und Atmung, Groedel Lehrb. d. Rö.-Diagn. — Jaworski: Wien. klin. Wochenschr., Nr. 30, S. 702, Röntgen-Brustorgane. 1897. — Ichok, G.: Über Eventr. diaphr., Korresp.-Blatt f. Schweizer Ärzte, Nr. 39. 1919. — Jehn und Naegeli: Über traumatische Eventr. des Magens in die linke Brusthöhle unter dem klinischen Bilde des Spannungs-Pneumothor., Münch. med. Wochenschr., 51. 1918. — Ingalls: Hernie, Journ. of the Americ. med. assoc., S. 1770 bis 1774. 1901. — Iselin: Von den Zwerchfellverletzungen und ihren Folgen. Zwerchfellhernie, Dtsch. Zeitschr. f. Chir., Bd. 88. 1907. — Derselbe: Die Heilung der Zwerchfellwunden, Bruns Beitr., Bd. 102, S. 443. 1916. — Jüdell: Beckenfrakturen und Blasenzerreißungen und Hernia diaphr. hepatis, Dtsch. Zeitschr. f. Chir., Bd. 4, S. 462. — Jürgensen: Arch. f. Verd.-Krankh., Bd. 16, H. 4. 1910. — Judd: Journ. of the Americ. med. assoc., S. 2122, Subphr. Abs. — Iwakawa und Kimura: Fugufischvergiftung, Arch. f. exp. Pathol. u. Pharmakol., Bd. 93, S. 317. 1922. — Kaestle, C.: Röntgenuntersuchung der Atmungsorgane, Hdb. Schittenhelm. J. Springer. 1924. — Kaiser: Über den intraabdom. Druck, Nederlandsch. tijdschr. v. geneesk., Bd. 1, Nr. 1. 1912. — Kakels, M. S. und Seymour, Basch: Zwerchfellhernie des Magens und ..., Arch. f. Verd.-Krankh., 21, H. 6, S. 446. 1915. — Kalb: Ein Fall von hoher Plexuszerreißung, Dtsch. Zeitschr. f. Chir., Bd. 88, S. 572. 1907. — Kalischer S.: Über Singultus bei Influenza und Enceph. epid., Dtsch. med. Wochenschr., 1031. 1925. — Kaminer und Zondek: Hämatothor. und Zwerchfellverwachsungen bei penetr. Brustverletzungen, Dtsch. med. Wochenschr., Nr. 33, S. 968. 1915. — Kappis: Sensibilität der Bauchhöhle, Klin. Wochenschr., Nr. 43, 44. 1925. — Kappis, Max: Ein Beitrag zur Entstehung und Behandlung des Singultus, Klin. Wochenschr., Nr. 24, S. 1065. 1924. — Katzenstein: Asthma, Langenbecks Arch. f. klin. Chir., Bd. 69. 1903. — Kaufmann: Zwerchfellhernie mit Inkarzeration des Magens durch Achsendrehung, Dtsch. med. Wochenschr. 1887. — Kayser: Eventr., Fo. Bd. 20, H. 3. — Keith, A.: The nature of the mammalian. Diaphr. and pleural cavities. Journ. of Anat. a. Physiol., vol. XXXIX. 1905. — Derselbe: Remarks on diaphragmatic herniae, Brit. med. journ., 2, 1297. 1910. — Derselbe: The nature and anatomy of enteroptosis, Lancet, S. 631. 1903. — Derselbe: „Man's Posture“: Its Evolution and Disorders, Brit. med. journ., 53, S. 547. 1923. — Derselbe: Discussion on the nature of visceroptosis-usually descrebed as Glénards-Disease. London: Hospital Gazette. 1909. — Kidd: Über sensible Störungen des Nervus phren., Review of Neurology and Physiol. 1911. — Kienböck: Hernien, Fortschr. a. d. Geb. d. Röntgenstrahlen, 21, H. 4. — Derselbe: Rud. Eventr., Münch. med. Wochenschr. 1913. — Derselbe: Zeitschr. f. klin. Med., 321. 1907. — Derselbe: Wien. klin. Wochenschr., Nr. 22. 1898. — Derselbe: Wien. klin. Wochenschr., Nr. 51.

1898. — Derselbe: Pseudoangina, Wien. klin. Wochenschr. 1904. — Kirschner: Die einseitige Ausschaltung des Nervus phren., Med. Klinik. 1920. — Klee: Beitrag zur pathologischen Physiol. der Magen-Innerv., Dtsch. Arch. f. klin. Med. (Über den Brechakt und Zwerchfell.) 1920. — Kloiber: Subphren. Absz., Fortschr. d. Med., Nr. 20. 1918/19. — Knapp, Albert: Das Zwerchfellzentrum in der Großhirnrinde und des Singultus, Monatsschr. f. Psychiatrie und Neurologie, Bd. 50, H. 6, S. 333 bis 357. 1921; Zentralbl. f. inn. Med., Bd. 23, S. 494. 1922. — Kilner. J. N: Hernie. Lancet, II, 1247. 1915. — Kino: Über Singultus-Epidemien, Med. Klinik, S. 245. 1925. — Koch, Walter: Thoraxschnitte von Erkrankungen der Brustorgane. Berlin: J. Springer. 1924. — Köhler A.: Grenze d. Norm. und Anfang d. Pathol. im Röntgenbild, 3. Aufl. Hamburg: 1920. — Kölliker: Kernvermehrung beim Muskelschwund, Mikrosk. Anat., II, 1, S. 259, zit. n. Zahn. — König, Fritz: Hernie, Berlin. klin. Wochenschr., 2 bis 5. 1900. — Königer: Hernie, Münch. med. Wochenschr., S. 282. 1909. — Kohlmann: Zur Klinik und Röntg.-Diagn. d. subphren. Absz., Fortschr. a. d. Geb. d. Röntgenstrahlen, 32. — Koll: Über Sinuspleuritis, Dtsch. Arch. f. klin. Med., Bd. 57, 1896. — Konings: Nederlandsch tijdschr. v. geneesk., 299 bis 300. 1921; ref. Zentralbl. f. d. ges. Neurol. u. Psyrhiatrie, Bd. 25, S. 558. — Kraus: Die Röntgenuntersuchung von Pleura und Zwerchfell, Rieder Rosenthal. 1913. — Krause: Kongreßbericht, Münch. med. Wochenschr., 14. 1913. — Kremer, H.: Über den Singultus, Ergebn. d. Chir. u. Orthop. 15,, 362. 1922. — Kreuzfuchs: Singultus m. parad. D.-Bewegung, Wien. med. Wochenschr., Nr. 36. 1916. — Kroenig: Frühdiagnose der Lungen-Tbc., Deutsche Klinik am Eingang des 20. Jahrh., 11. — Kroh, Fr.: Die temporäre Ausschaltung des Nervus phren., Dtsch. med. Wochenschr., Nr. 32. 1921. — Derselbe: Die künstliche ein- und doppelseitige Lähmung des Zwerchfelles, Münch. med. Wochenschr., 22, 807 bis 811. 1921. — Küster: Zit. nach Suter im Hdb. d. Mohr-Staehelin, Bd. III/2. — Kuhlenkampf: Zur allgemeinen Diagnostik der Baucherkrankungen und der Diff.-Diagn. mesenterialer und peritonealer Symptome, Dtsch. med. Wochenschr., H. 14/15, S. 377. 1920. — Küttner: Verhandlg. d. D. Ges. f. Chir. Postoperat. Singultus, 45. Tagg. 1921. — Derselbe: Dtsch. med. Wochenschr., Nr. 15. 1921. — Kure, K., Hiramatsu und Naito: Zentralbl. f. Physiol., 28, 130. 1914. — Dieselben und Sakai: Pflügers Arch. f. d. ges. Physiol., 194, 481. 1922. — Derselbe, Maëda und Tojama: Chemische Untersuchung über den D.-Tonus, Zeitschrift f. d. ges. exp. Med., 26, 176. 1922. — Derselbe, Hiramatsu, Takagi, Nakajama, Matsui: Experimenstelle Untersuchung über die Entstehung der Relaxatio diaphragmatica, Zeitschr. f. d. ges. exp. Med., 26, S. 164. 1922. — Derselbe und Shimbo: Trophischer Einfluß des Sympathikus auf das Zwerchfell, Zeitschr. f. d. ges. exp. Med., Bd. 26, S. 190. 1922. — Kwassek: Zur Ev. diaphr., Arch. f. Verd.-Krankh., Bd. 24, H. 6. — Lacher: Hernien, Dtsch. Arch. f. klin. Med., Bd. 27. 1880. — Landé, Edith: Der Einfluß der Phrenicus-Exairese auf Stand und Beweglichkeit des Zwerchfelles, Zeitschr. f. Tuberkul., Bd. 39, H. 6, S. 418. 1924. — Landelius, E.: H. d. incarcerata diag. oper. geheilt, Zentralbl. f. Chir., Nr. 38, S. 782. 1919. — Landerer, A.: Über die Atmungsbewegungen des Thorax, Arch. f. Anat. u. Entwicklungsgesch. 1881. — Lange: Über pathologische und therapeutische Zwerchfellähmungen, Dtsch. Zeitschr. f. Chir., Bd. 169, H. 3/4, S. 199. — Landsberger: Geburts-Lähmung, Klin. Wochenschr. 1926, 850. — Latzel, R.: Zur klinischen Diagnose traumatischer Zwerchfellhernien und subphren. Gasabszesse, Med. Klinik, Nr. 38,

S. 949. 1919. — Lawrence: Congenital deficiancy of the musc. fibres in the left half of the diaphrag., Lancet, II, S. 327. 1852. — Lebert: Klinik der Brustkrankheiten, II, S. 769. 1874. — Le Conte: Rupture of the Lung without Costal Injur., Ann. of surg., S. 383. 1908. — Ledderhose: Studien über den Blutlauf in den Hautvenen unter physiologischen und pathologischen Bedingungen, Grzgbt. 15. 1906. — Lehmann: Über Singultus und seine Behandlung, Klin. Wochenschr., H. 26, S. 1221. 1923. — Leichtenstern: Hernien, Berlin. klin. Wochenschr., S. 497. 1874. — Derselbe: Ziemssens Hdb., Bd. VII, 2. T. 1876. — Lenk, R.: Beitrag zur Röntgendiagnose der Leberabszesse, Wien. med. Wochenschr., Nr. 8, S. 402. 1917. — Lenormant: Hernie, Presse méd., Nr. 34. 1912. — Lesk: Leberabszeß, Zentralbl. f. Chir., S. 1014. 1914. — Lesser, v.: Experimentelles und Klinisches über Skoliose, Virchows Arch., Bd. 113, S. 10. — Levy-Dorn: Asthma, Berlin. klin. Wochschr., Nr. 47. 1896. — Derselbe: Über Zwerchfell, Dtsch. med. Wochenschr., S. 858. 1901. — Lewy, F. H.: Chorea minor und Zwerchfell, Hdb. Kraus-Brugsch, Bd. X, III. Teil. — Le Wald: Einige normale Variationen und pathologische Veränderungen des Zwerchfelles, Americ. journ. of roentgenol. a. radium therapy, XIII, S. 447 bis 451. 5. Mai 1925. — Derselbe: Thoracic stomach Radiology Aug. 1924. Vol. III, Nr. 2, S. 91. — Lewinski: Lähmung, Med. Klinik. 1908. — Liebermeister: Zur normalen und pathologischen Physiologie der Atmungsorgane, Dtsch. med. Wochenschr., Nr. 39, S. 1669. 1908. — Liebmann und Schinz· Subphren. Abszeß. Deutsche Zeitschrift f. Chir., Bd. 159, H. 1 bis 6. — Litten: Das Zwerchfellphänomen und seine Bedeutung für die Praxis, Dtsch. med. Wochenschr., Nr. 13. 1892. — Lochmann: Über Schulterschmerz bei Appendicitis, ref. Zentralbl. f. inn. Med., S. 184. 1913. — Löffelmann: Schulterschmerz bei akuten Erkrankungen der Bauchhöhle, Bruns Beitr., Bd. 92, S. 225. 1914. — Löffler, W.: Polyneuritis alcoholica mit einseitiger D. und Stimmbandlähmung, Dtsch. med. Wochenschr., Nr. 44, S. 1308. 1915. — Loeschke: Über Wesen und Bedeutung des Zwerchfelltiefstandes beim Emphysematiker, Zentralbl. f. allg. Pathol. u. pathol. Anat., Bd. 24, S. 417. — Lorenz: Hernia, Verhandlungen d. Deutschen Röntgengesellschaft, Bd. 12. — Lorenz H.: Muskelerkrankungen, Nothnagls Hdb., Bd. 11, 2. — Lorey: Eventr. Verhandlungen d. Deutschen Röntgengesellschaft, Bd. 8. — Luksch: Ein neuer Fall von echter, wahrscheinlich erworbener Zwerchfellhernie, Prag. med. Wochenschr., Nr. 12. 1904. — Luschka: Nervus phrenicus. Tübingen. 1853. — Luschka, H.: Der Brustteil der unternHohlader des Menschen, Müllers Arch. f. Anat. u. Physiol., S. 624. 1860. — Ludwig Ferdinand, Prinz: Über D.-Hern., Dtsch. med. Wochenschr., Nr. 20, S. 560. 1918. — Derselbe: Berlin. klin. Wochenschr., Nr. 31, S. 750. 1918. — Leenderts: Beitrag zur Klinik der Zwerchfellähmung, Mitt. a. d. Grenzgeb. d. Med. u. Chir., Bd. 32, H. 1. 1920. — Mac Mahon, C.: Breathing and Physical Exercises for Use in Cases of Wounds in Pleura, Lung and Diaphragma, Lancet, Nr. 4805, S. 739. 1915. — Maendl, H.: Pneumothorax und Phrenikotomie, Zeitschr. f. Tuberkul., Bd. 39, H. 1, S. 30 bis 32. 1923. — Mall, F. P.: On the development of the human Diaphragma, Bull. of the Johns Hopkins hosp., 12, 158. 1901. — Manges: Röntgendiagnose nicht schattengebender Fremdkörper in der Trachea, Americ. journ. of roentgenol. a. radium therapy, XIII. S. 429 bis 437, 5. Mai 1925, ref. Fo. XXXIII, 5. — Marchand: Über Tukerkulose der Körpermuskeln, Virchows Arch., 72, S. 142. 1878. — Marchwald: Zeitschr. f. Biol., 23, 149. 1887. — Marsh: The abnormal conditions of the diaphragm. Lancet, I, S. 298. 1867. — Matson, R. C.:

Diaphragm. irregularitis, Journ. of the Americ. med. assoc., Nr. 6. 1922. — Mayo-Robson: Three Cases of Removal of the Suprarenal Capsule, Brit. med. journ., 2, 1100. 21. Oktober 1899. — Mehlis: Die Krankheiten des Zwerchfelles des Menschen. Eisleben. 1845. Zit. bei Gerhardt. 1893. — Melchior, E. und Klauber, F.: Zur Frage der Verschieblichkeit des Pankreas, Dtsch. Zeitschr. f. Chir., Bd. 186, H. 1/2, S. 41. 1924. — Mercadé: Hernie-Schußverletzung, Presse méd., S. 168. 1917. — Mester, E.: Zur Diagnose der beginnenden Pleuritis diaphragmatica, Klin. Wochenschr., Jahrg. 4, Nr. 1, S. 45. 1925. — Mettleitner, M.: Die Bedeutung des Zwerchfelles für den Blutkreislauf, Dtsch. Zeitschr. f. Chir., Bd. 188, H. 5/6, S. 379 bis 417. 1924. — Minkowski: Eventr. diaphr., Berlin. klin. Wochenschr., Nr. 22, S. 541. 1917. — Derselbe: In Krehl-Marchands Hdb. der allg. Pathologie, 517. — Missikow, M.: Drei Fälle von Diaphragmalhernie (Zur Pathogenese der ...), ref. Zentralbl. f. allg. Pathol. u. pathol. Anat., Bd. 25, S. 458. 1914. — Mixsell und Giddings: Certain aspects of postdiphteric diaphragmatic paralysis, Journ. of the Americ. med. assoc., 77, Nr. 8. 1921. — Monti, R.: Über angeborene Zwerchfellbrüche, Wien. klin. Wochenschr., Nr. 29, S. 788. 1915. — Moog: Über die Dreiecksform des Herzens im Röntgenbild, Fo. XXXII, 1, 2. — Morrison: Diaphr. Hernia of fundus of stomach through the Esophag. Hiatus. Journ. of the Americ. med. assoc. 1925. — Moritz, P.: Mitbeteiligung des Phrenicus bei der Duchenne-Erbschen Lähmung, Dtsch. med. Wochenschr., 23. 1906. — Derselbe: Über Veränderungen in der Größe, Form und Lage des Herzens. Übergang aus horizontaler in wagrechte Stellung. Methodik der orthodiagraphischen Ausmessung und geeignete Körperstellung, Dtsch. Arch. f. klin. Med., 82. 1904. — Mosso: Über die gegenseitigen Beziehungen der Bauch- und Brustatmung, Arch. f. Anat. u. Physiol. 1878. — Derselbe: Über den Kreislauf des Blutes im menschlichen Gehirn, S. 135. Leipzig. 1881. — Motzfeld: (Eventr.), Dtsch. med. Wochenschr., Nr. 7. 1913. — Müller, O.: Ein Fall von Zwerchfellhernie, Münch. med. Wochenschr., Nr. 16, S. 574. 1916. — Müller, Fr. v.: Chlorose und D., Berlin. klin. Wochenschr., 38. 1896. — Müller, L. R.: Die Lebensnerven. Berlin: J. Springer. 1924. — Münch: Zur topographischen Anatomie d. Nervus phren., Klin. Wochenschr., S. 1671. 1923. — Munk: Über die Stirnlappen des Großhirns, Berl. Akad.-Sitzungsbericht. 1882. — Mussy de, G.: Pleuresies purulentes diaphr., Arch. gen. de Med., S. 5. 1879. — Naegeli: Die Heilung von Zwerchfellwunden, Dtsch. Zeitschr. f. Chir., Bd. 179, H. 1/2, S. 109. 1923. — Derselbe: Darstellung von Veränderungen im Zwerchfell mit Hilfe der abdominellen Lufteinblasung, Fortschr. a. d. Geb. d. Röntgenstrahlen, 27. — Derselbe und Craemer, H.: Röntgen-Stereo-Aufnahmen zur Darstellung von intrapleuralen, intraabd. und diaphr. Veränderungen, Fortschr. a. d. Geb. d. Röntgenstrahlen, 29, S. 59. — Naunyn: Erbsche Plexuslähmung mit gleichzeitiger Sympathikuslähmung, Dtsch. med. Wochenschr., Nr. 7, S. 52. 1902. — Neuhöfer: Künstliche Phrenicusschädigung, Mitt. a. d. Grenzgeb. d. Med. u. Chir., Bd. 35, S. 1. 1922. — Neumann, W.: Die Phrenicus-Druckpunkte bei der Tuberkulose und ihre Bedeutung für die Erkennung der blutenden Seite bei Hämoptoe für die Frühdiagnose der Lungentuberkulose und die Erkennung der larvierten Tuberkulose, Beitr. z. Klin. d. Tuberkul., Bd. 45, S. 206. 1920. — Neumann, J.: Zur Frage der Eventratio diaphragmatica, Dtsch. med. Wochenschr., 33, 905. 1919. — Nobe: Zur Kasuistik der D.-Verletzungen mit Ileus, Dtsch. Zeitschr. f. Chir., 137, H. 5 und 6, 1916. — Noorden: Chlorose und D., Med. Klinik. 1910. — Norris, G. W. und

Landis: Diseases of the chest. London and Philadelphia, 2. Aufl. Saunders Comp. — Nyáry, L.: Ein charakteristisches Symptom des subphren. Gasabszesses, Dtsch. med. Wochenschr., Nr. 38, S. 1125. 1915. — Oberndorfer: Zwerchfellschüsse und Zwerchfellhernien, Münch. med. Wochenschr., S. 1426. 1918. — Oehler: Doppelseitige Phrenicusdurchtrennung bei Singultus, Münch. med. Wochenschr., Nr. 37, 1922. — Öhlecker, F.: Zur Klin. und Chir. des Nervus phren., Zentralbl. f. Chir., 40, 852. 1913. — Oestreich und de la Camp.: Anatomie und physikalische Untersuchungsmethoden. Berlin: S. Karger. 1905. — Ohm: Lähmung, Zeitschr. f. klin. Med., Bd. 59. 1906. — Oppenheim: Lehrbuch der Nervenkrankheiten, 6. Aulf. 1913. — Orr, Thomas: Importance of Phrenic shoulder pain in disease involving the diaphragm., Journ. of the Americ. med. assoc., May 19, vol. 80, Nr. 20. 1923. — Orth: Hernie, Berlin. klin. Wochenschr. 1872. — Ortner: Zur Diagnose der Pleuritis, Med. Klinik, Nr. 48, S. 1697. 1924. — Derselbe: Klinische Symptomatologie innerer Krankheiten, Bd. 1. Wien. 1916. — Derselbe: Innere Krankheiten, 1. Bd., 2. T. Wien-Berlin: Urban und Schwarzenberg. 1922. — Pancoast: Funktionelle Störungen des Zwerchfelles, New-York Med. journ. a. med. record, Bd. 111, S. 353. — Payr: Aussprache-Bemerkungen zum Vortrage Küttner (Singultus), Chir.-Kongr., S. 157. 1921. — Penna: University of Records of the Pathological Dept., zit. nach Norris and Landis. — Perussia: Einseitiger Spasmus des D. Radiol. med., H. 2, S. 76. 1915. — Peters, E.: Beitrag zur Röntgen-Diag. der Hernie diaphr., Fortschr. a. d. Geb. d. Röntgenstrahlen, 24, H. 3, S. 225. — Pette: Akute Atemstörungen bei Tabes dorsalis, Münch. med. Wochenschr., S. 1188. 1921. — Pike und Coombs: Americ. journ. of physiol., Bd. 59, S. 472. 1922. — Pfuhl, W.: Zur Mechanik der Zwerchfellbewegung, Zeitschr. f. Konstitutionslehre, Bd. XII, H. 2. 1926. — Plenk, Andreas und Matson. R. C.: Zur Phrenikotomiefrage, Beitr. z. Klin. d. Tuberkul., Bd. 62, H. 3/4. 1925. — Plesch, J.: Über Wirbelversteifung mit thorakaler Starre, Ergebn. d. inn. Med. u. Kinderheilk., Bd. VII, S. 508 bis 515. 1911. — Pönitz: Über eine Suggestivbehandlung des Singulus, Psych. neurol. Wochenschr., H. 21/22. 1918/19. — Pollitzer, H.: Chlorose, Münch. med. Wochenschr., 1103. 1919. — Derselbe: Das Syndrom der parakardial-adiastolischen Stauung als Zeichen der schwieligen Mediastinopericarditis, Med. Klinik, Nr. 26. 1924. — Popp: Über erworbene Zwerchfellhernie, Dtsch. Zeitschr. f. Chir., Bd. I, S. 58. 1872. — Pottenger: Symptoms of visceral disease, sec. edit. St. Louis: C. V. Mosby Comp. 1922. — Derselbe: Clinical Tuberculosis, Bd. I, sec. edit., St. Louis: C. V. Mosby Comp. 1922. — Posner und Langer: Eingeklemmter Zwerchfellbruch nach geheiltem Brustbauchschuß, Berlin. klin. Wochenschr., Nr. 12. 1918. — Pribram, Br. O.: Haemoptoë-Phrenikotomie, Wien. klin. Wochenschr., Nr. 48. 1918. — Prinzing: Sektionsbefund eines Falles von Polymyositis, Münch. med. Wochenschr., Nr. 48. 1890. — Preobraschensky, S. S.: Über Atmungszentren in der Hirnrinde, Wien. klin. Wochenschr., Nr. 41, 43. 1890. — Pryor: International Clinics, vol. 11, 26. Serie, ref. Norris und Landis. 1916. — Preuß: Dauer einer Zwerchfellhernie, Salzbg. Zeitung, Nr. 43, S. 265. 1798. — Quénu J.: Les Hernies diaphragmatiques, Paris, L. Arnette. 1920. — Quincke: Über Mitempfindungen und verwandte Vorgänge, Zeitschr. f. klin. Med., Bd. 17. 1890. — Rach, E.: Zur Semiotik der Atembewegungen des Kindes: Exspiratorische Dyspnoe mit Zwerchfelltiefstand, Zeitschr. f. Kinderheilk., Bd. 38, H. 3, S. 266. 1924. — Ramström: Über die Nerven des D., Anat. Hefte, 30, H. 3, S. 91. — Ranft: Zwerchfellhernie als Folge eines Lungenschusses, Dtsch. med. Wochenschr., 43, H. 22. 1917. — Rausome: Med. chir. Transact. 56. — Rautenberg: Röntgenphotographie ... des Zwerchfelles, Dtsch. med. Wochenschr., H. 24, S. 1205. 1914. — Ravn, E.: Untersuchungen über d. Entwicklung d. Diaphragmas, Arch. f. Anat. u. Physiol. An. Abt. 1889. — Derselbe: Bildung des Sept. transv., Arch. f. Anat. u. Phys. 1896. — Derselbe: Über die Entwicklung des Sept. transv., Anat. Anzeiger, XV, S. 528. 1899. — Reich, Leo: Über einseitigen Zwerchfellhochstand, Fortschr. d. Rö.-Strahlen, XXX. — Derselbe: Die Röntgendiagnose der Zwerchfellhernie, Wien. Arch. f. inn. Med., Bd. VI. — Reuß: Hernie, Dtsch. med. Wochenschr., 743. 1913. — Rheaume: Linksseitige Zwerchfellhernie mit Eventr., Presse méd., 50, S. 791. 1926. Ref. Fortschr. a. d. Geb. d. Röntgenstrahlen 35/1,155. — Richter: Kollaps der Lungenspitze, Dtsch. med. Wochenschr., S. 795. 1909. — Rieder: Pneumothorax, Münch. med. Wochenschr. 1904. — Riedinger: Krankheiten des Thorax, Dtsch. Zeitschr. f. Chir., Bd. 42. 1888. — Risel: Münch. med. Wochenschr., 637. 1907. — Ritter, Leo: Beitrag zur Kasuistik der Pankreaserkrankungen, Bruns Beitr., H. 2, S. 324. 1919. — Robert, H.: Über Zwerchfellschußverletzungen mit Vorfall von Baucheingeweide in die Brusthöhle, Dtsch. Zeitschr. f. Chir., Bd. 147, H. 5/6, S. 342. 1918. — Rochs, K.: Hernien, Berlin. klin. Wochenschr., H. 4, S. 98, 1917. — Roemheld und Ehmann: Zwerchfellhernie nach Lungenschuß. Betrachtung über Herzverlagerung usw., Med. Klinik, Nr. 12. 1917. — Roger und Schulmann: Le mécanisme du hoquet, Presse méd., 17, 161/162; 1921. Zentralbl. f. d. ges. Neurol. u. Psychiatrie, 25, 388. — Rohrer, Fr.: Antrittsvorlesung, Schweiz. med. Wochenschr. 1921. — Rosenbach: Peripleuritis, Eulenburgs Realenzyklopädie, Bd. 18, 5, 518. — Derselbe: Krankheiten der Bronchien, der Lungen und der Pleura, Nothnagels Hdb., Bd. $14/_1$. 1894. — Rosenberg: Atelektase bei Mundatmung, Arch. f. Laryngol., S. 795, 25. — Rosenfeld, Fritz: Über einseitigen D.-Hochstand, 31. Kongr. f. inn. Med. 1914; Berlin. klin. Wochenschr., S. 1140. 1914. — Derselbe: Über einseitigen Zwerchfellhochstand, Berlin. klin. Wochenschr., Nr. 23, S. 1100. 1914. — Rosenthal, Isidor: Atembewegungen, Hermanns Hdb. d. Physiol. — Ruhemann: Nebenphrenicus beim Tier, Beitr. z. Klin. d. Tuberkul., 62, 5. — Derselbe: Die Verlaufvarietäten des sogenannten Nebenphrenicus, Beitr. z. Klin. d. Tuberkul., Bd. 59, H. 4, S. 553. 1924. — Ruge: Die Grenzlinie der Pleurasäcke ..., Zeugnisse für die Metamerenverkürzung, Morphol. Jahrb., Bd. 19. 1893. — Russel Risien, J. S.: An experimental investigation of the cervical and thorac. nerve roots in relation to the subjects of wry neck, Brain, 20, 45. 1897. — Ruzicka: Zwerchfellähmung bei Poliomyelitis, Klin. Rundschau. 1909. — Sahli: Lehrb., 6. Aufl., Bd. I, S. 290. 1920. — Sailer and Rhein: Americ. journ. of the med. sciences, 129, 688. 1905. — Sargent: Dauer der Zwerchfellhernie, Boston med. a surg. journ. 1872. — Sauerbruch: Lehrb. der Chirurgie der Brustorgane, I, 338. Berlin. 1920. — Derselbe: Die Beeinflussung von Lungenerkrankungen durch künstliche Lähmung des Diaphragmas, Münch. med. Wochenschr., Nr. 12. 1913. — Derselbe: Zur Pathologie des offenen Pneumothorax und die Grundlagen meines Verfahrens zu seiner Ausschaltung. Mitt. a. d. Grenzgeb. d. Med. u. Chir. 13. — Derselbe: Kritische Bemerkungen zur Behandlung von Lungenerkrankungen durch künstliche Lähmung des Zwerchfelles, Münch. med. Wochenschr., Nr. 22, S. 693. 1923. — Derselbe: Münch. med. Wochenschr., Nr. 12, S. 653. 1910. — Derselbe: Münch. med. Wochenschr. 1921. — Derselbe und Hacker: Zur Frage des Kardiaverschlusses, Dtsch. med. Wochenschr., Nr. 31. 1906. — Scudder: Ein Fall von nicht traumatischer Hernie,

Surg. gynecol. a. obstetr., Bd. XV, H. 3. — Sée, Marcel: Les pleurésies diaphragm., Gaz. des hôp. civ. et milit., S. 341. 1893. — Seefeld: Der Stand des Zwerchfelles bei Gesunden und Emphysematikern, Beitr. z. Klin. d. Tuberkul., Bd. 15, H. 3. 1910. — Seeliger: Subkutane Zwerchfellzerreißung, Klin. Wochenschr., Jahrg. 5, Nr. 5, S. 204. 29. Januar 1926. — Sehrwald: Zur Diagnose der Pleur. diaphr., Münch. med. Wochenschr., S. 2174. 1907. — Seifert, E.: Eingeklemmte Zwerchfellhernie nach alter Schußverletzung, Münch. med. Wochenschr., Nr. 51, S. 1430. 1918. — Senac: Mémoire sur le diaphragme, Acad. roy. des sciences, Année 1829. — Senator: Über akute Polymyositis, Dtsch. med. Wochenschr., S. 933. 1893. — Sergent, Emile: Le déséquilibre fonctionnel de diaphragme, Presse méd., Jahrg. 31, Nr. 83, S. 869. 1923. Ref. Zentralbl. f. Chir., Bd. 34, S. 315. — Sherwood Moore: Der Röntgenbefund in einem Fall von subphren. Pyopneumothorax der rechten Seite, Americ. journ. of roentgenol. a. radium therapy, Bd. 6, Nr. 2, S. 83. 1919. — Sibson: Med. chir., Transact. 31. — Siciliano, L.: Ein Fall von Eventr. diaphr. mit schweren Magenstörungen, Radiol. med., H. 2, S. 70. 1915. — Sielmann, Hans: Ein Fall von Hernia diaphr. dextr. parastern (vera), Fortschr. a. d. Geb. d. Röntgenstrahlenn. Bd. 32, 426. 1924. — Sierra: Leberabszeß Zentralbl. f. Chir., Nr. 43 1914. — Sihle: Lähmung, Zentralbl. f. Physiol. 1902. — Derselbe: Zwerchfellähmung nach Ammoniakinhalation, Zentralbl. f. Physiol., S. 238. 1903. — Simeni und Chavigny: Chorea des Zwerchfelles mit hysterischer Ätiologie, Presse méd. 2. September 1916. — Simon, O.: Die chronische Obstipation, Ergebn. d. inn. Med. u. Kinderheilk., Bd. 5, S. 158. 1910. — Simon, Th.: Die subjektiven Beschwerden bei Anlegung eines Pneumoperitoneum, Med. Klinik, Nr. 16, 591. 1925. — Sohn: Hernia diaphr. incarcerata, Dtsch. Zeitschr. f. Chir., 171. 1922. — Soresi: Diaphragmatic Hernia, Ann. of surg., vol. 69, Nr. 3, S. 254. 1919. — Spiegel: Zur Physiologie und Pathologie des Skelettmuskeltonus. Berlin: J. Springer. 1923. — Suckling: C. W. Clinical notes on paralysis of the diaphr., Brit. med. journ., Nr. 1639. Juli 1892. — Derselbe: C. W. The Practitioner, March 1894. — Suter: Über die operative Behandlung von D.-Wunden, Bruns Beitr. z. klin. Chir., 46. — Sylvester: Poliomyelitis-Zwerchfellähmung, Boston med. a. surg. journ., Bd. 173, Nr. 12, S. 413 bis 450. — Szántó: Über Zwerchfellhochstand, Dtsch. med. Wochenschr., Nr. 38. 1925. — Schaap: Eventr. u. Hernia diaphr., Nederlandsch. tijdschr. f. geneesk., 1922. II, Nr. 15, S. 1614, ref. Fortschr. a. d. Geb. d. Röntgenstrahlen, 31, S. 125. — Schafer und Moore: Milzgefäßerweiterung, Journ. of gen. physiol., 20, S. 11. 1896. — Schaffer, J.: Vorlesungen über Histologie und Histogenese. Leipzig: W. Engelmann. 1920. — Scheele: Über einen Fall von eingeklemmter Zwerchfellhernie, Münch. med. Wochenschr., Nr. 52, S. 1503. 1919. — Scheidemandel: Eventr., Münch. med. Wochenschr. 1912. — Schepelmann: Münch. med. Wochenschr., Nr. 6. 1913. — Derselbe: Arch. f. klin. Med., Bd. 100, H. 4. — Schiefferdecker: Faserdicke des Diaphragmas, Arch. f. d. ges. Physiol., Bd. 139, S. 423. — Schilling, R.: Die Zwerchfellbewegungen beim Sprechen und Singen. Dtsch. med. Wochenschr., Jahrg. 48, Nr. 46, S. 1551. 1922. — Schlaepfer, Karl: Zur Frage der motorischen Innervation des Zwerchfelles, Klin. Wochenschr., Nr. 33. 1923. — Derselbe: Beitrag zur Frage der motorischen Innervation des Diaphragmas. Brauers Beitr. z. Klin. d. Tuberkul., Bd. 56, H. 3. 1923. — Schlesinger: Asthma, Wien. klin. Wochenschr., Nr. 15. 1898. — Schlippe: Eventr., Dtsch. Arch. f. klin. Med., 450. 1903. — Schloeßmann: Der chronische Zwerchfellbruch als typische Kriegsverletzungsfolge, Bruns Beitr. z. klin. Chir., Bd. 113, H. 5, S. 669. — Schmaltz: Zwerchfellhochstand-Herzbeschwerden, Münch. med. Wochenschr. 1914. — Schmidt: Zwerchfellschußverletzungen, Münch. med. Wochenschr., Feldbeilage Nr. 2, S. 62. 1917. — Schmidt, R.: Über eine bei Pleuritis und Perihepatitis fibrinosa zu beobachtende Reflexzuckung im Bereiche der Bauchmuskulatur (respiratorischer Bauchdeckenreflex), Wien. klin. Wochenschr., Nr. 45, 1900. — Derselbe: Ein neues Symptom in Fällen von Angina pectoris, Münch. med. Wochenschr., 1470. 1921. — Schober: Druckmessungen im Darm, Monatsschr. f. Kinderheilk., Nr. 27. 1924. — Schoen: Singultus, Zentralbl. f. Chir. 1922. — Schoening: Einseitiger Zwerchfellhochstand bei Pankreatitis, Mitt. a. d. Grenzgeb. d. Med. u. Chir., Bd. 34, 101. 1921. — Scholz: Eventr., Berlin. klin. Wochenschr., 339. 1911. — Schottmüller: Subphr. Absz., Dtsch. med. Wochenschr. Nr. 31. 1921. — Schreiber: Hernia, Med. Klinik, S. 289. 1917. — Derselbe: Über die Funktionen des Nervus phren., Pflügers Arch., XXXI, S. 577. 1883. — Schroeder: Americ. journ. of the med. sciences 1902, zit. bei Sauerbruch. — Schuhmacher, O.: Zur Entstehung der traumatischen Zwerchfellhernie, Arch. f. klin. Chir., 129/4, S. 782. — Schuhmacher: Beiträge zur transpleuralen Laparotomie, Bruns Beitr. z. klin. Chir., Bd. 77. — Schürch: Beitrag zur Kasuistik der Phrenicusexaerese, Brauers Beitr. z. Klin. d. Tuberkul., Bd. 61, H. 5. — Schürmayer: Zur Röntgenologie des Abdomens und Topographie der Nieren, Fortschr. a. d. Geb. d. Röntgenstrahlen, Bd. X, S. 353. 1907. — Derselbe: Die normale und path. Zwerchfellbewegung im Röntgenbilde, I. Rö.-Kongreß 1905. — Schulte-Tigges: Zur Phrenikotomiefrage, Zeitschr. f. Tuberkul., Bd. 38, H. 4. — Schwenke: Zur Eventr. diaphr., Dtsch. med. Wochenschr., H. 43, S. 1191. 1919. — Stadtmüller: Beobachtungen über wahre parösophageale Zwerchfellhernien und ihre Beziehungen zu Anomalien des Zwerchfelles, Zeitschr. f. Anat. u. Entwicklungsgesch., Bd. 76, 1/3, S. 180 bis 199. 1925. — Steckelmacher: Hernie, Dtsch. med. Wochenschr. 1915. — Steenhuis J.: Aerophagy Acta radiol. Bd. 3, 446, 1924. — Steinitz, E.: Über rechtsseitigen idiopath. Zwerchfellhochstand, Fortschr. a. d. Geb. d. Röntgenstrahlen, Bd. 29, H. 6. 1922. — Derselbe: Über rechtsseitigen idioph. Zwerchfellhochstand, Fortschr. a. d. Geb. d. Röntgenstrahlen, Bd. 32, H. 5/6, S. 604. — Stembo: Dtsch. med. Wochenschr., Nr. 28. 1899. — Stenitzer, R. v.: Zur Frühdiagnose der Pleur. diaphr., Wien. klin. Wochenschr., S. 465. 1903. — Stern H.: Über den Sprechmechanismus Laryngektomierter, Wien. klin. Wochenschr., S. 540. 1920. — Stern F. und Lehmann: Singultus Münch. med. Wochenschr., Nr. 2, S. 68, 4. S. 133. 1923. — Sternberg, J.: Asthma, Wien. klin. Wochenschr., Nr. 47. 1897. — Stockes: Über Lähmung d. Di. bei Pleuritis, Dublin Journ., XXII, 1835, XXV, 1836; Schmidts Jahrb., Bd. XI, S. 376, Bd. XIII, S. 29. — Stöhr: Über Schulterschmerzen nach Durchbruch von Geschwüren des Magens und Zwölffingerdarmes, Wien. klin. Wochenschr., S. 347. 1925. — Derselbe: Über Schulterschmerzen, Med. Klinik, Nr. 30. 1925. — Stover: Zerreißung, Fortschr. a. d. Geb. d. Röntgenstrahlen, 19, H. 5. — Straßburger: (Mohr-Staehelin): Subphr. Absz., Bd. III, II. T., S. 1131. — Straßer: H.-Lehrbuch der Muskel- und Gelenksmechanik, II. Bd., S. 71. Berlin: J. Springer. 1913. — Strecker: Über den Kardiaverschluß, Arch. f. Anat. u. Physiol., anat. Abt., S. 273 bis 300. 1905. — Ström, S.: Eventratio und Hernia diaphragmatica, Zentralbl. f. Chir., Nr. 43, S. 852. 1916. — Strümpell: Zur Kenntnis der primären akuten Polymyositis, Zeitschr. f. Nervenheilk. 1891. — Struppler: Eventr., Dtsch. Arch. f. klin.

Med. 1901. — Stürtz: Phrenikotomie, Dtsch. med. Wochenschr., H. 19, S. 897. 1912. — Derselbe: Künstliche Zwerchfellähmung bei chronischer einseitiger Lungentuberkulose, Dtsch. med. Wochenschr., Nr. 48. 1911. — Telford, E. D.: Zwei Fälle von Geschoßentfernungen aus der Oberfläche des Zwerchfelles, Brit. med. journ., S. 549. 1916. — Tennant: Edinburgh. Med. journ., 29. 1894. — Teske: Über die paradoxe Zwerchfellbewegung, Münch. med. Wochenschr., Nr. 36, S. 1892. 1910. — Teubern: Klinische Ergebnisse des Pneumoperitoneums, Fortschr. a. d. Geb. d. Röntgenstrahlen, 30, H. 3 bis 4, S. 215. 1923. — Teutleben: Die Ligamenta suspensoria diaphragmatis des Menschen, Zeitschr. f. Anat. u. Entwicklungsgesch., S. 281. 1877. — Thoma: Eventr., Virchows Arch., 515, Nr. 88. 1882. — Tiedemann und Gmelin: Die Verdauung nach Versuchen, zit. nach Buttersack, Heidelberg und Leipzig. 1826. S. 29. — Tillmanns: Über die Kommunikationen des Magendarmkanales mit der Brusthöhle, Langenbecks Arch. f. klin. Chir., Bd. 27, S. 114. — Timofejew: Über die Nervenendigungen im Bauchfell und im Diaphragma der Säugetiere, Arch. f. mikroskop. Anat., 58, 4. 1902. — Tondorf: Wahre Zwerchfellhernien, Dtsch. Zeitschr. f. Chir., Bd. 179, H. 3/4. — Torrey, Robert: Epidemic diaphragmatic pleurodynia „devil's grip“, Americ. journ. of the med. sciences, Bd. 168, Nr. 4, S. 564 bis 570. 1924. — Tosner und Lange: Eingeklemmter Zwerchfellbruch nach geheiltem Brust-Bauchschuß, Berlin. klin. Wochenschr., 12. 1918. — Tscherning: Therapie des schweren Singultus auf dem Boden von Grippe nach Infektionen, Münch. med. Wochenschr., S. 297. 1925. — Unger: Der subphren. Abszeß, Kraus-Brugsch, Bd. VI, 2. Hälfte. — Unverricht: Über paradoxe Zwerchfellbewegungen, Berlin. klin. Wochenschr., S. 768. 1921. — Derselbe: Pneumothorax und Phrenicusexairese, Dtsch. med. Wochenschr., Nr. 8. 1925. — Waelli: Hernie, Arch. f. klin. Chir., Bd. 97. 1912. — Wagner: Ein Fall von akuter Polymyositis, Arch. f. klin. Med., Bd. 40, S. 241. — Walsham, H. und Overend: Der Mechanismus des Williamsschen Zeichens bei der beginnenden Lungentuberkulose, Arch. of radiol. a. electrotherapy, Nr. 182. September 1915. — Walther: Phrenikotomie, Beitr. z. klin. Chir., Bd. 90, H. 2. — Walton: Eventr. diaphr. Americ. journ. of roentgenol. a. radium therapy, XI, 5, S. 420. Mai 1924. — Weigert: Bruns Beitr. z. klin. Chir., 119. 1920. — Derselbe: Eventr., Med. Klinik, H. 10. 1914. — Weihe, F.: Über kongenitale D.-Hernie und ihre Darstellung im Röntgenbilde, Zeitschr. f. Kinderheilk., 13, H. 5. — Derselbe: Röntgenbilder eines Falles von linksseitiger kongenitaler D.-Hernie, Münch. med. Wochenschr., Nr. 49, S. 1690. 1915. — Weil: Eventr., Ref. Dtsch. med. Wochenschr., Nr. 744. 1916. — Derselbe: Über die röntgenologische Bedeutung normaler und abnormaler Gasansammlung im Abdomen, Fortschr. a. d. Geb. d. Röntgenstrahlen, Bd. 24. 1916. — Derselbe: Beiträge zur Zwerchfelldiagnostik, Fortschr. a. d. Geb. d. Röntgenstrahlen, Bd. 22, Kongreß, H. 1, S. 39. 1924. — Derselbe: Das Röntgenbild des Zwerchfelles als Spiegel pathologischer Prozesse in Brust- und Bauchhöhle, Ergebn. d. inn. Med. u. Kinderheilk., Bd. 28. 1925. — Weinberger, M.: Zur Klinik der rechtsseitigen Zwerchfellhernie, Fortschr. a. d. Geb. d. Röntgenstrahlen, 25, H. 5, S. 381. — Derselbe: Rechtsseitige angeborene falsche D.-Hernie, Münch. med. Wochenschr., S. 624. 1917. — Weiß, Ed.: Diagnostik mit freiem Auge (Ektoskopie), 2. Aufl. Wien-Berlin: Urban & Schwarzenberg. 1925. — Weiß, H. B.: Diaphragmatic Pleurisy, Journ. of the Americ. med. assoc., vol. 80, Nr. 23. 1923. — Wellmann: Die paradoxe Zwerchfellbewegung bei künstlichem Pneumothorax, Dtsch. Arch. f. klin. Med., Bd. 103. — Derselbe:

Experimentelle Untersuchung über die Aktionsströme bei geschlossenem Pneumothorax, Dtsch. Arch. f. klin. Med., Bd. 103. — Wenckebach, K. Fr.: Diskussionsbemerkungen in Atlantic City, 1./V. 23, s. Journ. of the Americ. med. assoc., vol. 80, Nr. 23. 1923. — Derselbe: Thoraxformen, Sitz.-Prot. Wien. klin. Wochenschr. 1916. — Derselbe: Phthis. Habitus, Wien. klin. Wochenschr. 1918. — Derselbe: Über pathologische Beziehungen zwischen Atmung und Kreislauf beim Menschen, Volksmanns Samml., 465/66. — Derselbe: Thoraxformen, Wien. Arch. f. inn. Med., Bd. I. — Wernicke: Insuff. d. Nervus phren., Arch. f. Physiol. u. Neurol., II, S. 200. 1897. — West Samuel: On the respiratory neuroses, Lancet, S. 1352. 1912. — Westphal, K.: Muskelfunktion, Nervensystem und Pathologie der Gallenwege ... und seine ausstrahlenden Reflexe, Zeitschr. f. klin. Med., 96, S. 22. — Derselbe: Lähmung, Berlin. klin. Wochenschr. 1911. — White: Fifth Annual Report, Phipps Instit. (s. Norris und Landis), D.-Stand bei Tuberkul. 1908. — Wiemer, P.: Beitrag zur Klinik der subphren. Absz., Münch. med. Wochenschr., 71, 2, S. 47. 1924. — Wieting: Dtsch. Zeitschr. f. Chir., 314. 1906. — Derselbe: Dtsch. Zeitschr. f. Chir., Bd. 134, S. 553. 1915. — Wild: Ein Fall von Pleur. diaphr., Korr.-Bl. f. Schw. Ärzte, Bd. 29, S. 490. 1899. — Williams: The Röntgen Rays in thoracic diseases, Americ. journ. of the med. sciences, Nr. 114, S. 663. 1897. — Winkler, H.: Eine angeborne Zwerchfellhernie mit bemerkenswerten Mesenterialverhältnissen und anderen Besonderheiten, Frankf. Zeitschr. f. Pathol., Bd. 6, H. 3. 1911. — Winterstein: Zur Phrenicuslähmung bei Lähmung des Plexus brach., Mitt. a. d. Grenzgeb. d. Med. u. Chir., Bd. 34, H. 2, S. 188 bis 200. 1921. — Zabel: Das Spiel des Zwerchfelles über dem Pleurasinus. Wien-Berlin: 1906. — Zadek, J.: Die Phrenikotomie als Voroperation des artef. Pneumothorax bei Lungentuberkulose, 35. Kongr. f. inn. Med. Wien. 1923. — Derselbe: Zur kombinierten chirurgischen Behandlung der Lungentuberkulose: Phrenicusexairese und Pneumoth., Med. Klinik, Jahrg. 19, Nr. 29, S. 1014 bis 1015. 1923. — Zahn: Die degenerativen Veränderungen der Zwerchfellmuskulatur, ihre Ursachen und Folgen, Virchows Arch., Bd. 73. 1878. — Zák: Hern. diaphr. incarc. Tschech. Ref. Zentralbl. f. Chir., Bd. 7, S. 369. 1920. — Ziemssen, v.: Dtsch. Arch. f. klin. Med., XXX, S. 270. 1882. — Zondek: Med. Klinik, Nr. 12. 1918. — Züelzer: Pleuritis diaphragmatica, Münch. med. Wochenschr., Nr. 47, S. 1496. 1898. — Derselbe: Lungenblähung, Berlin. klin. Wochenschr. 1901. — Zuntz und Schumburg: Studien zur Physiologie des Marsches. Berlin. 1902. — Zurhelle: Entwicklung der Hernia diaphragmatica, Inaug. Diss., Bonn. 1904. Zit. nach Iselin.

Sachverzeichnis

Manzsche Buchdruckerei, Wien, IX

Abhandlungen aus dem Gesamtgebiet der Medizin

Herausgegeben von der Schriftleitung der „Wiener klinischen Wochenschrift“

Die Abonnenten der „Wiener klinischen Wochenschrift“ sind berechtigt, die „Abhandlungen aus dem Gesamtgebiet der Medizin“ zu einem um 10 % ermäßigten Vorzugspreis zu beziehen

Herzhinterwand und oesophageale Auskultation. Von Dr. **S. Bondi,** Privatdozent für innere Medizin an der Universität Wien. Mit 32 Textabbildungen. 120 Seiten. 1927. RM 8,40, S 14,20

Emphysem und Emphysemherz. Klinik und Therapie. Von Professor Dr. **Nikolaus Jagić** und Dr. **Gustav Spengler,** Wien. 48 Seiten. 1924. RM 1,50, S 2,50

Herz- und Gefäßmittel, Diuretica und Specifica. Von Privatdozent Dr. **Rudolf Fleckseder,** Wien. 111 Seiten. 1923. RM 3,—, S 4,80

Die oligodynamische Wirkung der Metalle und Metallsalze. Von Privatdozent Dr. **Paul Saxl,** Assistent der I. medizinischen Klinik in Wien. 57 Seiten. 1924. RM 1,70, S 3,—

Schrumpfniere und Hochdruck. Von Dr. **A. Sachs,** Assistent der I. Medizinischen Abteilung des Allgemeinen Krankenhauses in Wien (Vorstand: Professor Dr. J. Pal). 59 Seiten. 1927. RM 3,60, S 6,15

Die funktionelle Albuminurie und Nephritis im Kindesalter. Von Professor Dr. **Ludwig Jehle,** Wien. Mit zwei Abbildungen. 68 Seiten. 1923. RM 1,50, S 2,50

Die klinische Bedeutung der Hämaturie. Von Professor Dr. **Hans Rubritius,** Wien. 34 Seiten. 1923. RM 1,05, S 1,80

Die Unfruchtbarkeit der Frau. Bedeutung der Eileiterdurchblasung für die Erkennung der Ursachen, die Voraussage und die Behandlung. Von Professor Dr. **Erwin Graff,** Wien. Mit 2 Abbildungen im Text 100 Seiten. 1926. RM 6,90, S 11,70

Der heutige Stand der Lehre von den Geschwülsten. Von Professor Dr. **Carl Sternberg,** Wien. Zweite, völlig umgearbeitete und erweiterte Auflage. Mit 21 Textabbildungen. 142 Seiten. 1926. RM 7,50, S 12,75

Die Biochemie des Karzinoms. Von Dr. **Gisa Kaminer,** Adjunkt der Karzinomstation der Rudolfstiftung Wien. 57 Seiten. 1926. RM 3,60, S 6,15

Die Haut als Testobjekt. Von Privatdozent Dr. **Adolf F. Hecht,** Wien. Mit 7, davon 6 farbigen Abbildungen. 87 Seiten. 1925. RM 6,30, S 10,60

Fortsetzung siehe nächste Seite